国医名师

男性不育症诊治绝技

主编 周青 周兴

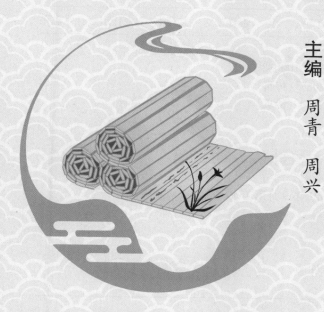

科学技术文献出版社
SCIENTIFIC AND TECHNICAL DOCUMENTATION PRESS
·北京·

图书在版编目（CIP）数据

国医名师男性不育症诊治绝技 / 周青，周兴主编. —北京：科学技术文献出版社，2021.9
ISBN 978-7-5189-7894-6

Ⅰ.①国…　Ⅱ.①周…　②周…　Ⅲ.①男性不育—中医治疗法　Ⅳ.①R271.14

中国版本图书馆 CIP 数据核字（2021）第 090536 号

国医名师男性不育症诊治绝技

策划编辑：薛士滨　责任编辑：钟志霞　郭　蓉　责任校对：文　浩　责任出版：张志平

出　版　者	科学技术文献出版社	
地　　　址	北京市复兴路15号　邮编 100038	
编　务　部	(010) 58882938，58882087（传真）	
发　行　部	(010) 58882868，58882870（传真）	
邮　购　部	(010) 58882873	
官　方　网　址	www.stdp.com.cn	
发　行　者	科学技术文献出版社发行　全国各地新华书店经销	
印　刷　者	北京时尚印佳彩色印刷有限公司	
版　　　次	2021 年 9 月第 1 版　2021 年 9 月第 1 次印刷	
开　　　本	710×1000　1/16	
字　　　数	257千	
印　　　张	15.75	
书　　　号	ISBN 978-7-5189-7894-6	
定　　　价	49.80元	

目录

第一章 中医对男性不育症的认识

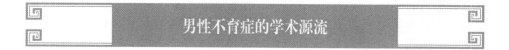

男性不育症的学术源流

中医药有数千年的历史，关于男科学的内容十分丰富。其中男性不育症的理论更是伴随中华文明的发源而开始初步形成的，"不育"最早出现于《周易》渐卦"夫征不复，妇孕不育"，但其意并非男子不能生育。而在其他先秦文献中，并未出现专指男性不育的医学典籍，而多以优生优育为主，如《山海经·中山经》中记载"青要之山……食之宜子""园叶而白附……食之宜子孙""鹿蜀佩之宜子孙"等；《礼记》记载"三十曰壮，有室"；《周礼》记载"男三十娶，女二十嫁"；《左传》记载"男女同姓，其生不蕃"。上述文献均是从经验上对优生优育的认识。我国历史上第一部完整的医学专著《黄帝内经》则从医学的角度发现男性生殖生育的规律，认识到肾精在男性生殖中的决定性作用，后世医家对男性不育的发病及治疗均未脱离此范畴。

《素问·上古天真论》云"丈夫……二八肾气盛，天癸至，精气溢泻，阴阳和，故能有子""七八肝气衰，筋不能动，天癸竭，精少，肾脏衰，形体皆极""肾主水，受五脏六腑之精而藏之，故五脏盛，乃能泻；今五脏皆衰，筋骨解堕，天癸尽矣，故发鬓白，身体重，行步不正，而无子耳"。普通男性随着年龄增长而肾精衰退出现男性不育，如果"气脉常通，而肾气有余也"，仍能有子。自此《黄帝内经》明确指出了传统医学中肾主生殖，而肾精的多寡与男性生育能力大小密切相关的原理。此外，在《黄帝内经》中还记载有导致男性不育的相关病因，如"阴痿"，《灵枢·经筋》云："经筋之病，寒则反折筋急，热则筋弛纵不收，阴痿不用。"

秦汉至宋元时期，医家在论治男性不育上多宗《黄帝内经》，认为肾精不足是导致男子无子的主要原因，治疗上以补肾生精为主。医圣张仲景《金匮要略·血痹虚劳病脉证并治》云"男子脉浮弱而涩，为无子，精气清冷"，认为男子精气虚亏而精冷不温是导致不育的主要病因病机。隋代巢元方《诸病源候论·虚劳无子候》云"丈夫无子者，其精清如水，冷如冰铁，皆为无子之候""泄精、精不射出，但聚于阴头，亦无子"，认为男子精冷、不射精均是导致男子不育的主要原因。

唐代孙思邈《千金要方·求子》云"凡人无子，当为夫妻具有五劳七伤，虚羸百病所致，故有绝嗣之殃"，对于肾精亏虚导致男性不育的理论有了发展，认为五劳七伤，身体虚羸是导致男性不育的原因，在治疗上提出"以子生子"，并制定专治男性不育之方剂"七子散"和"庆云散（覆盆子、五味子、天雄、石斛、白术、桑寄生、天门冬）"。孙思邈是首次以种子类方剂治疗男性不育的医家。宋代陈自明继承了孙思邈关于男性不育的学术思想，《妇人大全良方·求嗣门》云："凡欲求子，当先察夫妇有无劳伤痼疾，而依方调治，使内外和平，则有子矣。"治疗男性不育要分辨患者有无虚劳，并要针对全身情况整体调补，不单独补益肾精。

明清时期，出现了许多生育类专著，对不育症理法方药的记载日趋丰富，其中著名的有万全的《广嗣纪要》，王肯堂的《女科准绳·求子篇》，叶天士的《秘本种子金丹》，岳甫嘉的《妙一斋医学正印种子编》，还有张介宾的《景岳全书·妇人规》，陈士铎的《辨证录》和《石室秘录》，徐春甫的《螽斯广育》，胡孝的《种子类纂》，俞桥的《广嗣要语》。这些著作的出现极大丰富了男性不育症的学术思想，主要表现为丰富了病因病机及对应的治疗方法和优生学理论。

在病因病机上，医者认为男性不育的病因有虚有实，虚证不仅为肾精不足，气血亏虚也是导致男性不育的重要原因；而在实证中，痰湿、气郁也会导致男性不能生育。《辨证录》从虚实两方面论治男性不育，虚者，精、气、血不足；实者，男子肥胖不育多为痰湿。《辨证录》云："男子有面色萎黄，不能生子者，乃血少之故也……世人生子，动曰父精母血，不知父亦有血也。夫血气足而精亦足，血气全而精亦全……唯是血不能速生，必补其气，盖血少者由于气衰""男子身体肥大，必多痰涎，往往不能生子……一夫精必贵纯，湿气杂于精中，则胎多不育……多痰之人，饮食虽化为精，而湿多难化，遂乘精气入肾之时，亦同群共入……湿既入肾，是精非纯粹之精，安得育麟哉?"

《石室秘录·子嗣论》中对男子不育的病因也分虚实两方面，虚证为气衰与精少；实证为精寒、痰多、气郁。其中提到"男子不生子，有六病……一精寒也，一气衰也，一痰多也，一相火盛也，一精少也，一气郁也"。陈氏针对此类的治法为精寒者温其火，气衰者补其气，痰多者消其痰，火盛者补其水，精少者添其精，气郁者舒其气。此外，"五不男"之说盛于明清医家著述及文史笔记，有"天、漏、犍、怯、变""生、剧（纵）、妒、变、半"等名称。这些病因主要包括阴茎与睾丸先天性畸形、性器官发育不良、两性人及其他病症，并非药治所能收效。

《妙一斋医学正印种子编》治疗男子不育首列"先天灵气""交合至理""交合有时""养精有道""炼精有诀""胎始从乾""父精母血""脉息和平""服药节宜""服药要领""成效举例"，丰富了男科学的理论。书中仅种子方药达33首，至今仍为治疗男子不育症之经典方剂。岳氏在"服药要领"中告诫后人"保养元精，借资药力，若徒恃药力而浪费元精，炼石补天，其有济乎"，精辟地指出治疗不育症，节育在先为本，用药在后为标，舍此难以受孕。在"成效举例"中列举了酒醉入房伤肾不育症、癫痫滑精不育症、脾虚不育症、脾不统血阳痿不育症、哮喘阴虚火旺不育症、脾肾不足不育症、五更泻不育症、心神不交不育症八种案例。从案例中可知岳氏独具慧眼，谨察病机，分清标本，辨别虚实，用药有序，虽平和无奇，但守方用岁，去病除根，仍可取效得子。著名医家喻昌提出"阳根于阴，培阴所以培阳之基"的立论，尖锐地批评世俗医者治疗男性不育，不辨别阴阳、虚实、寒热，滥用温补之药，"劫尽其阴"尚所不知为药所误，使后人得益匪浅，至今仍有重要的临床指导意义。

在优生学理论上，医者提出男性需要通过节欲、修德、戒酒及注意饮食等方式来调高男性生育能力。如《广嗣纪要》将男性有子之道归纳为："一曰修德，以积其庆；二曰寡欲，以全其真；三曰择配，以昌其后；四曰调元，以却其疾；五曰协期，以会其神。"这些认识包含了丰富的优生学内容，即男性品德的修养，适当频率的性生活，选择健康的女性配偶，调节元气，预防和治疗宿疾，在女性排卵期行房受孕。另外，在《妙一斋医学正印种子编》中也提到了类似的提高男性修养的优生学理论，提出从"寡欲""节劳""惩怒""戒醉""慎味"五方面养生修身之道以种子的论述。

若要提高生育能力，在饮食上男性需要戒酒，因为酒不光能伤精降低生殖能力，导致配偶难以怀孕，即使怀孕也因胚胎不固而易于流产，且出生后也容易感受湿热之邪。《女科准绳·求子篇》提出了饮食、嗜好与男性不育有关，宜"戒酒""慎味"。《景岳全书·妇人规》云："凡饮食之类，则人之脏气各有所宜，似不必过为拘执，惟酒多者为不宜。盖胎种先天之气，极宜清楚，极宜充实。而酒性淫热，非惟乱性，亦且乱精。精为酒乱则湿热其半，真精其半耳。精不充实，则胎元不固；精多湿热，则他日痘疹、惊风、脾败之类，率已受造于此矣。故凡欲择期布种者，必宜先有所慎。"

至此，男性不育症的中医药诊疗形成了集理法方药于一体，涵盖预防与治疗的极其完整的理论体系，对现代中医临床男性不育症的诊疗具有重要的指导意义。

男性不育症的病因病机

男性不育症是一种较为复杂的综合征，按其原因可分为精少、精薄、精冷、精凝、脓精、无精、不射精等几种类型。中医认为肾藏精，主发育与生殖。肾精充盛，则人体生长发育健壮，性功能及生殖功能正常。肝主藏血，肝血充养，则生殖器官得以滋养，婚后房事得以持久。脾主运化，水谷精微得以布散，精室得以补养，才能使精液充足。凡肝、脾、心等脏腑功能失调均可影响生殖功能，出现精少、精弱、精寒、精薄、精热、精稠、阳痿、早泄、不射精等症，乃至男性不育症。男性不育症的发生，虚证多由肾中阳气不足、肾中阴精亏损，或脾胃虚弱、气血乏源、血不化精所致；实证多由肝气郁结、湿热蕴结、痰瘀阻滞精道所致。

1. 先天因素

父母体弱，或早婚多育，或近亲婚配，或怀孕期劳欲不节，或房事不节，故使所生之子易于夭亡。先天不足，多患畸形，生殖器亦多见畸形，以致婚后不能同房，或不能生育，治疗常较困难。

2. 肾气虚弱

禀赋不足，肾气虚弱，命门火衰，可致阳痿不举或举而不坚；或阳气虚弱，无力射出精液；或房劳伤肾，病久伤阴，精血耗散，而致精少精薄；或元阴不足，阴虚火旺，虚火灼精，以致遗精盗汗，精液黏稠不化，精血不合而致不育。

3. 肝失疏泄

凡失恋、失意、思虑过度，或夫妻感情不和、精神紧张，或所欲不遂，同房不和谐，忍精不泄，蓄积日久，均可使肝失疏泄，以致性欲淡漠、阳痿、早泄；遇严重痛心之事，悲哀欲绝，或恼怒太甚，郁怒伤肝，以致阳痿。性交突然意外受惊，或初婚性交疼痛而畏惧同房，久不解而渐见阳痿、遗精、不射精。

4. 湿热下注

脾失健运，痰湿内生，郁久化热，湿热痰浊蕴积于下焦，阻遏命门，或湿热下注，宗筋弛纵，以致阳痿；或湿热之邪蕴积不散，以致残精败血瘀阻精关窍道，射精不能以致不育。

5. 气血两伤

大病久病，劳伤肾气，精亏液乏，而致不育；思虑过度，劳伤心脾，心血亏虚，脾之化源不足，日久导致肾气亏虚，以致精少；或形体衰弱，神疲乏力，阳事不兴，亦可产生不育。

6. 外感邪毒

包皮过长，秽垢内积，湿热酿毒；或房事不节，染及淫毒；或感受内热、疫毒、风寒，而使淫毒流窜，注于下焦，并见梅毒、淋浊、血精之病，以致男性不育。

中医在认识男性生殖的生理与病理时，是作为一个有机的整体来考虑的，不育症是多重因素作用于多个环节而产生的一个最终结果，不仅涉及多个脏腑器官和气血阴精的功能是否正常发挥，还涉及机体对病理产物的清除排泄能力是否正常。因此，补肾法不是不育症的唯一治疗法则。但无论何种致病因素、何条作用途径，包括脏腑—气血阴精失调和奇恒之腑—气血阴精失调，最终都会影响肾藏精，肾精不足则生殖之精无法充盛而导致不育，因此，无论应用何种中医法则，补肾法又始终是治疗不育症的基本治则。但是各位医家在论述不同病因影响肾主生殖时，各有侧重。

李祥云认为临床上男子不育症的病机主要是：肾阳不足，命门火衰；肾阴亏虚，虚火内扰；气血不足，心脾两虚；肝气郁结，疏泄不畅；肝经湿热下注。杨秉秀认为男性不育症的病因病机不外虚实二端：一则肾精亏虚，生殖无能而不育，治以益气培元，补肾填精；二则湿热互结，气化失司，蕴结宗筋而不育，治以利湿化浊，清热解毒。然二者不可截然分开，有时可以相互转化，有时实中有虚，虚中有实，故治疗上又须攻补兼施。孙自学认为男子不育症的病因病机较为复杂，在脏腑中与不育关系密切的为肝、脾、心、肾，其中肾尤为重要。湿热、痰浊、瘀血、毒邪是主要病理因素。或因手淫无度、房事不节导致肾阴阳虚衰而不育；或因先天不足、恣情纵欲导致肾精不足而不育；或因忧思恼怒、肝气郁结而不育；或因嗜食辛辣蕴湿生热，湿热下注宗筋，瘀阻精窍而不育；或因思虑过度，劳心伤脾，气血两虚，精不化生而不育。

洪广槐将男子不育症归纳为十型：肾精不足型、肾阳虚衰型、肾阴亏虚型、气血虚弱型、精脉瘀阻型、痰湿凝聚型、痰瘀互结型、湿热蕴结型、肝郁气滞型、寒凝肝脉型。病机为本虚标实，虚以肾虚为先，然气滞、血瘀、痰湿、湿热等邪实为标。路志正将男子不育症分为精寒不育型、气衰不育型、痰多不育型、相火盛不育型、精稀少不育型、气郁不育型六种证型。其指出男子不育症的主要病机为：肾阳气不足，精液清冷；肾气虚衰，气不化精；痰凝气滞血瘀，瘀阻精道无精排出；肾阴虚火旺、肝经湿热相火扰动精室，形成血精死虫；肾精不足、脾气衰弱，精少不育；肝气郁结等。

王琦明确提出了"肾虚夹湿热瘀毒虫"是现代男性不育症的主要病机。病性是"邪实居多，正虚为少"，病位主要把握"肾、肝、脾"三脏，男性不育症发生发展是瘀血、肾虚、湿热三者单独为害或者相互作用的结果。表现证型主要为瘀血阻络、湿热下注、湿热夹瘀、肾阴不足、肾精亏虚。

徐福松对精液异常类不育症提出八种治法：一是补肾填精法，此法适用于肾精不足之不育；二是滋阴降火法，此法适用于肾阴虚火旺证；三是脾肾双补法，此法适用于先后天不足之不育；四是清热利湿法，此法适用于湿热壅滞证；五是豁痰祛瘀法，此法适用于痰瘀交阻证；六是疏肝通络法，此法适用于肝气郁结证；七是酸甘生津法，此法适用于阴津亏乏证；八是肺肾同治法，此法适用于肺卫不固所致精液异常不育。徐氏又指出了免疫性不育症病位首在肝肾，次在脾肺，或以正虚，或以邪恋，或本虚标实。病机为正虚邪恋，正虚者，肝肾肺脾之虚也，邪恋者，湿热瘀血之病也，治以补虚泻实。徐氏还指出了性腺炎症类不育症病机以虚实夹杂、标本同病者居多。

周安方提出"肝实肾虚"是男科疾病基本病机的学术观点，认为男科疾病具有肝实与肾虚互为因果、夹杂为患、相互影响的病机特点，进而确立了"泻肝补肾"为治疗男科疾病的总原则，独创了治疗男科疾病的系列经验方。周安方据此把男子不育症分为十一种证型：湿热蕴结证、气滞血瘀证、湿热瘀阻证、痰浊凝结证、肝实肾虚证、肾精不足证、肾气亏虚证、肾阴不足证、肾阳虚衰证、肾阴阳两虚证、脾肾两虚证。并详尽地介绍了每种证型的病机、治则及方药，同时指出精索静脉曲张、慢性前列腺炎合并男性不育及免疫性不育的病机：肾虚是精索静脉曲张性不育的根本原因，肝实是精索静脉曲张性不育的重要因素，肾虚肝实是精索静脉曲张性不育的基本病机；此外，慢性前列腺炎性不育实证多责之于肝，肝实（肝经湿热、肝郁气滞、肝脉瘀阻）为慢性前列腺炎性不育实证的基本病机，虚证多责于肾，肾气亏虚是慢性前列腺炎性不育虚证的基本病机；浊瘀阻滞是慢性前列腺炎性不育治疗棘手的症结所在，"肝实肾虚"是慢性前列腺炎性不育的基本病机，并给出了经验方泻肝补肾汤。周安方还指出：男性免疫性不育症基本病机不外虚实两端，且为虚实夹杂。虚者责于肾气亏虚，实者责之于肝经湿热，肝经血瘀，故"肝实肾虚，虚实夹杂"是其基本病机，并给出了治疗男性免疫性不育的经验方调免毓麟汤。

因为脏腑彼此在生理上相互联系，病理上相互影响，所以男性不育症病因病机较为复杂。在临床上必须具有整体观念，紧扣"肾主生殖"，从多维度看待肾精化生生殖之精，这样论治才能收到良好效果。

男性不育症的诊法概要

诊法是中医诊察和收集疾病有关资料的基本方法，主要包括望、闻、问、切四诊，主要通过询问、观察、检查不育症患者的症状、体征，借以了解疾病发生、发展的过程，帮助判断病情，是中医学诊查疾病的主要手段。四诊是相互联系、不可分割的，其中任何一个环节都不可偏废，所谓"上工欲令其全，非备四诊不可"。当然，四诊也应与现代医学检查相结合（体格检查、实验室检查及影像学检查），将更有利于男性不育症的诊断与治疗。

一、问诊

问诊是男性不育症临床诊查获得病情资料的主要手段，也是患者就诊时最先进行的诊查步骤。由于不育症较隐蔽，常涉及患者的性生活，患者往往具有各自不同的心理状态，或出于某种顾虑，有的不愿如实反映病情，而指望医生凭切脉、望色诊断疾病；有的患者存在性知识贫乏及固执己见等问题。因此，问诊不仅是为了获得病情资料，还需通过问答途径，纠正患者观念上的错误，解除其心理障碍。问诊应创造一个融洽的谈话气氛，医生要善于运用问诊艺术，对患者态度和蔼、富有同情心，耐心倾听患者的申述，并不失时机地给予疏导并减轻患者的心理负担，消除其顾虑，并帮助患者树立战胜疾病的信心。只有充分取得患者的信任与合作，才能获得真实、确切的病史资料。

男性不育症在问诊当中要全面了解家族史、婚育史、性生活史和其他可能对生育造成影响的因素（腮腺炎、泌尿生殖器官感染、药物应用、环境与职业因素、生活习性、手术外伤及内分泌疾病），同时简要了解女方病史（年龄、月经史、生育史、避孕史、妇科疾病和其他可能影响生育的疾病史及生活工作因素）。

二、望诊

望诊是四诊中的重要环节之一，对男性不育症的诊断有重要的参考价值，医生通过对形态、生殖器和精液的色、质、量等内容的观察，不仅能够测知病情，而且也可以直接观察生殖器官的结构状况。

（一）望形态

形态，即形体与动态。形体指人的外形、体质，动态指人的动静姿态。望形态，即观察人的整个体质发育状况和身体活动功能。由于男性所独有的生理特点，在不同的年龄阶段具有相应的体态。若年逾二八而身材矮小、瘦弱，肌肉枯削，阴毛及腋毛稀少、黄软，阴茎短小而细，睾丸小而软，为肾气先天不足，天癸迟至或不至。若身材瘦长，肌肉不丰，胡须缺如，阴毛、腋毛稀少，并见皮肤细腻，声音尖细，可能是天宦。若伴见皮下脂肪丰满，臀部肥大，呈女性外形，反不见喉结者，则可能是假男真女性或阴阳两性人，当辅以现代医学的染色体检查以明确诊断。若形体过度肥胖，皮肤细白，肌肉软弱者，为形盛气虚，多有痰湿，少数人可影响生育。若形体干瘦，皮肤萎黄，肌肉瘦削，为阴血不足，常易阴虚火动，变生遗精、早泄、阳强等病证。若年龄小于 16 岁，而见胡须、阴毛、腋毛等男性性征者，为天癸早至，见于性早熟。

（二）望生殖器

生殖器又称"外肾"，外肾与脏腑有密切联系。望外肾，不仅可以测脏腑精气的盛衰，而且也可直接观察其结构状态，对男性不育症的诊断有重要价值，包括望阴茎、望阴囊和望精液三部分内容。

1. 望阴茎

主要观察阴茎的大小、形态，有无畸形，包皮的长短，有无包皮垢积留和包茎，尿道口是否开口于龟头顶端；注意阴茎及其附近组织有无皮疹、溃疡、糜烂，以及颜色、形状，以便及时发现性传播疾病。正常成人的阴茎，一般平均长 7～10 cm，直径 2～3 cm，勃起时长度可增加 1 倍。

2. 望阴囊

注意阴囊大小、皮色、两侧是否对称，有无皮疹、窦道、肿胀等。

3. 望精液

望精液主要观察精液的色、质、量及黏稠度变化。借助现代医学检查手段，可以进一步了解精子的活动力、数目、密度、存活率及其形态等情况，是中医男科学望诊的延伸，对确诊男性精液病变及不育症有特殊意义。正常精液呈灰色或乳白色，质黏稠，排出体外时呈胶冻状，数分钟后化成液状。若精液量多或少或正常，质稀薄如水，或患者自觉排出时有冷感，为精液清冷，由脾肾阳虚，命门火衰所致，见于少精症、无精症；精液排出体外呈块状，黏稠不化或液化时间大于 1 小时以上者，为精液不化，多由阴虚火旺或湿热蕴结所致。

三、闻诊

"闻而知之谓之圣"，说明善于应用闻诊来诊察病情，亦是医者临证的一个重要技能。男性不育症闻诊主要包括闻精液的气味。正常情况下精液有一种特殊的腥味。若精液气味较正常浓郁，或有异常气味，多为湿热蕴结或湿热浸淫；若气味较淡或无味者，多属寒证；若精液夹血腥味较大或臭秽者，多见于精囊炎；脓液腥臭，多由湿热为患，见于急性化脓性睾丸炎合并感染；若脓液恶臭，多见于癌肿晚期。

四、切诊

切诊是医者运用手指的触觉对患者进行触摸、按压，以获得病情资料的一种诊断方法，包括脉诊和按诊两方面。

（一）脉诊

脉诊是四诊的主要组成部分，也是中医特有的诊法之一，通过触摸、切按患者的脉搏，以探查脉象，了解病情，为辨证论治提供依据。《金匮要略·血痹虚劳病脉证并治》说"男子脉浮弱而涩，为无子，精气清冷"，又说"夫失精家少腹弦急，阴头寒，目眩，发落，脉极虚芤迟，为清谷、亡血、失精"。所以，诊脉在男科疾病的诊断上有重要意义。

1. 男子常脉

《难经·十九难》说："男脉在关上，女脉在关下，是以男子尺脉恒弱，女子尺脉恒盛，是其常也。男得女脉为不足，女得男脉为太过。"男子之脉，一般较女子有力，但尺脉较弱而寸脉较盛于尺脉。尺脉反映的是下焦、肾、精、天癸等生殖与性功能的多种信息。因此在男科疾病的脉诊中，医生诊尺脉尤为重要。此外，男子脉象与年龄、体质亦有一定关系，如少壮男子脉多实大、老年男子脉多虚弱、肥人脉沉、瘦人脉浮等。

2. 男子病脉

以常衡变，反常者病。一般而言，男子脉弦而紧，主寒证或痛证，见于精液清冷，年久不育者。脉弦细而数，为阴虚火旺或肝肾阴虚。尺脉弱而涩滞，多属下焦阳虚，命门火衰，主精冷、无子。脉弦而涩，多属寒滞肝脉或瘀血内阻，可见于寒性睾丸疼痛导致的不育等病证。脉沉弱无力，主脾肾阳虚，气血不足，见于弱精、少精不育症等病证。脉为气血肾精亏损，如非大病之后，必为房劳过度，精竭病重；双手尺脉过于旺盛，为下焦相火升腾之象见于性欲亢进之人，正所谓"尺偏旺者，好色少子"。尺脉细弱而滑，多为痰湿，主少精不育症。

（二）按诊

男性不育症按诊主要是对患者的外肾等部位触摸、按压，以测知病变部位的冷热、软硬、有无压痛及肿块等情况，从而判断疾病的部位和性质。医生通过触摸、按压阴茎、阴囊、睾丸、精索、附睾等组织器官，以了解病情判断病位，常与望诊结合进行。

1. 阴茎按诊

按诊应注意阴茎的长度、软硬度，有无牵拉痛、结节、肿块等。正常成人阴茎一般平均长 7～10 cm，牵拉长 9～12 cm，柔软、无牵拉痛。若阴茎小于此范围，状如未成年并有男性性征退化表现者，多由先天不足，肝肾亏虚导致阴茎发育障碍。若阴茎背侧皮下有单个或多个椭圆形斑块，或条索状硬节，按之不痛，阴茎勃起时疼痛或勃起弯曲影响性交者多由肝郁气滞，痰瘀凝结所致，见于阴茎痰核（阴茎硬结症）。若阴茎头部或体部有结节或慢性溃疡，不痛，分泌物较少，长期不愈，可能是阴茎结核，多由肝肾阴虚，复因湿热下注聚于宗筋，或房事过度，交媾不洁，感染疫毒所致。若包皮红肿，阴茎头肿大，作痒刺痛，触之有硬韧肿块或见有典型菜花状肿物者，多为阴茎癌。

2. 阴囊按诊

睾丸居于阴囊中，左右各一，有弹性。成人睾丸容积约为（4～5）cm×（2～3）cm×（2～3）cm。睾丸后外侧附着有质地柔软的囊状附睾。触摸时，宜采取立位。以手掌轻托阴囊，四指与拇指轻捏推寻，检查睾丸之有无、数目、大小、软硬度表面是否光滑及活动度等。如阴囊中无睾丸或仅一侧缺如，应检查腹股沟内外、阴茎根部及会阴部有无隐睾。若两侧睾丸均小、质软，多由先天不足或后天失养，肾精亏损，失于荣养所致。睾丸肿大疼痛，多由肝经湿热或下焦热毒侵扰所致，见于急性化脓性睾丸炎。附睾有硬结、大小不等、凹凸不平或累累如串珠，子系增粗者，多为子痰，由肾虚痰湿或寒痰凝滞所致。睾丸肿大不痛，质地坚硬沉重，附睾轮廓不清，透光试验阴性者，多为睾丸肿瘤。阴囊红肿，附睾肿大发硬，有压痛，多为附睾炎，由寒湿阻络或湿热下注所致。阴囊触及蚯蚓状团块物者，为精索静脉曲张，由寒凝厥阴肝脉或络脉瘀阻所致。阴囊肿胀，皮肤光滑，触按如水囊，柔软有波动，无压痛，睾丸、附睾不易摸到，多为睾丸鞘膜积液（水疝），由正虚气滞或水湿内停所致。阴囊红肿，皮肤增厚，皱褶消失，有压痛及波动感，或伴有全身症状者，多为阴囊脓肿，由外感邪毒或湿热下注所致。

五、现代医学体格检查

多数不育的患者往往无明显的临床症状，医生需要根据病史和实验室检查结果并结合临床经验指导患者做进一步的检查，以明确不育的诊断。此外（除了上述没有明显临床症状的不育），男性不育症的病因也是极其复杂的，对于患有可能导致生育功能低下相关疾病的不育症患者，需根据具体疾病的表现来确定不育的具体诊断和分类，如性功能障碍、泌尿生殖系感染、遗传因素等。体格检查应重点检查患者泌尿生殖器官的发育情况，如阴毛的发育和分布情况，阴茎有无异常，睾丸附睾的大小、质地、位置等有无异常，阴囊是否空虚，精索静脉有无曲张、输精管有无缺如或形态改变等。

六、现代医学实验室及影像学检查

（一）精液分析

精液采集与分析和质量控制必须按照《WHO 人类精液检查与处理实验室手册》（第 5 版）标准化程序进行（表 1-1）。

表 1-1　WHO 人类精液检查与处理实验室手册标准

参数	参考值
精液量（mL）	1.5（1.4～1.7）
精子总数（$\times 10^6$/次射精）	39（33～46）
精子浓度（$\times 10^6$/mL）	15（12～16）
总活力（PR + NR,%）	40（38～42）
前向运动（PR,%）	32（31～34）
存活率（活精子,%）	58（55～63）
精子形态学（正常形态,%）	4（3.0～4.0）
pH	>7.2
过氧化物酶阳性白细胞（$\times 10^6$/mL）酌情选择的检测	<1.0
混合抗球蛋白试验（MAR,%）	<50
免疫珠试验（与免疫珠结合的活动精子,%）	<50
精浆锌（μmol/次射精）	≥2.4
精浆果糖（μmol/次射精）	≥13
精浆中性葡萄糖苷酶（mU/次射精）	≥20

（二）前列腺液检查

前列腺液（expressed prostatic secretion，EPS）中白细胞数正常值<10

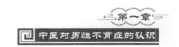

个低倍视野。白细胞数异常和卵磷脂小体消失或减少应视为 EPS 异常，必要时可行病原体检查。

（三）内分泌检查

1. 内分泌六项

男性不育症患者比正常人更容易出现内分泌异常，一般需要检测卵泡刺激素（follicle-stimulating hormone，FSH）、黄体生成素（luteinising hormone，LH）、泌乳素（prolactin，PRL）、雌二醇、总体睾酮（total testosterone，TT）及游离睾酮（free testosterone，FT），即性激素 6 项。对于无精症和极度少弱畸精子综合征（oligo-asteno-teratozoospermia syndrome，OAT）的患者，内分泌检查对于区别梗阻性因素或非梗阻性因素，具有较大的临床意义。梗阻性无精子症患者性激素水平大多正常。当精原细胞缺失或显著减少时，FSH 通常会升高。

2. 抑制素 B

目前医学界认为抑制素 B 是睾丸能生成精子的一个独立的预测因子，甚至有学者认为抑制素 B 的预测价值要高于 FSH。血清抑制素 B 及 FSH 的联合检测可以提高患者生精功能评估的准确性。

3. 甲状腺激素

甲状腺功能亢进及甲状腺功能减退症均可能造成性腺生殖轴激素的代谢紊乱，从而影响睾丸内精子的生成和成熟。因此临床上怀疑甲状腺疾病的不育患者应检测甲状腺激素，甚至有学者认为应该对甲状腺激素进行常规检查。

（四）精浆生化及其他检查

果糖及中性 α－糖苷酶均为精浆中重要的组成成分，分别为精囊腺及附睾功能的标志性物质，两者对无精子症的鉴别有一定的价值。精浆中锌、酸性磷酸酶、柠檬酸的检测对不育的诊断也有一定价值。无精液或精液量少者，射精后取尿液和（或）前列腺液检查是否有精子可以辅助诊断逆行射精或部分逆行射精。精浆抗精子抗体对免疫性不育的诊断临床意义不大。血常规、生化检查有助于发现某些可能对生育造成影响的全身性疾病。

（五）特殊检查

1. 遗传学检查

一部分既往被当作特发性不育症的患者，事实上存在遗传学的异常。遗传学检查包括染色体检查、基因检查和其他未知原因的遗传疾病检查。对于严重少精或无精症的患者及有家族遗传疾病的患者，建议进行染色体检查和无精症因子（azoospermia factor，AZF）等基因检测。对于生精功能障碍患者，在卵胞浆内单精子注射（intracytoplasmic sperm injection，ICSI）前，需要检测 Yq 基因微缺失；对于有反复自发性流产、胎儿畸形及智力障碍家族史的不育男性，无论精子密度如何，都推荐行外周血染色体核型分析。

2. 有创诊断检查

有创的诊断方法，仅在保守诊断方法应用后仍不能确诊或同时尝试重建手术及应用辅助生殖技术的患者中使用，包括输精管造影、睾丸活检、探查手术等。对于非梗阻性无精子症（nonobstructive azoospermia，NOA）患者，评估患者的生精功能，需要进行睾丸活检。研究表明，睾丸活检取精是否成功与 FSH、血清抑制素 B 水平或睾丸容积之间没有明显的关系。从医学伦理学的角度考虑，当不具备此条件时，对睾丸活检应慎重进行，因为其是有创检查，有破坏血 – 睾屏障的可能性。

3. 影像学检查

B 超检查可确定前列腺和睾丸的大小，有无囊肿、结石、钙化，附睾的情况，以及精索静脉有无曲张等。经直肠 B 超对前列腺、精囊腺、射精管和输精管病变的诊断有独特价值，可以辅助诊断梗阻性病变。CT 和 MRI 能够帮助诊断有无垂体瘤等。

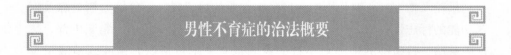

男性不育症的治法概要

男性不育症的治法主要包括病因治疗、个体化治疗、足疗程治疗和夫妻同查同治。病因治疗：首先要明确不育的现代医学诊断，根据少精症、弱精症、畸形精子症等不同，进行针对性治疗。个体化治疗：不育的治疗方法有很多，医生应根据自己的专业知识，为患者推荐最优化的治疗方案。足疗程治疗：大多数不育症疗程较长（如特发性少弱畸形精子症），故临床中一般认为3个月为1个疗程。夫妻同查同治：治疗男性不育的最终目的是使女方受孕，配偶的生育能力决定治疗结果，必要时可采用辅助生殖技术；且夫妻同查同治，有利于抓住女方的最佳受孕时机。

一、中医内治法

男性不育症的病因较为复杂。明·万全《广嗣纪要·择配篇》记载："人有五不男：天、犍、漏、祛、变也。"明·陈无择《辨证录》曾记载："凡男子不能生育有六病，六病何谓？一精寒，二气衰，三痰多，四相火盛，五精稀少，六气郁。"这说明其既有先天因素，又有后天因素；既有外伤，又有饮食情志劳伤；既有脏腑虚损之本，又有水饮痰湿、气滞血瘀之标。与不育关系密切的脏腑为肾、脾、肝，其中肾尤为重要。男性不育症的病机以脏腑虚损为本，湿热瘀滞为标，因此治法主要围绕肾、脾、肝三脏，补以生精为基础，攻以祛邪为要。

（一）滋阴益精法

主症：精液量少，精子数少，液化不良，畸形精子较多；腰膝酸软，五心烦热，潮热盗汗，咽燥口干。次症：形体消瘦，面色潮红，早泄遗精，性欲强、阳强易举。舌脉：舌红少苔，脉细数。推荐方药：六味地黄丸。药物组成：熟地黄、山萸肉、山药、泽泻、茯苓、牡丹皮。推荐中成药：六味地黄丸（熟地黄、山药、山萸肉等组成），每次9 g，每日2次。

（二）温肾壮阳法

主症：精液清冷，精子稀少，活率低，活动力弱；畏寒肢冷，睾丸较小而质软，大便溏，小便清长。次症：精神萎靡，腰膝酸软，性欲减退，阴茎萎软不举。舌脉：舌淡苔薄白，脉沉细或沉迟无力。推荐方药：右归丸。药物组成：熟地黄、山药、山萸肉、枸杞、鹿角胶、菟丝子、杜仲、当归、肉桂、制附子。推荐中成药：生精胶囊（由鹿茸、冬虫夏草、菟丝子、淫羊藿、人参等组成），每次1.6 g，每日3次。

（三）补肾填精法

主症：精液量多 < 1.5 mL，且精液清稀；腰膝酸软，神疲肢倦，性功

能减退。次症：健忘恍惚，头晕耳鸣。舌脉：舌淡苔薄，脉细。推荐方药：五子衍宗丸。药物组成：枸杞子、菟丝子、五味子、覆盆子、车前子。推荐中成药：麒麟丸（由何首乌、墨旱莲、淫羊藿、菟丝子、锁阳等组成），每次 6 g，每日 2~3 次。

（四）疏肝理气法

主症：精液黏滞、精子活动力下降；胁肋胀痛，睾丸坠胀疼痛，精液黏滞不化、活动力下降。次症：脘痞腹胀，恶心嗳气，精神抑郁，烦躁易怒，时时太息。舌脉：舌淡红苔薄白，脉弦。推荐方药：柴胡疏肝散。药物组成：陈皮（醋炒）、柴胡、川芎、枳壳（麸炒）、芍药、甘草（炙）、香附。推荐中成药：逍遥丸（由柴胡、当归、白芍、薄荷、白术、茯苓、煨生姜、甘草组成）。

（五）祛痰化湿法

主症：精液稠厚，液化不良，死精子较多；脘腹痞闷，肢体困重，头胀眩晕，四肢无力，食少纳呆。次症：形体肥胖，尿白浊或淋漓不尽，口黏痰多，腰坠胀且痛。舌脉：舌淡苔白腻或白滑，脉濡缓或细缓。推荐方药：二陈汤。药物组成：制半夏、橘红、白茯苓、炙甘草、生姜、乌梅。推荐中成药：香砂六君子丸（由广木香、砂仁、炒党参、炒白术、茯苓、炙甘草、陈皮、制半夏组成）。

（六）清热利湿法

主症：精液黏稠，量多，色黄，味臭，常规检查多见脓细胞增多；小便短赤，阴囊湿痒。次症：口干而苦，性交后睾丸及耻骨附近憋胀不适。舌脉：舌红苔黄腻，脉滑数。推荐方药：龙胆泻肝汤。药物组成：龙胆草、栀子、黄芩、柴胡、生地黄、川木通、车前子、泽泻、当归、甘草。推荐中成药：宁泌泰胶囊，每次 3~4 粒，每日 3 次。功效利湿通淋，清热解毒；适用于精液不液化湿热下注型。

（七）活血祛瘀法

主症：精子偏少，或因精道瘀阻而出现无精子；或睾丸发育不良，畸形精子多；少腹隐痛，睾丸坠胀疼痛。次症：胸胁胀满，烦躁易怒，可有阳痿或不射精。舌脉：舌质暗红，边尖有瘀斑、瘀点，苔薄白或少津，脉涩。方药：血府逐瘀汤。药物组成：桃仁、红花、当归、川芎、赤芍、牛膝、桔梗、柴胡、枳壳等。推荐中成药：前列欣胶囊（由桃仁、没药、赤芍、败酱草等组成），每次4~6粒，每日3次。

（八）健脾和胃法

主症：精液量多，超过6 mL，精子偏少，精子活动力下降等；食少纳呆，体倦乏力，大便溏。次症：胸脘痞闷，面色萎黄无华，形体胖。舌脉：舌淡胖，边有齿印，苔薄白，脉细弱或濡。推荐方药：参苓白术散。药物组成：人参、白茯苓、白术、莲子肉、桔梗、白扁豆、山药、薏苡仁、砂仁、甘草、大枣。推荐中成药：补中益气丸（由黄芪、人参、白术、升麻、柴胡、当归、陈皮、炙甘草组成）。

二、针灸治疗

针灸取穴原则：以益肾为主，调理肝脾等脏腑；或补肾壮阳，或滋阴降火，或健脾益气，或清利肝胆等。选穴：遵循"肾主生殖""腰为肾之府"，临床上最常选用位于以任、督二脉为中心的下腹部及腰骶部，以及肝脾肾的经穴，如关元、三阴交、肾俞、中极、命门、次髎、太溪、太冲、足三里、曲骨、气海等。常用的方法有针刺、穴位注射、艾灸、针挑、埋针、埋线等。

三、西医内治法治疗

在中医辨证论治的同时，酌情参照其他男性不育症西医治疗，包括改善体内微环境，补充锌、硒、肉碱等，补充维生素类，抗氧化剂等治疗，以及针对男性不育症的病因治疗。

四、辅助生殖治疗

经上述治疗无效或无法自然受孕的，或经过检查认为缺乏有效措施时，可求助于辅助生殖技术。常用辅助生殖技术包括精子体外处理技术（精子筛选技术和精子代谢的体外生化刺激）、人工授精（供精人工授精和夫精宫腔内人工授精）、体外受精－胚胎移植及卵胞浆内单精子显微注射。在等待辅助生殖期间，中西医结合治疗可以提高辅助生殖的成功率。辅助生殖技术可能将潜在的缺陷遗传给下一代，因此，无论是自然受孕还是辅助生殖，都需要进行必要的遗传咨询。

五、手术治疗

对于精索静脉曲张型不育症、梗阻性无精子症、外伤性不育症等可采取相关手术治疗。

六、健康教育指导

（一）精液检查

精液分析结果依据 WHO 的标准是正常的，那么精液分析 1 次即可；如果精液分析检查异常，至少应检查 2 ~ 3 次。精液分析多次异常的，还需要进行进一步的专科检查。禁欲时间的长短会影响精液分析的参数，一般要求禁欲 3 ~ 7 天。取精过程不得使用安全套，精液标本不要被尿液、水、肥皂等污染。如果射出的精液有部分遗失，该标本不能反映患者精液的真实情况。

（二）生活环境因素

环境因素对不育危害的严重性，比遗传的危险因素更明显。人们接触环境中化学物的主要途径为饮食、空气和水的污染，以及家庭和工作环境的污染。生活工作环境中存在一些影响生育的因素，如长时间接触重金属（如铅、铝等）、化学物质（如汽车废气、杀虫剂、除草剂、香烟烟雾、有毒的装饰材料和涂料等）、放射线，以及在高温环境下工作也会降低生育能力。

（三）治疗方案选择

一般而言，男性不育症的疗程要 1 ~ 3 个月。在选择治疗方案时，应首先选择安全、有效、简便、经济的方案，其次选择较复杂、昂贵、有创伤性的方案。

（四）生活饮食起居

在辨证的前提下，男性不育症患者饮食应多以清补之品为主，少食煎炒油炸、辛辣之品，禁食棉籽油；禁止洗桑拿浴、吸烟、酗酒等；保证充足睡眠。评估患者的精神症状，对患者进行有针对性的心理治疗，可有效减轻心理压力，有助于提高男性不育症的疗效；患者也应调畅情志，避免不洁性行为，性生活要适度。

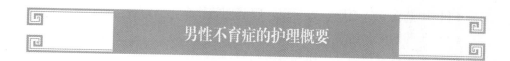

男性不育症的护理概要

男性不育是临床常见的疾病，受传统文化、社会、认知、心理等因素的影响，许多男性不育患者在诊疗过程中出现较明显的心理问题。因此，良好的临床护理可起到有效传递生殖知识，减轻患者心理压力的作用，并促使其养成健康生活方式，从而增加受孕概率，提高生活质量。主要的护理内容包括生活护理、情志护理、用药指导、病情随访等。

1. 生活护理

（1）建议规律的生活作息，养成早睡早起、劳逸结合的生活习惯。

（2）建议清淡饮食为主，少食辛辣刺激及油炸食品，多食富含蛋白质的食物如瘦肉、蛋、鱼类食品，以及富含锌、硒类微量元素的食物如贝类；勿食用腌制品，忌烟酒，忌棉籽油。

（3）建议穿宽松棉质衣物，禁忌穿紧身裤；宜洗温水澡，忌洗过热水澡及泡温泉等。

（4）加强身体锻炼，增强体质，采取如慢跑、打太极拳、打羽毛球、骑自行车等运动。

（5）规律性生活，禁纵欲。

2. 情志护理

男性不育症的病因复杂，其检查、诊断及治疗是一个漫长的过程，患者一般需坚持治疗 3 个月以上，用药的时间长，疗效不确定，使很多男性不育患者在诊疗过程中常出现焦虑、抑郁、自卑、自责等心理问题。研究表明，长期或重度紧张可以导致男性精液质量减低。因此，及时的心理疏导，有助于患者正确对待病情，增强治疗信心。医护人员在接诊男性不育症患者时应仔细倾听患者意见，理解和同情他们，针对不同的病因，给予患者不同解释，选择合适的场所进行谈话，维护其隐私，并有针对性地进行健康知识宣教，减轻患者对不育症不必要的恐惧、内疚和羞耻感，缓解压力，放松心情，同时通过恰当的情志疏导，使他们增强参与治疗的信心。同时可与患者家属进行沟通和交流，争取家人的理解，使患者从情感和经济上获得支持，提高治疗效果。

3. 用药指导

（1）中药汤剂宜温服、饭后服，服药期间饮食不宜过凉。

（2）服药期间预防感冒及腹泻。

（3）避免接触放射性物质和有害物质。

（4）禁用抗肿瘤药如 5 - 氟尿嘧啶、环磷酰胺、紫杉醇等，以及禁用免疫抑制剂。

（5）避免接触石棉制品，避免外伤。

4. 病情随访

可采取电话或微信等形式对患者进行随访，及时了解患者用药后的病情变化，给予健康行为指导，有助于提高患者的生育率。

第二章　国医名师男性不育症临床绝技

门成福

【学术思想】

门成福教授针对不育症提出了从肾论治的思想，亦把活血化瘀视为治疗精液不化的重要治法之一。精子不液化多因肝、脾、肾三脏功能失调，尤其与肾关系最密切。肾司精窍，主精液的化生。精液是生殖的重要物质，贮藏于肾，依赖于肾阴的滋养、肾阳的温煦及肾气的气化作用。肾阴充足，肾阳旺盛，则肾气调，精窍的开阖有常，精液溢泻与阴精相合，则能生育矣。肾是生殖发育的物质基础，五脏六腑之精气皆藏于肾，精又能化血，肾精亏少则冲任、胞脉失于濡养，冲任气血不足，气血易滞而瘀阻，瘀血壅阻于冲任、胞脉、脉络而生诸病。本病病机为肾虚血瘀，以肾虚为本，血瘀为标，总属本虚标实之证。本虚多由素体肾亏，禀赋不足，房劳过度，久病伤肾，过服寒凉、温热壮阳之品，或长期精神刺激不能解脱等所致，临床表现以肾阴虚或肾阳虚为主。阴阳互损可致肾阴阳两虚，若肾阴虚，阴虚火旺则为痰为瘀；阳虚则寒，寒凝为痰为瘀；或湿热之浊下注，凝而为痰，聚积于肾，下扰精窍。因痰性黏腻，痰精相混，则清浊不分，形成精稠，精浊黏腻难化，不能与阴精相合，形成不育，故标实者包括瘀浊、湿浊、痰浊等，因"精浊相干，精固不化"而发病。因此，在从肾论治的同时，亦把活血化瘀视为治疗精液不化的重要治法之一，补肾活血化瘀，辅以祛瘀浊、利湿浊、化痰浊，以奏其效。

门成福教授认为不育的病因病机极为复杂，一般可概括为七情内伤、六淫侵袭、房劳过度、脏腑虚弱、饮食不节、药物因素、环境因素等，以上均可造成人体精气不足，瘀血逐滞、痰湿过盛，出现少精、弱精、精瘀、精凝而多年不育。最主要的原因：肾虚而致肾精不足、活力低下或无精症，肝郁导致阳痿早泄，以及脾虚湿盛所致精液不液化而精子活力低下。

【理论及用药经验】

男性不育症主要证型表现为肾阴不足、肾精亏损、瘀血阻络、湿热下注和湿热夹瘀等。肾阳虚型：五子衍宗丸合六味地黄丸加鹿角霜、狗脊、杜仲、续断、仙茅、仙灵脾、巴戟天等。肝肾阴虚型：知柏地黄丸合二至丸加女贞子、旱莲草、生白芍、郁金，川楝子、丹参等。阴阳两虚型：六味地黄汤合五子衍宗丸加炒杜仲、桑椹、黄精、巴戟天、鹿角霜、仙茅、仙灵脾、金银花、芡实等。痰湿内蕴型：六味地黄汤加丹参、赤芍、水蛭、菟丝子、苍术、薏苡仁、石菖蒲、车前子等。着重滋补肾阴以生精，如桑椹、黄精、首乌、五味子等；对夹有湿热的患者加用清热利湿的药物如薏苡仁、车前子、栀子、石苇等。对于部分患者出现的少精、无精、死精，亦可按此论治，但需加入血肉有情之品如紫河车、鹿角霜、龟板胶、海马以促使睾丸生精，同时适当加入益气活血之品如黄芪、丹参、赤芍等，坚持服用，亦能收效。

【辨证治法】

男性不育症为肾虚、肝郁和痰湿三者单独为害或相互作用结果，其表现主要为肾阴不足、肾精亏损、瘀血阻络、湿热下注和湿热夹瘀等，病位重点在肾、肝、脾三脏，临证施治多从以上因素考虑。临床主要以阳痿早泄、精子异常、少精弱精、精液不液化为表现，临证治疗当结合具体情况"辨证"对待。

1. 肾阳虚型

症见多年不育，性欲淡漠，或阳痿、早泄，精子稀少或死精子过多，腰膝酸软，畏寒夜尿多，舌淡体胖，苔白，脉沉细弱。妻子检查各方面正常。治疗原则：温阳补肾填精。方药：五子衍宗丸合六味地黄丸加鹿角霜、狗脊、杜仲、续断、仙茅、仙灵脾、巴戟天等。

2. 肝肾阴虚型

症见性欲强烈，性交过频，婚久不育；精液不液化或死精子过多，或精子过少，畸形精子过多，腰膝酸软，头晕耳鸣，五心烦热，舌红少苔，脉细数。妻子检查各方面正常。治疗原则：滋阴补肾，疏肝降火。方药：知柏地黄丸合二至丸加女贞子、旱莲草、生白芍、郁金、川楝子、丹参等。

3. 阴阳两虚型

症见婚后不育，阳痿，早泄，遗精，液化可，活率低下，活力差，数目少，白细胞多。平素腰膝酸软，失眠，舌质淡，苔薄白，脉沉细数。治疗原则：阴阳双补，气血双调。方药：六味地黄汤合五子衍宗丸加炒杜仲、桑椹、黄精、巴戟天、鹿角霜、仙茅、仙灵脾、金银花、芡实等。

4. 痰湿内蕴型

症见形体肥胖，肢体困倦，精液黏稠，精子量少，性欲淡薄或不射，精液不液化，活率及活力差。神疲气短，头晕心悸，阴囊潮湿，小便频数，口渴不欲饮，舌淡苔白腻，脉沉细。治疗原则：燥湿化痰醒脾。方药：六味地黄汤加丹参、赤芍、水蛭、菟丝子、苍术、薏苡仁、石菖蒲、车前子等。

【医案举例】

医案一

患者，男，26岁，2008年4月7日初诊。结婚4年余未育，女方多次检查均提示正常，曾在不同医院化验精液多达10余次，均提示：精液不液化，有脓细胞（＋＋～＋＋＋＋），精子畸形率高，活力及成活率偏低。患者平素多应酬饮酒，性功能正常，但小便频数，有烧灼感，伴有刺痛，时有混浊黏液排出，腰痛，下腹部偶有坠胀感，大便尚正常，睡眠差，舌质红，苔薄白，脉沉细数。

中医诊断：不育症；证属肾阴不足，湿热瘀结。

中医治法：治宜滋阴清热，利湿化瘀，给予益肾利湿汤。

处方用药：熟地黄25 g，炒山药25 g，山茱萸15 g，丹参15 g，赤芍15 g，水蛭15 g，牡丹皮15 g，金银花25 g，栀子15 g，薏苡仁30 g，泽泻15 g，枸杞子15 g，菟丝子25 g，茯苓15 g，炒杜仲15 g，乌药15 g，连翘15 g。

二诊：服药后自觉症状减轻，小便较前畅利，无黏液排出，小腹下坠感消失，睡眠亦有好转，患者信心大增。效不更法，守上方加天竺黄15 g，以加强清热散结之功效。

三诊：服药后无明显不适，稍有腹泻，自觉有早泄现象，舌淡，苔薄白，脉沉细，上方加芡实25 g。

四诊：做精液检查，结果显示：颜色灰白，量2.5 mL，40分钟后液化，成活率为65%，活力一般，畸形率为25%，总数正常。药已收效，守法继续治疗。处方：熟地黄25 g，炒山药25 g，山茱萸15 g，丹参15 g，赤芍15 g，牡丹皮15 g，金银花25 g，连翘15 g，菟丝子25 g，茯苓15 g，泽泻15 g，枸杞子15 g，炒杜仲15 g，桑椹25 g，韭菜子20 g。

五诊：告知女方已孕。

按语：精液不液化为临床常见的一种男科病，指精液射出后一定时间内（一般为30~60分钟）不能液化成稀薄液体而保持黏稠状态，致使精子活动受限，不能进入子宫及输卵管内与卵子相结合而导致不育。通过临床观察，虽然引起该病的原因不同，但多与肾虚有关，或夹湿，或夹瘀。从治疗的角度出发，加入活血药物可以明显缩短液化的时间。由于患者夹有湿热，故治疗时选用栀子、薏苡仁等清利湿热；选用丹参、赤芍、水蛭活血化瘀，以改善精室循环和精子生成的环境（水蛭味咸苦，性平，入肝、膀胱经，宜生用，可研细末装胶囊以去腥味，功善破血逐瘀，通经利水；水蛭不仅能阻滞血凝，也同样善破冲任之瘀，有液化精液之功效）；之后以平补阴阳之法而获成功。值得注意的是，治疗过程中必须树立整体观念，纠其偏胜，达到阴平阳秘，液化才能正常。

医案二

安某，男，29岁，2003年9月15日初诊。主诉：不育2年。现病史：结婚2年来未避孕而妻一直未孕，女方曾在当地做妇科检查及行子宫输卵管造影均显示正常。曾在当地县医院做3次精液检查均提示精液1小时完全不液化。平素性生活频繁，偶会有阴部疼痛，其余均正常，舌质红，苔薄白，脉沉细数。当日上午精液化验显示：颜色灰白，量2.5 mL，pH 7.6，精液1小时不液化，成活率为78%，活力为Ⅲ级；数量0.9×10^9个/mL。

辨证分型：肾阴不足，虚火内生证。

中医治法：滋补肾阴，佐以清热化瘀。

处方用药：知柏地黄丸加减。熟地黄15 g，炒山药25 g，山茱萸15 g，丹皮15 g，茯苓15 g，泽泻15 g，知母15 g，丹参15 g，赤芍15 g，水蛭5 g，桑椹25 g，天竺黄15 g，连翘15 g。

二诊：述服药后便溏，其余无不适，舌淡，苔薄白，脉沉细，拟上方加红枣6枚为引。

以上方为基础共服20余剂，复查时精液已液化，次月其妻怀孕。

按语：知柏地黄丸加减具有同补肝脾肾三阴的效果。熟地黄可以补肾阴；山茱萸则肝肾同补，通过补肝来达到补肾的目的；山药能健脾益肾，通过健脾来补后天。现代药理研究认为精液凝固过程和血液凝固过程有相似之处，活血化瘀药能够改善睾丸微循环，促进前列腺液的分泌，增加纤维蛋白溶酶，加速精液的液化。用丹参、赤芍、水蛭能化瘀，抗凝，抗纤维活性，改善血糖黏稠度故而用作改善精液的时间，使精子活率及活力提升而达到生育之目的。方药合用达到滋补肾阴，清热化瘀的功效。

【经验方选】

门成福教授善用六味地黄汤，同时注重清热化湿及活血，益肾利湿汤为六味地黄汤加减化裁的常用方。处方：熟地黄 25 g，炒山药 25 g，山茱萸 15 g，丹参 15 g，赤芍 15 g，水蛭 15 g，牡丹皮 15 g，金银花 25 g，栀子 15 g，薏苡仁 30 g，泽泻 15 g，枸杞子 15 g，菟丝子 25 g，茯苓 15 g，炒杜仲 15 g，乌药 15 g，连翘 15 g。栀子、薏苡仁等清利湿热；丹参、赤芍、水蛭活血化瘀，可以改善精室循环和精子生成的环境；水蛭味咸苦，性平，入肝、膀胱经，宜生用，可研细末装胶囊以去腥味，功善破血逐瘀，通经利水；水蛭不仅能阻滞血凝，也同样善破冲任之瘀，有液化精液之功效。

按语：六味地黄汤有肝脾肾三阴同补的效果。如熟地黄可以补肾阴；山茱萸则肝肾同补，通过补肝来达到补肾的目的；山药能健脾益肾，通过健脾来补后天。熟地黄在于滋肾补肾，能填补精血，达到阴中求阳，则阳得阴助而生化无穷，故肝脾肾三脏强健，则令人有子。

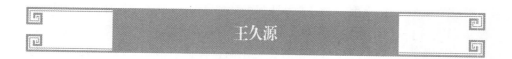

王久源

【学术思想】

王久源教授在治疗男性不育方面重视辨病和辨证相结合及宏观辨证和微观辨证相结合，尤其重视辨证，辨证时强调应以脏腑（五脏）辨证为中心，以阴阳、气血精津、六淫、痰瘀辨证为辅助，五脏功能异常皆可导致男性不育。

其中肾精亏虚是男性不育的根源，肾是先天之本，是发育生殖之源，治疗由少精症、精子活力低下症所致的男性不育症以补肾填精为要旨。由于肾有阴阳之分，肾阴、肾阳偏胜的病理性质及其程度不同，补肾又有温阳、滋阴、降火、活血等不同的具体治法。补肾中药在调整下丘脑－垂体－性腺轴的功能、内分泌的异常，改善精子的质量，调节免疫功能等方面为男性助育带来显著功效。补肾法促进睾丸生精原理的研究证实，补肾药对睾丸有专一作用，有类似但又不完全同于性激素和促性激素的作用，能促使损伤的睾丸组织（曲细精管及间质细胞等）得到改善和恢复。

血不养精是男性不育的重要病机，脾虚血亏则精无所养，肝郁气滞则血无所达，湿结痰凝则营血不充，湿热下注则扰精不养。此外情志失调是影响男性生育的重要因素，因此在治疗过程中应注意精神与生活方面的调节，男性不育症往往给患者造成很大的心理负担，如何帮助患者缓解精神压力、树立治愈疾病的信心，对男性不育症的治疗相当重要。

【理论及用药经验】

王久源教授治疗男性不育时提出"诚用药物，务求精准"，合理辨证后，在药物的选择方面还应多做考虑。如考虑到填补肾精多为滋腻碍胃之品，久用易碍胃妨食，故在使用时，常根据实际情况适当配伍砂仁或陈皮等芳香健胃之品，以防其滋腻碍胃之弊。肾精不足证常见于禀赋不足者，故暂用难以取效，常需久用才有可能奏功。在治疗肾阴不足时，虑其阴不足，常致虚热内生，临床上常加用黄柏、知母等以降虚火，但黄柏、知母为苦寒之品，久用易伤阳气，故不宜过量久用。

张介宾《景岳全书》说，"善补阴者，必于阳中求阴，则阴得阳升而泉源不竭"。由于阴阳互根的关系，临床上在补阴时常需佐以温阳之品以求阳生阴长，多给予淫羊藿、韭菜子等，补阳时常需佐以滋阴之品，以求阴生阳化。同时多次强调，温补肾阳药多为温燥之品，尤其是肉桂、附子、仙茅等大热之品，久用则易伤阴耗液导致阴亏虚相火偏旺，故应适可而止，不可过量久用。由于气能生阳所以临床上常加党参、生黄芪或红参补气生阳，临床用药宜选温柔之品，取其温以助阳振痿，柔以益阴填精，温柔合用，刚柔相济，则可使阳复阴生，阴阳和调。

精研经方时方，在前人辨证的基础上，认为"子"类药物多能入肝肾，能养肝血，入肾之阴阳，肝血充则经气条达，肾阴足则精有所生，肾阳旺则活力充足，且"子类药物多能固摄精液"，在组方上，多用覆盆子、金樱子、女贞子、枸杞子、菟丝子等。在针对不同病因采取相应的中西医结合治疗时，除常规的外药物治疗、手术治疗和辅助生殖技术治疗外，因某些维生素、微量元素缺乏可引起男性不育症，因此需适当补充一些营养精子的药物，临床上常用维生素及微量元素药物如21金维他、善存片等，常能取得比较好的效果。

【辨证治法】

1. 肾为基础，益元固本

王久源教授认为，治疗男性不育尤应以"肾精"为中心。精是构成人体的最基本的物质，是生殖发育的物质基础，内藏于肾，孕育、催化天癸。肾藏先天之精，内蕴元阴元阳，元阳是人体生命活动的原动力，是生命之根，脏腑之本，具有温煦生化功能；元阴是人体阴液的根本，具有滋养濡润的作用，二者相互作用维护着人体阴阳总的动态平衡。阳化气，阴成形，精子的产生是肾气鼓动的结果，精液的形成是肾阴所致。肾精气亏损而天癸竭甚或乏源，造成精子的生成、储存、获能、排泄、精卵结合及胎儿的孕育障碍，表现为无精子症、少精症、弱精子症。肾阴阳亏虚致精浆异常和精子生成异常，表现为精液液化异常和少弱精子症。

治疗肾精亏虚应从以下几个方面着手。①益火培元：益火能最大限度地激活机体的自我调节能力，不化湿而湿自化、不行气而气自行、不活血而瘀自散、不祛痰而痰自清，且能使寒解热散，从而达到肾气固、肾阳旺、肾精充、阴阳调和、交合有子的目的。益火首选血肉有情之品鹿角胶（霜），其既善鼓动肾命之火，又温而不燥，补血益精，祛其瘀滞；益元重用人参，力大性驯，甘寒而滋润，能安五脏、益精神。临证时还可加用淫羊藿、巴戟天、肉苁蓉、韭菜子、肉桂以温命门鼓舞肾气。②补肾填精：补益肾精能够提高精子的质量，增强精子的活力，不育症以肾虚为主，临床不论肾虚与否，用药均要兼顾到肾。可选熟地黄、枸杞子、山茱萸、菟丝子、鱼鳔胶、鹿角胶、阿胶等浓厚之品。③温养气血：气能生血，血能化精。用药选党参、黄芪、黄精、熟地黄、当归、桑椹子、枸杞子、菟丝子、覆盆子、制何首乌、炙甘草等使气固血旺精充。

2. 脾为化源，补中益气

肾为先天之本，脾为后天之本，脾主运化水谷精微，为气血生化之源，先天之精气非脾不能生。脾气旺则精血不绝，龙雷潜伏，游溢精气、上输于肺，水液输布有权。脾的功能失调主要表现在精气血生化乏源和水液代谢紊乱等方面。脾气虚则精血乏源而清阳不升，浊阴不降，聚湿为痰，痰邪内扰而致无精子、精子少、精子弱、精子畸形、精子凝集、精浆异常、精液不化等。

治疗脾虚从以下方面着手。①补益中气：选用人参、白术、茯苓、当归、升麻、柴胡、白芍、黄芪、黄精、陈皮、桂枝、炙甘草等。王久源教授认为，桂枝不仅温暖下焦，助膀胱气化，更能补中益气，并引用清代名医吴鞠通的话加以佐证，"桂生于岭南，气味辛温无毒，枝有畅茂条达之义，行元气、利关节，补中益气之要药，用途最多"。②健脾除湿：王久源教授谓之"洁源清流"，其目的是为精子的生成、成熟、排泄、获能、受精提供一个良好的环境，用药选白术、党参、炒白扁豆、怀山药、芡实、茯苓、苍术、薏苡仁、川牛膝、佩兰、泽兰、炒红藤、败酱草、生蒲黄、蒲公英等。③保护脾胃：治疗男性不育症有一个过程，往往需要时间的检验，所以临床上用药切记要注意保护脾胃，避免用药过于寒凉和温燥，同时适当加神曲、麦芽、炒谷芽、鸡内金、陈皮等固护脾胃。

3. 肝主藏血，斡旋气机

肝主藏血，又主疏泄。肝肾同源，精血互生，肝肾同施相火，二者构成疏泄和封藏的统一体。肝脏功能失调导致不育主要表现为肝血亏虚、相火旺盛、疏泄失调等方面。肝血虚，则宗筋失养，肾精失去肝血的滋养而致无精子症、少弱精子症；若肝的疏泄失常，肝郁气滞，郁久成瘀也可导致无精子症、少弱精子症。

治疗肝脏功能失调从以下几方面着手。①肝血不足者，四物汤加减：熟地黄、当归、白芍、川芎、酸枣仁、茯苓、阿胶、鱼鳔胶、龟板胶、鹿角胶、枸杞子、人参等。②气滞血瘀者，血府逐瘀汤加减：柴胡、白芍、香附、刺蒺藜、姜黄、生麦芽、九香虫、腊梅花、桃仁、红花、当归、川芎、赤芍、熟地黄等。③相火旺盛，肝肾阴亏者：可用知柏地黄丸加白芍、乌梅、酸枣仁、五味子等滋阴泻火，酸甘化阴，同时加水蛭促精液的液化，利于精子成长。一旦精子液化正常则立减知母、黄柏、水蛭，加用补肾精药物。

4. 心主神志，移情易性

心为五脏六腑之大主，主神明，主血脉，养外肾，司情欲，多与其他脏腑相因为病。临床多以心肝血虚、心肾不足、心肝气郁、心脾两虚造成少精子、弱精子症。

其治疗从以下几方面着手。①心肝血虚者，酸枣仁汤加减：酸枣仁、茯苓、知母、川芎、刺蒺藜、丹参、珍珠母、何首乌藤、五味子、枸杞子等滋养心肝。②心肾不足者，黄连阿胶鸡子黄汤合六味地黄丸加减：黄连、阿胶、白芍、熟地黄、山茱萸、怀山药、泽泻、猪苓、茯苓、肉桂等，黄连偏于苦寒不宜用之太久，中病即止。③心肝气郁者，柴芍四君子汤加减：柴胡、白芍、党参、茯苓、炒白术、当归、炙甘草等。④心脾两虚者，归脾汤加减：人参、炒白术、黄芪、当归、茯神、酸枣仁、枸杞子、龙眼肉、菟丝子、黄精等。⑤移情易性者，当心病用心医，教育患者保持乐观的心态，或先抱养一个婴儿，缓解思想压力，往往不药而愈。

5. 肺朝百脉，宜宣宜降

肺主气、司呼吸、朝百脉、通调水道，肺气虚常常合并脾气虚、肾气虚而导致少弱精子症；肺脾肾三脏共同完成水液在人体的运输转化，若肺失宣发肃降、脾失转输、肾失温运则水液运行障碍，凝液为痰，痰湿内蕴导致精液不液化、精子凝集症，少、弱精子症，精子免疫异常症等。

治疗肺虚从以下方面着手。①肺脾肾气虚者：患者易感冒，常咳嗽，吐痰，纳差，腹胀，腹泻，腰酸腿软，体倦乏力，尿频，夜尿增多，舌体胖大或伴有齿痕。治宜补益脾肺，宣达气机，兼温脾肾。药用黄芪、潞党参、益智仁、芡实、金樱子、怀山药、炒白术、生薏苡仁、桔梗、覆盆子、菟丝子、枸杞子、鹿角霜等。②痰热内扰，肾精亏虚伴有肺系症状者，小柴胡汤、三子养亲汤、右归饮加减：柴胡、黄芩、法半夏、太子参、炙甘草、炒莱菔子、白芥子、苏子、杏仁、鱼腥草、桔梗、熟地黄、鹿角霜、枸杞子、菟丝子等。

【医案举例】

吕某，男，32岁，于2008年12月20日初诊。诉结婚3年未育。夫妻性生活正常，未避孕，女方多次检查无异常。现症：左侧睾丸坠胀痛，小腹坠胀，善叹息，有时腰膝酸软，头昏乏力，大便干燥，舌质暗红，脉弦涩。阴囊彩超检查示左侧精索静脉曲张Ⅱ度。精液常规：精子密度6.5×10^6/mL，精子活力为a级精子8.65%、b级精子18.22%、c级精子10%。

辨证分型：肝郁气滞，气虚血瘀证。

中医治法：疏肝解郁，活血化瘀。

处方用药：桃仁 10 g，红花 10 g，当归 15 g，熟地 15 g，川芎 15 g，白芍 15 g，川牛膝 30 g，枳壳 15 g，黄芪 30 g，潞党参 30 g，黄精 30 g，枸杞子 30 g，山茱萸 15 g，刺五加 15 g，菟丝子 15 g。

随症加减服药 30 余剂，精液常规检查正常，睾丸坠胀感觉消失，后又兼服补中益气汤和五子衍宗汤 2 月余，其妻于 2009 年 4 月已孕。

按语：精索静脉曲张不育的根本原因是"肾虚为本，血瘀为标"。"肾精亏虚"是男性不育的根源：历代医家都强调肾精在男性生育中的重要作用，认为肾精的盛衰决定着男子的生育能力。肾为天癸之源，天癸是促进生殖功能成熟的一种物质，能促使"任脉通、太冲脉盛"，调节精液的生成及排泄，从而使机体具有生殖能力。血不养精是男性不育的重要病机，临床上常见肾虚夹瘀证。男子不育的血瘀因素，古人曾有"精瘀窍道"之说。肝肾同源，精血互生，肝郁气滞郁久成瘀，也可以导致少精子症、无精子症。血府逐瘀汤中的理气活血药能够改善精索及睾丸局部的血液循环，临证时加枸杞子、菟丝子补肾生精，加党参、黄芪、黄精补气生血达到生精目的。

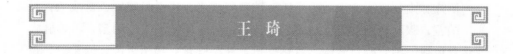

王 琦

【学术思想】

王琦教授提出"肾虚夹湿热瘀毒"是男性不育症的主要病机。"肾虚"指先天禀赋不足，后天肾失滋养，肾精亏虚所致的生殖功能低下、无精症、少精子症、弱精子症等；"湿热"指食肥甘辛辣或酗酒等，酿热生湿，或湿邪浸淫，损害生精功能等，包括前列腺炎症、精囊炎及其他生殖系统炎症等；"瘀"指各种生殖系统与病变形成的血瘀、痰瘀等病理改变，如精索静脉曲张、精液不液化等各种生殖系统慢性病变；"毒"指性传播疾病等各种微生物对生殖系统的损伤，如梅毒螺旋体、生殖道奈瑟菌、支原体等。

男性不育症病性是"邪实固多、正虚为少"。从生理方面看，育龄男性是从"肾气盛，天癸至，精气溢泻"到"筋骨隆盛，肌肉壮满"的时期，机体"阴平阳秘"，精力旺盛，正虚为少。从不育病因病机方面看，情志内伤、病邪外感、过食肥甘、贪酒色等，多为实邪，最易导致气血瘀滞、湿热下注；虽有先天禀赋不足、精气虚衰所致者，但为少数。现代生活方式的变化、生存环境的影响、饮食结构的变化及疾病谱的改变，使正虚的发病率大大降低，而产生湿热、血瘀、痰湿的机会增加。

男性不育症病位上重点把握"脾、肝、肾"三脏。男性不育症发生发展是瘀血、肾虚、湿热三者单独为害或相互作用、夹杂的结果，其表现证型主要为瘀血阻络、湿热下注、湿热夹瘀、肾阴不足和肾精虚，提示临床辨证时，应在病位上重点把握脾、肝、肾三脏。肾虚以肾阴亏虚、精血不足居多，瘀血与肝的关系密切，湿热多见于肝经湿热和脾胃湿热下注。

【理论及用药经验】

男性不育症患者常无明显症状和体征。为此，王琦教授特别重视辨病诊断，主张在现有技术条件下，尽可能诊断明确、查清病因，从而进行针对治疗。辨证时强调精液望诊，精液色白质稀、量多者，多为寒、为虚；色黄、质稠，多属热、属实。主张辨病、辨证相统一，辨证与精液微观分析相结合。辨证上由现代医学确诊的生殖系统炎症推敲为下焦湿热证，而性激素低下与肾虚相关。治疗上性激素低下采用补益药物，常用具有类激素作用的蛇床子、仙灵脾、露蜂房、仙茅等；生殖系统炎症采用清热利湿解毒和活血化瘀法，精浆中锌、锰缺乏采用锌、锰含量较高的黄精、枸杞、仙灵脾治疗；精液不液化症与蛋白酶缺乏有关，加入富含酶类药物如鸡内金、谷芽、麦芽、山楂、乌梅等，以提高疗效。

王琦教授治疗男性不育症的用药指导思想：补肾填精、活血化瘀、兼清湿热。其中补肾填精具有三方面内涵：①育肾阴以填精，肾阴、肾精互为相依，故以黄精、枸杞子、五味子、熟地黄等滋阴填精；②益肾气以生精，肾气盛，阴阳和，故有子，故以菟丝子、淫羊藿等益肾气以生精；③调气血以化精，气血相依，精血同源，故以党参、当归等品使气血充盛则精得化生。活血化瘀适用于精索静脉曲张性不育症及睾丸损伤，活血化瘀药物可使睾丸、前列腺、精索静脉丛的血循环改善，生精细胞功能得到重新调节，促进精子的产生、活力提高，因此在补肾药中配伍丹参、水蛭等活血化瘀药能起到良好作用。清热利湿解毒适用于精囊炎、前列腺等附属性腺炎症，常选用蒲公英、败酱草、车前子等。其用药特色为：阴阳并调、补中有通、补中有清。

另外，在应用中医理论指导用药的同时，吸收现代药理学研究成果，进行针对性（辨病）用药。男性不育症患者精浆中锌、锰水平明显低于正常人，黄精、枸杞子含锌较高，淫羊藿含锰较高，临床常配伍应用。蛇床子有性激素样作用，能使正常的小白鼠延长交尾期，去势的小白鼠出现交尾期。淫羊藿能兴奋性功能，使精液分泌亢进，精液充满后刺激感觉神经，间接兴奋而起。蜂房有性激素样作用，促进性腺、性器官发育，有助于精子生成。川续断含有丰富的维生素 E，当归有抗维生素 E 缺乏症的作用，而维生素 E 与生育有密切的关系。

【辨证治法】

男性不育多由精液、精子异常所致。王琦教授临证时，常立足于肝、脾、肾三脏，围绕肾虚、湿热、瘀毒，精确辨证，不拘一法一方，常数法并举，多方共用。其常用治法为：①补益法，包括填补肾精、温肾助阳、调补气血等。常用于少精子症、弱精子症、无精子症、死精子症。常用方有五子衍宗丸、右归丸、六味地黄丸、四君子汤、四物汤等。在药物选择上，擅用血肉有情之品，如龟板胶、鹿角胶、熟地、首乌、黄精、枸杞子、女贞子、山萸肉等；常用菟丝子、紫河车、补骨脂、仙灵脾、仙茅、沙苑子等补肾助阳；以黄芪、红参、党参、当归、白芍等调补气血以生精。②活血通络法，适用于输精管不通、精索静脉曲张、精液不液化症等。常用方有少腹逐瘀汤、桃红四物汤。常用药物有丹参、益母草、水蛭、当归、王不留行、路路通、红花、川芎、赤芍、丹皮、泽兰、炒山甲等。③清热利湿解毒法，适用于感染因素导致的精液异常。常用方有程氏萆薢分清饮、三仁汤、五味消毒饮。常用药物有萆薢、败酱草、龙胆草、知母、栀子、薏苡仁、车前子、金银花、连翘、泽兰、黄柏、土茯苓、虎杖等。但王琦教授强调，对一些苦寒之品如龙胆草、黄柏、栀子等，在使用时务必注意用量不能太大，服用不能太久，以防影响精子活力；另外，不可过用清利之品，以防耗伤阴精。

此外，少精子症、弱精子症不育可根据肾藏精，主生殖和补肾生精的理论，采取调补肾阴肾阳、填补肾精或益气养血的治疗方法，代表方为金匮肾气丸、右归饮、六味地黄丸、大补阴丸、五子衍宗丸、补中益气汤等。精液不液化性不育症可从阴虚火旺、热灼津液等论治，代表方为知柏地黄汤之类。此外，精液不液化与血瘀也有关，可用水蛭、丹参、赤芍等治疗以活化纤溶系统；当精液 pH > 8.8 时，提示生殖道感染，可予清热利湿药如天花粉、败酱草、石膏等。中药对Ⅱ度以内的精索静脉曲张不育症有一定疗效，主要治疗思路为行气活血、化瘀通络，常用方为血府逐瘀汤，常用药为丹参、莪术、川楝子、川牛膝等。中医对免疫性不育症的主要治疗思路：补肾滋阴，以调节免疫功能低下（知柏地黄丸加鳖甲、女贞子等）；凉血活血，抑制免疫反应（二至丸，赤芍、丹参、益母草等）；清热解毒，抑制免疫反应（白花蛇舌草、蒲公英、金银花、天花粉等）；脱敏（忍冬藤、赤芍、当归、玉屏风散等）。高泌乳素血症主要治疗思路：芍药甘草汤有调节激素作用，可使血清睾酮、泌乳素水平常化；补肾药促进性激素水平；疏肝解郁药（柴胡、郁金、香附、川芎等）可消除男性乳房增大。

王琦教授还重视心理疏导及饮食宜忌。由于不育症患者求子心切，病程较长，心理压力较大，思想包袱较重，故王教授特别重视心理疏导在该病治疗中的作用。要动之以情，晓之以理，让患者树立治愈该病的信心，积极主动配合医生治疗。在饮食上多食一些富含精氨酸、锌或维生素类食物如鳝鱼、海参、芝麻、花生仁、核桃仁、小米、菠菜、胡萝卜、番茄等，因其能提高精子活力，维持性腺功能。要禁食辛辣厚味，戒烟酒。

【医案举例】

医案一

张某，男，34岁。患者诉婚后7年不育。婚后与妻子一直生活在一起，性生活2次/周，未避孕，妻子妇科检查无异常，具生育能力。患者于1989年5月在某医院行精液常规检查，发现精液不液化。半年来服用各种中、西医药无效，1993年4月9日来北京生殖医学门诊就诊。男科检查：左睾24 mL，右睾25 mL，其他（－）。精液分析：乳白色，量2.5 mL，黏稠度高，拉丝度2小时10 cm，pH 7.5，密度为88×10^6/mL，活率为81%，快速前向运动为0，慢速直线运动为40%，无活动力为60%。患者嗜烟，20支/天，现感口苦，口干，小便黄，易汗出，盗汗，大便正常，舌质红，苔黄，脉弦滑。西医诊断：男性不育症（精液不液化）。

辨证分型：湿热蕴结证。

中医治法：清热利湿，养阴通络。

处方用药：蒲公英、薏苡仁各15 g，车前子（包煎）、金银花、连翘各10 g，夏枯草15 g，泽兰10 g，丹参15 g，淡豆豉10 g，乌梅10 g，山楂10 g，麦芽15 g，鸡内金10 g，牡蛎20 g，甘草6 g。

按语：患者配偶检查生育能力正常，诊断男性不育症明确，精液检查提示精液不液化及弱精子症。平素嗜烟，烟乃热毒之邪，易与湿互结，故见口苦、口干、小便黄，日久灼伤阴精，故见盗汗。方中以蒲公英、薏苡仁、车前子、金银花、连翘、夏枯草清热利湿，取酸甘化阴之义，给予淡豆豉、乌梅、山楂、麦芽、鸡内金、牡蛎养阴促液化，给予泽兰、丹参活血通精，甘草调和诸药。精液不液化是精子活力下降的原因之一，本方通过调整液化，提高精子活力，中西医结合思路明确，清热滋阴兼以活血。现代中药研究表明，淡豆豉、乌梅、山楂、麦芽、鸡内金、牡蛎等药对精液液化均有较好的促进作用。

医案二

丁某，男，29岁，2010年8月4日就诊。诉已婚4年，至今未育，查精液常规：精子活动力差。既往史无异。诊见：舌淡红，苔薄黄，脉细数。中医诊断：男性不育症。西医诊断：不育症（弱精症）。

辨证分型：肾精不足，湿热内蕴证。

中医治法：补肾填精，清热利湿。

处方用药：方选黄精赞育汤加减。处方：黄精、丹参、枸杞子、桑椹子各25 g，制何首乌30 g，淫羊藿、熟地黄、败酱草、车前子、土茯苓、金钱草各15 g，山药、菟丝子各20 g，山茱萸、秦皮、牡丹皮、泽泻、香附各10 g。每日1剂，水煎，早晚饭后分服。上方加减前后服70余剂，次年喜抱麟儿。

按语：命门火衰者，肾精亏虚十之有八，此患者尚且夹湿裹热。宗黄精赞育方，君药黄精，走脾、肾、肺三经，益气养阴，旨在补益后天之本以育先天之精；何首乌功擅补肝肾而不滞不寒、益精血而不燥不热；配枸杞子、菟丝子、桑椹子寓乙癸同源，补肝固肾，养肝助生精，共为臣药；以淫羊藿、山茱萸温阳生精；加丹参、秦皮、败酱草、车前子、土茯苓、金钱草活血清热，利湿畅通精道。诸药合用，阴阳提携互化，期种子续嗣之效。是以张景岳曰："善补阳者，必于阴中求阳，则阳得阴助而生化无穷；善补阴者，必于阳中求阴，则阴得阳升而泉源不竭。"

医案三

孙某，男，29岁，工人，1998年6月25日初诊。近3年未育，妻子生殖功能正常。曾于两家医院做精液检查提示：60分钟，精液不液化。体检：生殖系统发育正常。精液分析：60分钟，不液化，其他项目均正常。患者形体肥胖，嗜酒，常感阴囊潮湿。舌质红，中后部苔黄厚，脉滑数。中医诊断：男性不育症。西医诊断：不育症（精液不液化）。

辨证分型：湿热蕴结证。

中医治法：清热解毒利湿。

处方用药：处方以程氏萆薢分清饮加减：萆薢、白蔻仁各 15 g，黄柏、知母各 12 g，生苡仁、车前子（另包）、败酱草各 20 g，土茯苓、虎杖、赤芍、菟丝子各 15 g，仙灵脾 10 g。每日 1 剂，水煎分 2 次口服。嘱患者禁食辛辣，节制房事。上方用 10 剂后去知母、黄柏，以防久服影响精子活力，加生麦芽、地龙各 12 g，并随症加减用 30 剂后，查精液提示：60 分钟，不完全液化。继用上方加减 20 剂，查精液提示 50 分钟，完全液化，其他项目均正常。1998 年 9 月妻子怀孕，1999 年 6 月剖腹产一健康男婴。

按语：患者有饮酒习惯且形体肥胖，酒为湿热厚味之品，人为痰湿之体，多饮酒则湿热内蕴，走于肾中则其精不清，故可见不育。加之患者舌质红，舌苔中后部黄厚，有明显热象，加之滑数之脉，故辨证为湿热蕴结证。以清热解毒利湿为法，方用程氏萆分清饮加减分别清浊，引湿热泄于小便之中，在原方中去温药而加之以清热解毒通瘀之药。患者长久饮酒，体内湿热较盛，热邪灼血而气血壅滞，湿邪流连而邪热不去，亦伤津液，故当以苦寒、甘寒、淡渗、通瘀之品以治之，服之热稍退而津液复，方去知母、黄柏，加生麦芽消痰、地龙通络利尿以利湿，终服而得子。

【经验方选】

生精赞育汤：生地黄、熟地黄各 20 g，山萸肉 20 g，山药 20 g，桑椹子 30 g，枸杞子 30 g，仙茅 10 g，淫羊藿 15 g，巴戟天 15 g，香附 10 g，紫河车粉 10 g，茯苓 10 g，泽泻 10 g，牡丹皮 10 g，金钱草 15 g。功效：补肾填精，兼清湿热、化瘀解毒。

按语："生精赞育汤"乃针对男性不育肾虚夹湿热、瘀毒的病机要点，并根据《黄帝内经》"阳化气，阴成形"的理论，移植六味地黄丸加味而成。方用生地黄、桑椹子、枸杞子，合六味地黄丸中的"三补（熟地黄、山萸肉、山药）"，增强滋阴补肾益精之力；紫河车补益肾气以生精；淫羊藿、巴戟天温阳化气以求精。从三方面补肾填精，寓含"阳化气，阴成形"之意。配伍泽泻、茯苓渗泄湿热，牡丹皮合生地黄凉血化瘀，金钱草清热解毒。诸药配伍，体现补肾填精兼清湿热、化瘀解毒的制方思想。

孙自学

【学术思想】

孙自学教授认为，男性生育功能与脏腑、气血、经络，以及它们之间相互关系的协调息息相关。其中脏腑与肾、肝、脾、心有着关联，脏腑功能的正常表达是男性生殖功能运转的前提基础。气血的充实为精子的形成提供物质及能量基础。经络的条达有助于气血的运转及精道的通畅。

肾为先天之主，脾主后天藏精；肾主生殖，脾主运化，为气血生化之源，先后天互助互用，先天不足、恣情纵欲而致肾精不足而不育，或因思虑过度，劳伤心脾，气血两虚，精不化生而致不育；肝藏血，主疏泄，与脾肾协同，精血互生；心主血脉，又主神志，统筹性与生育。患者有因忧思恼怒，肝郁气滞，从而气血失调而致肾精转化失常而不育；有因久食肥甘厚味辛辣之物，酿生湿热，湿热注于宗筋，精道阻滞而不育。

孙教授考虑精液不液化多为虚实夹杂，治病当首辨虚实寒热，明确病位。结合其多年临床经验，"精滞病"偏虚者以肾虚为主，实者多以湿热痰瘀为主。因此，本病治疗在于平衡肾之阴阳，扶正祛邪。

对不育症，孙教授采取多元协同治疗，即"中西汇通，病证结合，夫妻同治，指导受孕"。在继承中医经典治疗理论的同时充分结合现代科技成果，对不育夫妇双方完善相关检验、检测，在排除女方原因后，针对性地治疗男性不育。充分考虑到现代医学的理论特点，治病首先在于明确病因，常见不育的原因包括内分泌功能紊乱、精索静脉曲张、免疫功能异常、生殖系感染等；之后结合中医学理论确定整体治疗原则，注重调理肾之阴阳，补充肾之精气，疏通肾之精道；同时针对其具体病因联合应用现代治疗手段加以干预，多手段干预治疗以求最大疗效。本病往往虚实夹杂，治疗上攻补兼施，同时注意到患者情绪易抑郁的特点，注意疏肝解郁。

【理论及用药经验】

1. 常用药对

孙教授善于在方药的基础上加减药对治疗男性不育，如肾阴不足患者常加用枸杞子、菟丝子；温补肾阳用仙茅、淫羊藿；调补气血多用黄芪、丹参，气得充，血得行，则周流全身；清利湿热以萆薢、车前子，则清浊自分，湿热得平；固精止遗用金樱子、芡实，涩精止遗，精得闭藏；精液不液化用乌梅、生麦芽等。

2. 善用血肉有情之品

血肉之品，其气血精华最为充实，且血肉有情，易于联动人体功能，增强功能活动，改善衰弱状态。温肾助阳用鹿角胶、黄狗肾，滋补肾阴用龟甲，阴茎勃起障碍者多加蜈蚣、地龙，活血通络用穿山甲等。

3. 巧用引经药

男性不育疾病，其病位偏于人体下部，采用引经药物，能使药效直达病所，加强疗效。孙教授临床善于应用川牛膝引药下行治疗男性不育，用穿山甲引诸药直达腺体内部；阴虚火旺之证，加肉桂引火归元；湿热兼瘀小便不利者，加用灯心草引药达尿道。

4. 妙用栓剂

用栓剂经直肠给药治疗疾病的方法源于汉代，《伤寒论》中有蜜煎导塞入肛门治疗便秘的记载。孙教授总结自身临床经验，合理配伍中药，研制出经直肠给药的前列栓（由金银花、大黄、丹参、赤芍、生薏苡仁、川楝子、穿山甲等组成），对于湿热兼瘀型的慢性前列腺炎、精液不液化引起的不育及免疫性不育效果良好。

5. 辅助疗法

孙教授在处方开药外，常为患者辅以心理疏导、饮食疗法等。现如今社会环境下，不育夫妇往往有来自社会及家庭的压力和精神负担，心理疏导能使患者建立自信，减轻压力，有助于疾病的康复。另外，嘱患者每天吃两个苹果，这对于不育患者来讲，能起到积极的辅助治疗作用。因为苹果中含有较多的维生素 C 及微量元素锌，维生素 C 能起到抗氧化作用，消除体内自由基，改善精子的功能；微量元素锌对合并慢性前列腺炎的不育患者非常有益。

【辨证治法】

孙教授认为，男科疾病辨证论治，因人施治尤为重要。充分利用现代科技技术，拓宽中医四诊思维，再结合中医理论辨证论治。临床上常将不育症分为肾精亏虚、肾阳虚衰、肾阴亏虚、气血两虚、湿热下注、肝郁气滞、瘀阻脉络等证型。根据辨证结果选用方剂，如五子衍宗丸、右归丸、六味地黄丸、十全大补汤、程氏萆薢分清饮、逍遥散、血府逐瘀汤等。常用药物有菟丝子、枸杞子、熟地黄、山药、山茱萸、黄精、巴戟天、红参、车前子、白花蛇舌草、炒穿山甲、路路通等。孙教授总结临床经验，临床单一证型往往少见，常见二证或二证相兼为病，多为虚实夹杂，如肾虚湿热、肾虚肝郁、肾虚湿热兼瘀等，其中以肾虚湿热兼瘀证最为常见。常需细审病机，因人而异，辨证施治。

【医案举例】

医案一

患者，男，25 岁，2018 年 5 月 11 日初诊。主诉：结婚 2 年未避孕未育。女方相关检查正常。患者来诊时诉时有腰酸乏力，小腹坠胀不适，久坐后加重，勃起硬度差，纳差，寐可，二便调。舌质暗，有瘀斑，苔薄白，脉沉涩。精液分析检查结果为"量 3.6 mL，pH 7.3，不液化，PR 26.12%，PR + NP 34.93%，密度 33.62×10^6/mL，白细胞 0.5×10^6 个/mL"。体格检查：睾丸、附睾、输精管、精索静脉均未见明显异常。西医诊断：男性不育症，精液不液化，弱精子症。中医诊断：男性不育症。

辨证分型：肾虚瘀阻证。

中医治法：补肾生精，活血通络。

处方用药：菟丝子 20 g，枸杞子 15 g，黄芪 30 g，熟地黄 15 g，淫羊藿 15 g，丹参 30 g，赤芍 15 g，车前子 15 g，山楂 15 g，鸡内金 12 g，焦建曲 15 g，陈皮 12 g，烫水蛭 6 g。10 剂，水煎服，每日 1 剂，早晚分服。

2018 年 5 月 21 日二诊：腰酸乏力、小腹坠胀均有所减轻，勃起功能较前改善，舌质淡，有瘀点，苔薄黄，脉沉。上方加炒白术、红景天各 15 g 以补气健脾，嘱患者下次来诊复查精液分析。

2018 年 6 月 1 日三诊：各症状均较前明显缓解，勃起功能明显改善，食欲明显增加，舌质淡，苔薄黄，脉沉。复查精液分析结果为"完全液化，

PR 35. 17% ，PR + NP 46. 72% "。效不更方，上方继续巩固治疗。

按语：方中菟丝子、枸杞子、熟地黄补肾填精；淫羊藿温肾助阳，阴中求阳，阳中求阴，使阴阳互生；赤芍、丹参、水蛭活血化瘀通络；黄芪补气；陈皮化痰；车前子清热渗湿，以防温补太过燥热；同时选用鸡内金、山楂、焦建曲以助液化。各药合用，以奏改善液化时间、提高精子活力之效。

医案二

贾某，男，34 岁，国家公务员，2016 年 2 月 17 日初诊。计划二胎，未避孕 2 年未育，6 年前曾育一女。刻诊：患者少腹胀痛不适，偶有阴囊坠胀，阴囊潮湿，脘腹胀满，口干，口苦，小便黄，尿道刺痛，大便稀，舌暗红，苔黄腻，脉滑数。体检：体形肥胖，阴茎发育正常，睾丸左侧 12 mL，右侧 16 mL，双侧附睾正常，双侧输精管及精索无异常。既往史：有糖尿病病史 6 年，否认高血压、冠心病病史，否认其他手术史。否认药物、食物过敏史。辅助检查：精液分析提示精液量 1.5 mL，pH 7.4，精子活力为 a 级精子 1. 36% 、b 级精子 10. 17% ；死精子率为 75% ，精子畸形率为 97% ，精子密度 0.48×10^6/mL。内分泌检查：雌二醇 20 pg/mL，卵泡刺激素 5 mIU/mL，促黄体生成素 3. 8 mIU/mL，催乳素 12 ng/mL；黄体酮 1. 2 nmol/mL，睾酮 15. 6 ng/mL。前列腺液常规：酸碱度 7.1，白细胞 5 ~ 8 个/HP，卵磷脂小体（ + + + + ）。精浆生化：精浆酸性磷酸酶 284. 8 U/mL，精浆果糖 0. 53 g/L，精浆锌 3. 18 mmol/L，精浆葡萄糖苷酶 48. 33 U/mL，精浆弹性硬蛋白酶 417 ng/mL，精浆白细胞 0.2×10^6 个/mL。西医诊断：男性不育症，精液不液化，弱精子症。中医诊断：男性不育症。

辨证分型：湿热瘀阻证。

中医治法：清热解毒，活血化瘀，补肾填精。

处方用药：金银花 15 g，蒲公英 15 g，野菊花 15 g，车前子 20 g（包煎），当归 12 g，赤芍 15 g，白芍 15 g，桃仁 15 g，红花 15 g，熟地黄 20 g，川芎 12 g，陈皮 12 g，菟丝子 15 g，茯苓 15 g，炒白术 15 g。

在治疗期间患者又表现为肾虚瘀阻，气阴两虚证，方宗益肾通络方合玉屏风散加减。方药：菟丝子 15 g，淫羊藿 12 g，生地黄 15 g，熟地黄 15 g，丹参 15 g，炒水蛭 6 g，川牛膝 15 g，黄芪 25 g，炒白术 15 g，防风 12 g，茯苓 15 g。

随后患者复诊，辨证肾精亏虚，方宗益肾生精方加减。方药：菟丝子 25 g，枸杞子 15 g，熟地黄 15 g，山萸肉 15 g，黄精 15 g，制何首乌 15 g，茯苓 15 g，炒白术 15 g，生山药 15 g，仙茅 12 g，鹿角胶 12 g（烊化），韭菜子 15 g，陈皮 12 g。

之后随诊期间患者无明显不适。孙自学教授以辨病、辨证相结合，取益肾强精之意。方药：黄芪 30 g，菟丝子 20 g，枸杞子 20 g，熟地黄 15 g，山萸肉 15 g，黄精 15 g，制何首乌 15 g，茯苓 15 g，炒白术 15 g，生山药 15 g，仙茅 15 g，淫羊藿 12 g，鹿茸 3 g（冲服），韭菜子 15 g，陈皮 12 g。

守方并随症加减。2016 年 6 月 7 日复查精液分析，精液量 2.8 mL，pH 7.2，精子活力为 a 级精子 32.55%、b 级精子 15.86%，死精子率为 36%，精子畸形率为 95%，精子密度 5.6×10^6/mL，之后随访患者，患者无明显不适症状，因患者妻子年龄原因，夫妻双方正在准备人工授精。

按语：孙自学教授认为，现代男子发生少弱精子症多为本虚标实之证，本虚者责之脾肾，标实者责之湿热。《素问·太阴阳明论》云："伤于湿者，下先受之。"湿为阴邪，而气得阳则动，得阴则凝，气机阻滞，运行不畅而致精路受阻。热为阳邪，其性炎上，耗气伤精，每易损及脉络而迫血动血耗血。再者饮食不节，偏嗜辛辣之品，或过食肥甘则必致脾失健运，气血生化不足，后天不能充养先天，阴精化生无源，加之湿热内生，煎灼阴精，从而使阴精受损；又湿热日久，阴液受损，致使脉络瘀阻，瘀热互结，精气不利，导致精子活率下降。在整个治疗过程中，孙自学教授坚持"急则治其标，缓则治其本，标本兼治"之大法，前期以清热利湿为主，兼以补肾填精，湿热之邪尽去之后，则以补肾、通络为主，本病病性多为虚实夹杂，本虚标实，肾虚为本，肝郁、湿热，血瘀为标。

医案三

患者，男，29 岁，2005 年 3 月 11 日初诊。主诉：婚后 3 年未育。女方经系统检查未发现不孕因素，夫妻性生活正常，未采取任何避孕措施。患者全身无明显不适症状，时感会阴部、睾丸疼痛，阴囊潮湿，舌质偏红、有瘀点，苔黄腻，脉濡数。专科体检：外生殖器发育正常，阴毛呈男性分布，双睾丸、附睾、精索未见异常。查精液常规示：量 3 mL，乳白色，pH 7.4，60 分钟。不完全液化，密度为 1.6×10^7/mL，活率为 40%，精子活力为 a 级精子 8.6%、b 级精子 15.6%、c 级精子 15.8%，白细胞计数 20 个/HP，果糖为（+）。性激素系列检查正常。抗精子抗体（-）。西医诊断：男性不育症，白细胞精子症，少弱精症，精液液化不良。中医诊断：男性不育症。

辨证分型：湿热兼瘀证。

中医治法：清热利湿，活血化瘀，补肾填精。

处方用药：萆薢 15 g，龙胆草 10 g，滑石 15 g，车前子（包煎）15 g，金银花 15 g，当归 15 g，桃仁 10 g，路路通 20 g，王不留行 15 g，枸杞子 15 g，菟丝子 15 g，黄精 15 g，川牛膝 15 g，穿山甲 6 g，荔枝核 12 g。水煎服，每日 1 剂，早晚分服。同时用前列栓塞肛，每日 1 次，睡前使用，并嘱患者禁食辛辣刺激性食物，每天吃两个苹果，兼辅以心理疏导，患者夫妻双方信心大增。

治疗 1 个月后，复查精液常规示：60 分钟完全液化，密度为 $22 \times 10^6/mL$，活率为 52%，精子活力为 a 级精子 18%、b 级精子 22%、c 级精子 12%，白细胞计数 10 个/HP。会阴部、睾丸痛及阴囊潮湿亦缓解。处方：萆薢 15 g，车前子（包煎）15 g，金银花 15 g，当归 15 g，桃仁 10 g，路路通 20 g，王不留行 15 g，枸杞子 15 g，菟丝子 15 g，黄精 15 g，川牛膝 15 g，穿山甲 6 g，熟地黄 20 g，陈皮 12 g，巴戟天 15 g。

服 20 剂后其妻月经该至未至，查早孕试验（＋），已受孕。

按语：对不育症的治疗，孙自学教授倡导"中西汇通，病证结合，夫妻同治，指导受孕"的新理念。临证时师古而不泥古，既吸取古代医籍之精华，又结合现代科技之成果。首先，明确病因，如常见的内分泌功能紊乱、精索静脉曲张、免疫功能异常、生殖系感染等原因；然后，再运用中医学理论确定治疗原则，其中补肾填精是重要治则。注重调理肾之阴阳，补充肾之精气，疏通肾之精道；同时兼顾调理心、肝、脾。本病往往虚实夹杂，本虚标实，所以应攻补兼施，祛邪的同时要适当补肾，补肾同时还要活血化瘀、清热利湿、疏肝解郁等。程氏萆薢分清饮合血府逐瘀汤针对男性不育中湿热兼瘀的特点，方中清利湿热之药以萆薢伍车前子，萆薢利湿化浊；滑石、车前子淡渗利湿，导泄已停的湿浊，疏通堵塞的窍隧，萆薢与车前子滑石配伍，使清浊自分，浊者自去，湿热得平；龙胆草善清肝胆经实热，足厥阴肝经绕阴囊而循行，故用龙胆草配合金银花，共奏清热解毒之功。桃仁破血行滞，当归活血养血，两药配合，活血化瘀，活血而不伤血；方中路路通活络利水通经，王不留行活血通经，利尿通淋，两药同用，加强前药利水渗湿功效，又兼通经利络之用。枸杞子配菟丝子，壮水之主，以制阳光；黄精善补肾，同菟丝子二药阴阳并补；用川牛膝活血通经，祛瘀，引血下行，引药下行，用穿山甲、荔枝核引诸药直达生殖腺体内部。全方活血与行气相

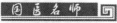
伍，既行血分瘀滞，又解气分郁结；诸药配伍，体现兼清湿热、化瘀解毒的制方思想。

【经验方选】

补肾益气活血方：熟地黄 15 g，菟丝子 20 g，枸杞子 15 g，淫羊藿 10 g，黄芪 30 g，党参 20 g，炒白术 10 g，怀牛膝 15 g，水蛭 6 g，陈皮 12 g 等。

按语：孙自学教授提出无症状性弱精子不育症的主要病机为"肾虚气弱络瘀"，故在"益肾通络方"的基础上再创新形成了补肾益气活血法之雏形"补肾益气活血方"以诊治这类不育症患者。治虚药物多入肾、脾两经，以熟地黄、山药为主药，并结合有"千古种子第一方"之誉的五子衍宗丸制方思路，也多应用枸杞子、菟丝子、车前子等子类之品以补肾清泻。此外，男性不育症患者病程长，疗程周期多为 3 ~ 6 个月，应用中药以补肾类药物为主，这就容易滋腻碍胃。孙自学教授在治疗男性不育症患者时，处方每多应用木香、陈皮、砂仁、山药、党参、炒白术、炒白扁豆、焦山楂、麦芽等具有行气健脾胃、温中止泻的药物，经过这些药物适当配伍，以防止"虚不受补"情况的发生。

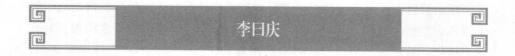

李曰庆

【学术思想】

李曰庆教授认为，中医对男性不育症的认识以肾虚为主，至今在治疗上以补肾为主的方剂仍占大多数，这种认识对男性不育症的治疗曾起过很大作用，至今仍是不可否认的重要方法；但验之临床，这种以肾虚为主的学说有较大的局限性。因此，只有从不同角度、不同侧面进行分析，才能全面认识其病因病机。

首先，从脏腑生理病理变化来看，非独肾之功能不足可致男性不育，肝、脾的功能失调亦可致不育；而育龄期是男性从"肾气盛，天癸至，精气溢泻"到"筋骨隆盛，肌肉壮满"的时期，机体精力旺盛，体力充沛，邪气难袭,若病亦以邪实为多,或由邪实致虚,正虚为少。故肝气郁结,气血不运,脾失健运,水湿内停,痰湿蕴结,湿热阻滞亦是不育的常见病机。

从病证上看,不育症有虚、有实、有寒、有热,近年来发现实证、热证逐渐增多起来。情志内伤,病邪外感,过食肥甘,恣贪酒色多为实邪,最易导致气血瘀滞,湿热下注;而先天禀赋不足,精气虚弱所致者则逐渐减少。现代生活方式的改变,生存环境的影响,营养状况的改善,饮食结构的变化,疾病谱的推移,使肾虚的发病率明显下降,而产生湿热、血瘀、痰湿的机会增多。

从临床症状方面看,男性不育症患者表现出腰膝酸软、倦怠无力、头晕目眩、发脱齿摇、精神萎靡、健忘、食少纳呆等虚性症状者已不多见,多数患者临床见症为阴囊潮湿、坠胀疼痛、阴囊静脉迂曲成团、腰痛、尿黄、尿浊、性情急躁等湿热血瘀类实证表现。

从现代医学角度看,男性不育症发生发展与各种发育异常、免疫因素、感染因素、精索静脉曲张、毒素损害等多种因素有关,这些因素大多属于中医学"实邪"的范畴。现代研究认为,精索静脉曲张、前列腺炎、支原体感染等是引起不育的重要原因,在不育患者中占相当大的比例。一些先天发育异常、性器官异常和器质性病变也是不育症常见的病因,如前列腺炎表现为尿频、急、痛、浊,腰骶痛,会阴部不适,小腹胀痛等,基本属于湿热下注和瘀血内停的病证范畴;先天发育不良、性器官特征异常或发育不良、染色体异常等病变,从临床表现为"先天禀赋不足",与肾虚有直接关系。这些认识从某种程度上说明了肾虚、湿热、血瘀等是男性不育症的主要原因。

【理论及用药经验】

李曰庆教授治疗男性不育症,提出了"宏调阴阳"与"微调阴阳"相结合的观点。所谓的"宏调阴阳"是指根据患者全身症状,以及中医望、闻、问、切四诊收集的病情资料,辨证施治,肾阳不足者予以补肾壮阳、肝郁血瘀者予以疏肝活血、气血两虚者给予补气养血等;所谓"微调阴阳"是指在微观辨证的基础上,结合中医理论及西医检查结果采取相应的治疗药物,如患者精液有白细胞者可给予清热解毒之品,不液化者可予以养阴清热的药物等,在给药的剂量及剂型上也应有所注意。在两种辨证方法的选择上,如果患者全身症状较明显则以"宏调阴阳"为主,"微调阴阳"为辅;如患者表现为婚久不育、纳谷不香、腹胀便溏、精神疲乏、气弱懒言、腰膝酸软等一系列脾肾阳虚之症，则可治以温补脾肾，方选附子理中汤加减；如患者无明显的全身不适，甚至没有明显的临床症状，无症可辨，则运用上文所述"微观辨证"进行"微调阴阳"，通过患者的精液常规、内分泌、免疫学、细胞遗传学和病理学检查等收集来的病情资料进行认真分析，调理这些不正常的检验指标来达到治疗不育的目的。

【辨证治法】

李曰庆教授根据多年的临床经验，在传统的补肾治疗的基础上，提出了"以肾虚为本，以补肾生精为则，以微调阴阳为法"的治疗理论。

肾藏精，主生殖，《素问·上古天真论》说："肾气盛，天癸至，精气溢泻，阴阳和，故能有子。"故不育的病位在肾，病机是肾虚，从补肾生精入手治疗男性不育症成为共识，但李曰庆教授认为脏腑是统一的整体，相互影响和制约，任何一脏出现异常多会影响其他脏腑功能失调，尤其"肾者主水，受五脏六腑之精而藏之。故五脏盛，乃能泻"，因此补肾生精当与调节其他脏腑的功能结合，统筹兼顾，才能种子毓麟。

【医案举例】

医案一

王某，男，31岁，2011年11月22日初诊。主诉：婚后3年同居未避孕至今未育。性生活1周1次，能勃起，但勃而不坚，坚而不久，纳可，二便调，既往体健，无遗传病史，无腮腺炎病史。外生殖器检查：双侧睾丸大小正常，质地略软，精索静脉无曲张，舌红，苔少，脉细。男性激素五项检查未见异常，精液化验：液化不全，密度 45×10^9/mL，精子活力为a级精子9.6%、b级精子12.3%、c级精子29.1%、d级精子49%；女方月经正常，妇科检查未见异常。患者婚后不育，性功能减退，勃起不坚，坚而不久，双侧睾丸质地偏软，提示肾阳不足，但患者舌红，少苔，脉细，又有肾阴虚的表现。西医诊断：男性不育症，精液不完全液化，弱精子症。中医诊断：男性不育症。

辨证分型：阴阳两虚，阴虚为主。

中医治法：补肾生精，调补阴阳。

处方用药：五子衍宗丸加减。生地黄10g，熟地黄10g，山萸肉10g，肉苁蓉10g，菟丝子12g，五味子15g，枸杞子15g，覆盆子10g，车前子

10 g，当归 10 g，仙灵脾 15 g，仙茅 12 g，鹿角霜 12 g，天冬 10 g，麦冬 10 g，党参 12 g，炙甘草 10 g。15 剂，水煎服，每日 1 剂，分 2 次服。

2011 年 12 月 6 日二诊：性生活质量有所好转，舌苔略黄厚，脉细，原方去天冬、麦冬，加黄芩 10 g，14 剂。

2011 年 12 月 20 日三诊：查精液示液化正常，精子活力为 a 级精子 15%、b 级精子 21%、c 级精子 37%、d 级精子 27%，精液质量有好转，原方随症调护加减。

2012 年 2 月 14 日患者前来道谢，其妻怀孕。

按语：本例患者婚后不育，性功能减退，勃起不坚，坚而不久，双侧睾丸质地偏软，提示肾阳不足，但患者舌红，少苔，脉细，又有肾阴虚的表现，因此辨证为阴阳两虚，偏肾阴不足，故用熟地黄、生地黄、山萸肉、当归、天冬、麦冬补肾滋阴，菟丝子、枸杞子、五味子、车前子、覆盆子、鹿角霜填补肾精，肉苁蓉、仙灵脾、仙茅益肾温阳，党参补中益气，甘草调和诸药。二诊，服药后性功能好转，但舌苔转而偏黄厚，提示滋腻偏多，碍脾运化，因此原方去天冬、麦冬，加黄芩清虚热，平衡阴阳。本例辨证准确，方药合理，故能在短期内取得疗效，精子质量提高，随症加减治疗而能使其妻怀孕。

医案二

患者，男，32 岁，婚后 3 年未育，2017 年 3 月 21 日初诊。现病史：患者婚后 3 年，未避孕，性功能正常，同房射精，同房频率为每周 1~2 次，不吸烟，不饮酒，女方检查正常。既往检查睾丸发育正常，雄性激素正常，精子活力差，中西药治疗效果不明显。本次检查结果精子总数正常，精子活力为 a 级精子 16.23%、（a 级 + b 级）精子 28.57%，伴有液化不全，前列腺液卵磷脂小体量少，WBC > 30 个/HP。舌红苔黄腻，脉弦。西医诊断：男性不育症，慢性前列腺炎，弱精子症。中医诊断：男性不育症，精浊。

辨证分型：肾虚湿热证。

中医治法：补肾生精，清热利湿。

处方用药：六味地黄丸加减。生地黄 12 g，山萸肉 12 g，山药 10 g，五味子 10 g，菟丝子 10 g，车前子 10 g，枸杞子 15 g，覆盆子 10 g，茯苓 10 g，泽泻 10 g，牡丹皮 10 g，苍术 10 g，黄柏 10 g，薏苡仁 30 g，牛膝 12 g，赤小豆 30 g，败酱草 30 g，甘草 6 g。15 剂，水煎服，每日 1 剂，分 2 次服。

2017 年 4 月 6 日二诊：舌苔黄厚减轻，脉弦，原方再加党参 10 g，茯苓

10 g，14 剂。

2017 年 4 月 22 日三诊：查精液示液化正常，精子活力为 a 级精子 20%、b 级精子 15%，液化正常，前列腺液卵磷脂小体量少，WBC 20 个/HP，精液质量有好转，原方随症调护加减。

2017 年 9 月 14 日患者前来道谢，其妻怀孕。

按语：本例患者婚后不育，性功能正常，精子活力为 a 级精子 16.23%、b 级精子 12.34%，伴有液化不全，前列腺液卵磷脂小体量少，WBC >30 个/HP，舌红苔黄腻，脉弦。诊断为男性不育症，弱精子症，慢性前列腺炎。辨证为肾虚湿热，故用六味地黄丸合五子衍宗丸微调阴阳，填补肾精，四妙丸清热利湿，同时加用赤小豆、败酱草，加强清热解毒之力，甘草调和诸药。二诊服药后舌苔黄腻减轻，提示湿热渐消，因此原方加党参、茯苓健脾和胃，继续清热利湿，平衡阴阳，补肾生精。三诊后开始患者精子质量开始提升，随症加减治疗而能使其妻怀孕。

医案三

患者，男，49 岁，婚后不育 6 年余。2005 年结婚以来一直未育，性生活正常。2004 年曾经在本院治疗后其妻已孕，1 个月后胎儿停止发育，2004 年 4 月流产。刻下：婚后不育 6 年余，腰酸乏力，性生活正常，小便正常，纳可，睡安，大便 1 日 1 次，偏稀；舌暗，苔白，脉细。查体：第二性征正常，左侧睾丸 16 mL，右侧睾丸 18 mL，两侧附睾正常，两侧精索静脉无曲张。精液常规：量 1.2 mL，密度 42×10^6/mL，活率为 17%，精子活力为 a 级精子 4%、b 级精子 6.2%，正常形态精子为 0.5%。前列腺液常规：卵磷脂小体（＋），白细胞（3~6 个/HP）。精液培养：普通培养（－），支原体（－），衣原体（－）；抗精子抗体（－）。血清性激素测定：卵泡刺激素 4.3 mIU/mL，黄体生成素 4.81 mIU/mL，睾酮 11.2 nmol/L，雌二醇 9 pg/mL，催乳素 98 μIU/mL。西医诊断：男性不育症。中医诊断：男性不育症。

辨证分型：精血不足，下焦湿热瘀阻证。

中医治法：补肾填精，和血利湿。

处方用药：六味地黄丸加减。熟地黄 10 g，山萸肉 10 g，菟丝子 12 g，枸杞子 15 g，五味子 10 g，车前子 10 g，韭菜子 10 g，淫羊藿 15 g，仙茅 10 g，丹皮 10 g，鹿角胶 10 g，怀牛膝 10 g，茯苓 15 g，黄柏 12 g，生黄芪 20 g，女贞子 10 g。

二诊：用上药 14 剂后，腰酸乏力好转，大便成形；追问病史，患有乙肝，肝功能正常；诊之舌暗，苔白，脉细。给予原方加覆盆子 10 g，羚羊角粉分冲 3 g。

三诊：服 14 剂后腰酸乏力消失；舌稍暗，苔薄白，脉细。精液常规：量 2.1 mL，密度 0.63×10^9/mL，活率为 33%，精子活力为 a 级精子 11%、b 级精子 15.1%，正常形态精子为 1.5%；给予上方加南沙参、北沙参、黄精各 20 g，续服 14 剂后，自觉无特殊不适；诊之舌淡红，苔薄白，脉细；精液常规：量 2.8 mL，密度 76×10^6/mL，精子存活率为 60.1%，精子活力为 a 级精子 25.2%、b 级精子 21.1%，正常形态精子为 2.0%。检验正常，给予原方 30 剂，巩固疗效。3 个月后电话随访，其妻已有身孕，胎儿已有 3 个月大小，发育正常。

按语：肾藏精，主生殖，故男性不育首当从肾精论治。李教授认为男性不育，肾虚为本，湿热或瘀血为标，故治疗当扶正与祛邪并举，清补相兼。临床常以益肾填精治其本，清热利湿、活血化瘀治其标，标本兼顾，令肾中精气平秘，进而提高精子活动力（率）和成形率。案中菟丝子、枸杞子、五味子、车前子取之著名方剂五子衍宗丸，补肾填精为首务，助以鹿角胶血肉有情之品，更益肾精；加入熟地黄、山茱萸、女贞子补肾阴，韭菜子、淫羊藿、仙茅补肾阳，阴阳协调，互为滋生；生黄芪、怀牛膝、丹皮益气活血凉血，气血流通为先；茯苓、黄柏利下焦湿浊，以防补益之剂久服易生痰湿郁火。方虽复杂，但配伍精妙，故疗效自到。二诊加覆盆子、羚羊角粉，三诊加南北沙参、黄精，乃为加强滋阴填精，稍清肝火，使方能久服增效而无弊害。

【经验方选】

益精嗣育汤。处方：淫羊藿 30 g，熟地黄 30 g，山茱萸 15 g，山药 15 g，丹参 15 g，当归 15 g，菟丝子 15 g，枸杞子 15 g，覆盆子 15 g，仙茅 15 g，虎杖 15 g，黄柏 6 g。功效：益精嗣育。主治：主治精液异常致不育。

按语：熟地黄、山茱萸、山药、菟丝子、枸杞子、覆盆子益精补肾，促进精子的生成和发育。现代药理研究表明，补肾药能促使睾丸曲细精管间质细胞得到改善和恢复，增加生精和分泌激素的能力。仙茅、淫羊藿温肾助阳益气，能促进精液的分泌，与前药合用，肾之阴阳兼补。当归、丹参补血养血，使血旺而精足，二药兼有活血化瘀的作用，能促进机体和生殖功能的新陈代谢。虎杖、黄柏既能清热解毒燥湿，又能行瘀通滞，与当归、丹参相伍，可增强气血运行，改善局部血液循环，加强局部组织营养，清除有害物质。诸药合用，肾精盈溢、湿热瘀毒等病邪得以清除，从而起到益精嗣育的良好作用。

李佃贵

【学术思想】

李佃贵教授提出"浊毒"是导致男性不育的主要病因。浊毒既可为外邪，亦可为内邪。作为外邪，由表侵入；作为内邪，由内而生。浊毒病邪作用于人体，循人体络脉体系由表入里，由局部至全身。毒之邪胶结，可导致人体细胞、组织和器官的浊化，即致病过程。浊化的结果导致细胞、组织和器官的浊变，即形态结构的改变，包括现代病理学中的肥大、增生、萎缩、化生和癌变，以及炎症、变性、凋亡和坏死等变化。浊变的结果是毒害细胞、组织和器官，使之代谢和机能失常，乃至功能衰竭浊毒病邪入侵机体，克正气而致病；浊毒之邪猖獗，发病急重，或病情加重；浊毒之邪滞留不去，疾病迁延不愈；浊毒之邪被战胜克制，则疾病好转，机体得以康复。因此，浊毒病邪有轻、中、重相对量化的划分。

浊毒证形成的内在因素，包括中气的虚实、阳气的盛衰、体质的强弱和内生湿浊的有无等，即所谓"内外相引"。人体是否易患，内生浊毒起决定作用，而内生浊毒多责之于脾胃功能，如叶天士所言之湿热病"又有酒客，里湿素盛，外湿入里，里湿为合"，即指出嗜食酒肉，影响脾胃运化而湿热内生，是湿热类温病发生的重要因素。后薛生白取叶氏之意，提出了"太阴内伤，湿饮停聚，客邪再至，内外相引，故病湿热"的观点。《医宗金鉴》云："人感受邪气虽一，因其形脏不同，或从寒化，或从热化，或从虚化，或从实化，故多端不齐也。"浊毒证的发展，有热化和寒化的不同，从而形成伤阴伤阳之病理机转，不同的病机转化与病邪、体质及治疗恰当与否密切相关。

外感湿热之邪久而加重化为浊毒，或久居湿地等感受寒湿之邪蕴积日久化为浊毒，浊毒入肾，导致肾之经络受邪而气血壅滞，故腰膝软酸，少腹胀满疼痛；浊毒影响肾之主水功能可出现水肿；肾与膀胱相表里，浊毒害肾必连及膀胱，膀胱功能失司，则出现尿频、尿急、尿痛等症；浊毒之邪灼伤肾与膀胱之脉络，则出现血尿、血淋等症；浊毒郁久影响肾主生殖之功则发为男子不育症。

【理论及用药经验】

李佃贵教授治疗不育症的用药指导思想：浊毒理论认为，疾病发生发展的根本病机在于机体组织的"浊毒化"，浊毒病邪胶结作用于人体，导致人体细胞、组织和器官的浊化，即致病过程浊化的结果导致细胞、组织和器官的浊变，即形态结构的改变，包括现代病理学中的肥大、增生、萎缩、化生和癌变，以及炎症、变性、凋亡和坏死等变化。浊变的结果是毒害细胞、组织和器官，使之代谢和功能失常，乃至功能衰竭。癌症也概莫能外。其产生归根结底还是由于不同的内因和外因导致脏腑气血阴阳失衡，浊毒内蕴，日久不能排出体外，结于某处而成，其实就是机体组织的"浊毒化"，因而"化浊解毒"实为治疗浊毒之总则。在此总则的指导下，应"坚者消之，结者散之，留者攻之，损者益之"，以期取得满意效果。我们在总结古人宝贵经验的基础之上，总结了健脾化浊法、补肾化浊法、养阴化浊法、养血化浊法、清热解毒法、解毒散结法、祛湿化浊法、活血化浊法、泄浊解毒法和以毒攻毒法这十大法则。

李佃贵教授在长期的临床实践中积累了丰富的经验，取得了显著的临床疗效，临证用药亦有独到见解，形成了独特风格。李佃贵教授善治脾胃病，认为毒是脾胃病发生的根本致病因素，同时又是疾病所产生的病理产物。临证用药有以下特点：喜运脾醒脾而少补脾；必用芳香化浊、利湿解毒之品，善用行气理气之药；以虫类药事半功倍；善通因通用，寒因寒用。

李佃贵教授强调，慢性胃病诊治中应注意中焦脾胃功能特点，脾胃同居中焦，脾主升清，宜升则健；胃主通降，通降则和，中焦为气机升降之枢纽，升降失职则现"滞"，纳化失常则不运，因此治疗时重点强调"动"在用药上。李佃贵教授认为药性轻灵、平和、运动，才能达到调整脾运胃降、调整气机的作用，治脾胃病贵在和，因此用药多用轻清之品，如理气用理气而不伤阴之香橼、佛手等；活血用药性平和、活血而不伤正之丹参、三七粉；消食积用莱菔子、鸡内金等亦食亦药之品；清热用性淡气薄大清胃热之石膏；解毒用甘寒具有较强清热解毒作用，又能抗肿瘤的白花蛇舌草、半枝莲；滋阴用补而不腻的百合、石斛等；调补脾胃用平淡之太子参、山药、扁豆。如此则滞、瘀、湿、浊、痰、积、热、毒、虚得以消除，胃气得和，病情逆转，逐步痊愈。

【辨证治法】

1. 健脾化浊法

脾在中医生理病理中占有相当重要的位置，中医认为脾胃为后天之本，主运化、升清而统血液，机体的消化运动，主要依赖于脾胃的生理功能，精子的产生和运动都有赖于脾胃运化功能。一旦脾的正常生理功能的某个环节遭到阻断或运行不畅则产生脾的病理变化，即浊毒的发生发展过程中的各方面变化与脾之功能密切有关。因此，健脾化浊法在男性不育浊毒治疗中有重要地位，凡浊毒证见有神疲乏力、纳食减少、脘腹作胀、形体消瘦、大便溏薄和脾虚之舌象、脉象的，均可运用健脾化浊法治疗，而消化道浊毒应用健脾化浊方法在治疗中尤为重要，健脾以去湿浊之源，为治本之法，其治法贯穿治疗浊毒证的各个阶段。

2. 补肾化浊法

补肾化浊法在浊毒的治疗方面有广泛的应用基础，中医认为"肾为先天之本"，而"先天之本"的肾与浊毒有密切关系，肾主二便，为水之下源，肾气不足，蒸腾气化不足湿浊内盛，日久蕴化浊毒，肾主生殖，浊毒侵扰，精液受损，故常用补肾化浊法调养精液。

3. 养阴化浊法

阴是相对于阳而言的中医概念，阴液也是人体内的基本生命物质，所谓"阴平阳秘，精神乃治"。疾病的状态必然是体内阴阳平衡关系的失衡，而阴液的亏损更较为多见。朱丹溪倡言"阳常有余，阴常不足"，男性不育浊毒患者，较多见到神疲乏力，午后低热，夜烦不眠，舌红苔剥脉细之症状，故养阴化浊法在中医中药诊治浊毒的过程中具有不可忽视的作用。气、阴的盛衰与五脏都有关，尤与肺、脾、肝、肾关系密切。

4. 养血化浊法

从现代分子生物学观点来看，精子的能量供应与人体的气血密切相关。浊度的侵扰损伤气血津液。根据病因，中医对浊毒的治则可主要分为扶正与祛邪，扶正的主要内容包括健脾、补肾、益肺，或理气、养血、养阴等。中医治疗尤为注意扶正，所谓"养正积自除""正气存内，邪不可干"。养血化浊的治疗方法在男性不育症浊毒的治疗中得到广泛应用。

5. 清热解毒法

热毒是浊毒的主要病因病理要素，清热解毒法治疗浊毒，被广泛运用在男性不育的治疗中并取得良好的疗效。在临床上所见浊毒患者常有邪实之表现，其中不乏表现为邪毒热郁之症状，故临床上见到浊毒患者肿块增大、发热或午后潮热、局部灼热疼痛拒按、口渴欲饮或不欲饮、大便干燥或秘结、小便黄赤、舌质红或绛红、苔黄或薄黄、脉细数或弦数证候者，即认为有邪热蕴毒之证象，可以配合清热解毒方法给予治疗。实热者应用清热解毒法，伴有虚热者则须在清热解毒同时配合补虚，清热解毒法还可作为浊毒治疗的不同时期或采用不同方法治疗时的配合与辅助。

6. 解毒散结法

解毒散结，顾名思义，解其毒邪、消散其结，而肿块是为癥积。对于睾丸囊肿或者睾丸微石症导致的男性不育，临床上见有该类不育者而正气尚强，能够承受祛邪之药物者可以采用解毒散结方法治疗。在当今中医治疗浊毒方面，解毒散结方法为公认的较有效的治疗法则之一，被大量应用于临床治疗中并取得相应疗效，而且进行了一些实验研究，证明解毒散结中药具有抗浊毒的作用，为临床使用提供了有力的实验依据，因此解毒散结法也是浊毒治疗的途径之一。

7. 祛湿化浊法

痰饮湿浊是体内水液失于正常输布而产生的病理变化，其不但是水液输布代谢失常而产生的病理物质，本身又会反过来阻滞气机，妨碍水液正常运行。临床上常见浊毒型男性不育者表现出不思饮食，腹胀如鼓，下腹坠胀，身重如蒙，下肢水肿，按之皮肤凹陷，小溲短少，大便溏薄，舌淡胖，白厚腻，脉濡无力，此与脏腑功能虚衰，水液代谢输布失常有关，为湿浊作祟，水邪泛滥所致。因此，祛湿化浊法在中医药防治浊毒的临床工作中，具有十分重要的地位。

8. 活血化浊法

活血化浊法是现代中医浊毒治疗学中广泛应用的一种抗浊毒的方法，男性精索静脉曲张引起的不育常伴有睾丸胀痛，舌质紫暗或见有瘀斑瘀点，脉细涩者可运用活血化浊法治之。瘀血是中医学中特有的病理病因之一。活血化瘀是在中医理论与实践的发展过程中形成的一个极为宝贵的重要理论和经验，为后世所继承与发展，对浊毒的临床治疗起着指导作用，并取得了成效，有关现代实验研究也获得了一定的成果。

9. 泄浊解毒法

泄浊解毒法作为浊毒治疗方法的一种在临床上被广泛使用，但泄浊解毒法的应用必须具有使用攻下的适应证。故凡中医辨证为邪实而正气不虚者，邪实而正气虚尚可承受攻下者可以运用该方法治疗。因此在临床上见有里热积滞实证，热盛伤津，水饮停留胸胁者都可通过通便、下积、泻实、逐水的方法加以治疗。泄浊解毒法的使用以邪去为度，不宜过量，以防正气受伤。在浊毒的临床治疗中泄浊解毒法的运用取得了一定疗效，并且在实验研究中也取得了成果，成为浊毒治疗的方法之一。

10. 以毒攻毒法

在中医药治疗各种浊毒的治则中，以毒攻毒法一直受到历代医家的重视。关于男性不育者癌瘤的发生，中医认为是人体脏腑阴阳失调、六淫、七情、饮食、劳倦外伤等多因素综合作用的结果，即可分为内外两方面。而这两方面的致病因素在人体内导致了气滞、血瘀、痰凝、湿聚、热毒、浊毒等多种"毒"，在人体正气亏虚的情况下长期作用，最终导致浊毒形成。现代医学对于癌症成因的研究正不断深入，已经肯定的致癌物质包括许多化学物质如苯、黄曲霉毒素、亚硝胺等，以及许多病原微生物如 EB 病毒、乙型肝炎病毒、乳头状瘤病毒、反转录病毒等，这些"毒"均有较强的致癌性。中医理论中以毒攻毒法的运用，正是在中医"邪去则正安"的认识基础上发展充实起来的。

【医案举例】

医案一

张某，男，35 岁。患者诉婚后 3 年不育，精液不液化，伴有尿不净。男科检查：睾丸大小正常，未见精索静脉曲张。精液分析：精液 60 分钟不完全液化，活率为 36.26%，精子活力为 a 级精子 2%、b 级精子 9.1%。胃脘部胀满，不思饮食，嗳气，反酸，大便稀，尿频，睡眠一般。舌红苔黄腻，脉弦。西医诊断：精液不液化，弱精子症，慢性胃炎。

辨证分型：肾虚湿热，浊毒上逆证。

中医治法：补肾化浊，和胃降逆。

处方用药：香附 10 g，紫苏 15 g，青皮 10 g，茵陈 20 g，厚朴 10 g，柴

胡 10 g, 生地黄 10 g, 泽泻 10 g, 当归 10 g, 萆薢 20 g, 菟丝子 15 g。7 剂, 水煎服, 每日 1 剂。

按语: 患者浊毒内蕴, 胃气上逆, 致使水谷精微不能荣养精液导致精子活力不足, 湿热蕴结下焦, 精液不液化。患者其本在脾肾虚, 其标在于浊毒蕴结。结合患者胃脘部胀满、不思饮食、嗳气、反酸等症, 因此在治疗上主要以和胃降逆化浊为主要治法, 方中香附、紫苏配伍可行肝气于脾胃, 祛郁宣滞; 青皮疏肝破气, 消积化滞; 茵陈、厚朴、萆薢利湿通下; 生地黄、当归养阴益血; 泽泻清肾中浊毒; 佐以菟丝子补肾生精。全方标本兼顾, 以泻为主, 脾胃功能运化功能正常, 则生精之力尤盛。

医案二

陈某, 男, 32 岁。患者诉婚后 5 年不育。现有阴茎部胀痛, 睾丸胀痛, 白天稍尿频, 夜尿每晚 3 次。男科检查: 睾丸大小正常, 双侧可扪及精索静脉曲张, 已行包皮环切术。精液分析: 活率为 22.1%, 精子活力为 a 级精子 4.23%、b 级精子 6.1%。既往有慢性前列腺炎, 双侧精索静脉曲张。舌红苔薄白, 脉沉。西医诊断: 弱精子症, 慢性前列腺炎, 精索静脉曲张。

辨证分型: 肾虚瘀阻证。

中医治法: 活血化浊, 补肾祛瘀。

处方用药: 熟地黄 15 g, 山茱萸 10 g, 山药 10 g, 沙苑子 10 g, 杜仲 20 g, 牛膝 15 g, 茯苓 10 g, 延胡索 15 g, 丹参 10 g, 川芎 10 g, 枸杞子 10 g。7 剂, 水煎服, 每日 1 剂。

按语: 患者基础疾病较多, 弱精、慢性前列腺炎、精索静脉曲张均是导致男性不育的原因。病程日久, "久病多虚多瘀""久病及肾"。辨证为肾虚瘀阻证, 治疗上以熟地黄、山茱萸、山药、沙苑子、茯苓、枸杞子补肾健脾, 养血益精; 延胡索、丹参、川芎活血化浊行气。诸药徐徐收功。

医案三

李某, 男, 29 岁。患者诉婚后 2 年不育。现觉胸闷呕恶, 痰多而黏稠, 头晕头重, 身体困倦。男科检查: 睾丸大小正常, 双侧未扪及精索静脉曲张。精液分析: 液化时间 >60 分钟, 活率为 19.2%, 精子活力为 a 级精子 9.5%、b 级精子 8.1%。患者体形肥胖。舌淡苔白腻, 脉濡滑。西医诊断: 弱精子症, 精液不液化。

辨证分型: 脾虚痰浊证。

中医治法: 健脾化浊。

处方用药：太子参 15 g，炒白术 15 g，法半夏 10 g，茯苓 10 g，枳壳 10 g，益智仁 10 g，山药 30 g，薏苡仁 30 g，豆蔻 5 g，草果 6 g。7 剂，水煎服，每日 1 剂。

按语：患者结婚 2 年余未育，其体形肥胖，胸闷呕恶，痰多而黏，头重头晕，体倦乏力，查舌质淡，苔白腻，脉濡滑，精液不液化，系脾虚乏运，痰浊内蕴所致。治疗以太子参、白术、山药健脾助运，法半夏、薏苡仁、豆蔻、草果化痰泄浊，使脾能健运，痰浊蠲除，精液液化。由于治法用药得当，所以药后症状逐渐消除好转而得子。

【经验方选】

和胃降逆生精方：香附 15 g，紫苏 15 g，青皮 15 g，柴胡 15 g，甘草 6 g。功效：化浊解毒，和胃降逆。

按语：本方为香苏散去陈皮加柴胡、青皮而成。香苏散出自《太平惠民和剂局方》，由香附、紫苏、炙甘草、陈皮组成。香附与紫苏叶相配，既能发汗解表，又能行气和血；陈皮理气化湿；炙甘草补气和中，调和诸药。四药相合，有芳香辟秽、理气解表之功，因还能理气和胃、通调全身气机兼以理血，故可用于多种内科杂病的治疗。和胃降逆生精方用香附理气畅中、养血和血，紫苏辛温解表、温中行气，青皮疏肝破气、消积化滞，柴胡疏肝解郁、升举阳气，甘草调和诸药、兼以补中。五味相合，使气机得畅，疏肝安中，痛、胀、嗳、吐等自愈。胃腐熟功能正常，则生精之力得以恢复。

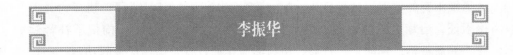

李振华

【学术思想】

李振华教授提出，男性不育症多与脾胃相关，提出脾本虚证无实证，胃多实证的学术观点。在男性不育症的辨治中始终贯穿以调理脾胃为本的治疗思想。脾胃位于中焦，脾为胃行其津液，主运化水谷精微和水湿，胃主受纳、腐熟水谷；脾主升清，胃主降浊，脾气上升，津液得以四布，营养全身；胃气下降，食物得以下行，腑气通利。脾胃运化水谷精微功能正常，男性生殖之精得以供养。脾的运化功能全赖脾的阳气作用，饮食劳倦，损伤脾气脾阳，使脾的运化功能失常，则可造成脾虚证，脾虚气弱不能养精；脾胃病日久或它病日久，损伤脾气以至脾阳，亦可形成脾虚证，故脾本虚证无实证。胃主受纳降浊，胃气以降为和，胃属六腑以通为常，以降为和。若饮食不节，暴饮暴食，或过食生冷寒凉，或嗜食辛辣太过，或恣食肥甘厚味，饮食停滞于胃，或寒凉、积热蕴积于胃，或感受外邪，寒入于胃，热蕴于胃，秽浊之气犯胃，或脾虚不能为胃行其津液，其他如情志伤肝，肝气不疏，横逆犯胃等，皆可使胃之受纳、和降失职，胃气不降，浊气壅塞，形成胃之实证，故胃多实证。

男子生殖之精除先天肾精外，更与后天脾精相关。脾虚胃实，影响后天精气的供养，在男性疾病的治疗中也重视补脾和胃。李老指出：有人认为水湿阻滞，或湿热蕴结为脾之实证。殊不知脾虚失其健运，才能生湿；湿为有形之邪，湿停则易阻滞气机，气郁化热，才产生湿热蕴结。故湿热蕴结，其本在脾虚，湿热为标实。故水湿停留，湿热蕴结之证，乃本虚标实，实由虚致，虚中之实证，非脾实证。慢性胃病的发作时有偏气滞、湿阻、化热、食滞、血瘀等不同实证，影响男子精液的生成，其病理常为虚实夹杂、虚中之实、实由虚致。故在治疗脾胃相关的男性不育时常攻补兼施。

《黄帝内经·素问·太阴阳明论》提出"阳道实，阴道虚"的理论，高度概括了脾胃相关的男性不育的病理特点。实则阳明，虚则太阴；阳明即胃，太阴即脾。《伤寒论》亦阐述了阳明病为实，太阴病为虚的理论。后世历代医家无不重视脾胃，金元四大家之一的李杲提出"内伤脾胃，百病由生""善治病者，唯在调理脾胃"之论。李老通过多年的临床实践，充分认识体会和掌握并实际运用了这一脾胃病的病理特点及规律，提出"脾本虚证，无实证，胃多实证"的学术观点与"脾宜健，肝宜疏，胃宜和"的治疗思想，并自拟治疗脾胃病方剂，如香砂温中汤、沙参养胃汤等，形成了独特的临证用药特点，在《黄帝内经》《伤寒论》及李东垣《脾胃论》的基础上，丰富和发展了中医脾胃学说，在男性不育临证中也是运用脾胃为本的思想指导实践治疗，疗效满意。

李老认为脾失健运和升清，主要责之于脾的功能虚弱即脾气虚甚至阳虚。《黄帝内经·素问·厥论》说："脾为胃行其津液者也。"脾为胃行津液，运化水谷之精微，其功能主要在于脾气、脾阳。临床见脾失健运，主要是脾气虚，甚则脾阳虚。故脾失健运和升清，主要是脾的功能虚弱即脾气虚甚至阳虚。健脾药物无论是淡渗利湿，芳香化浊燥湿，益气温中化湿，以及大辛大温之药温化寒湿，无不都在助脾气或脾阳。脾气脾阳升则肾气肾阳足，男性生育力旺。

【理论及用药经验】

李振华教授治疗男性不育脾虚证用药时，健脾常用甘味药物，正如《黄帝内经·素问·至真要大论篇》云"夫五味入胃，各归其所喜，故……甘先入脾"；《黄帝同经·素问·藏气法时论篇》所云"脾欲缓，急食甘以缓之……甘补之"。这说明甘味药入脾经，有益气健中、补养脾胃之功效。李老指出，甘味药入脾经，有益气健中、补养脾胃的功效，但药性有偏温偏热之别，味甘性温者有补气助阳之功，常用药如人参、党参、黄芪、白术、山药、白扁豆、莲子肉、炙甘草、大枣等，适用于以脾胃气虚为主的病证。李老健脾善用白术，且用土炒以增其疗效，认为白术是健脾益气助运化的主药，在健脾药的使用中与党参略有区别。白术与党参皆为健脾的要药，但白术健脾助运，对于脾失健运，尤其是脾虚生湿者最为适宜。党参偏于益气健脾，脾虚而致气虚神疲、乏力、短气者用之最宜，既能健脾而又益气，由于其味甘易致中满，阻滞气机，故李老常在男性不育伴有脾胃病无胃脘痞闷胀满时用之。偏阳虚寒湿或脾胃虚寒者，又需辛热之品温补脾阳以助运化，如桂枝、吴茱萸、干姜、制附子、肉桂、高良姜、蜀椒等，以此为主用于脾胃气虚、阳虚证收到良效。

【辨证治法】

脾肾两虚型，以温补脾肾，益气生精为法，方用四君子汤合五子衍宗丸加减；肾阳不足型，以温补肾阳为法，方用右归丸加减；肾阴不足型，以滋补肾阴为法，方用左归丸加减；脾胃湿热型，以调胃和脾，清热去湿为法，方用平胃散加减；肝经湿热型，以疏利肝胆，清泄湿热为法，方用萆薢分清丸合龙胆泻肝丸加减。

【医案举例】

医案一

张某，男，28岁。患者诉婚后2年不育。现左侧阴囊坠胀疼痛，尿不尽感，射精无力，精量少，精液肉眼见稀薄。有慢性前列腺炎病史多年。男科检查：左侧精索静脉曲张，睾丸大小正常。精液分析：乳白色，量 1.5 mL，30 分钟完全液化，pH 7.5，计数 26×10^6 个/mL，总活率为 16%，精子活力为 a 级精子 7.2%、b 级精子 2.8%。乏力，小便频，尿不净感，大便稀，睡眠一般。舌淡红，苔薄白有齿痕，脉缓。西医诊断：弱精症，精索静脉曲张。

辨证分型：脾肾亏虚，命门火衰证。

中医治法：温养脾肾，强阳益肾。

处方用药：党参 15 g，白术 10 g，茯苓 10 g，熟地黄 15 g，当归 10 g，黄芪 15 g，山茱萸 10 g，山药 15 g，菟丝子 15 g，枸杞子 10 g，车前子 10 g，甘草 6 g。

按语：患者有慢性前列腺炎病史多年，现在感觉阴囊坠胀疼痛，尿不净感，射精无力，精量少，脉缓，舌苔有齿痕。辨证属于脾肾阳虚，精冷而薄。取赞玉丹加减健脾温肾益精，故而见效。党参、白术、茯苓、山药健脾为气血生化之源，熟地黄、当归、黄芪气血双调，山茱萸、菟丝子、枸杞子、车前子滋补肾阴肾阳，阴平阳秘，生化无穷。

医案二

刘某，男，35 岁。患者诉婚后 3 年不育。平时身体亏虚，畏寒怕冷，腰部酸软无力，耳鸣。男科检查：睾丸大小正常，发育可。精液分析：乳白色，量 2.5 mL，30 分钟完全液化，pH 7.2，计数 18×10^6 个/mL，活率为 12%，精子活力为 a 级精子 4.9%、b 级精子 3.8%。现觉头晕乏力，阳痿、早泄，小便无力，大便稀，睡眠一般。舌淡红，苔薄白，脉沉。西医诊断：少弱精症。

辨证分型：脾肾亏虚证。

中医治法：温养脾肾，强阳益肾。

处方用药：党参 15 g，白术 10 g，肉桂 4 g，当归 10 g，肉苁蓉 15 g，雄蚕蛾 10 g，冬虫夏草 6 g，枸杞子 10 g，韭菜子 20 g，巴戟天 15 g，淫羊藿 15 g，煅龙骨 20 g，煅牡蛎 20 g，甘草 6 g。

按语：本案患者既有精气清冷之腰痛怕冷、脉象沉细、两尺无力、精子数少、活动率低的见症，又有性事障碍之阳痿、早泄之症，因而婚后 3 年不育。治当益损补虚。药用雄蚕蛾、肉桂温阳，白术健脾，煅龙骨育阴潜阳，共收脾肾双补、温阳添精之功。本案中，以壮阳之雄蚕蛾，为君药；继用白术、煅龙骨，而以肉桂易桂枝，再加韭菜子、巴戟天、淫羊藿、肉苁蓉、冬虫夏草、党参以温阳益气、强壮肾阳，再用枸杞子、当归、煅牡蛎以养精血、滋补肾阴。全方阴阳同治而以补阳为要，阴中求阳，脾肾兼顾，而以补肾为主。服药10剂，不仅阳痿、早泄治愈，精子数目及活动率正常，而且喜得子嗣。

医案三

贾某，男，30岁。患者诉婚后2年不育。就诊时面色㿠白，头晕神疲，畏寒怕冷，腰膝酸软乏力，小便清长，尿后偶有尿不净感。男科检查：睾丸大小正常，发育可。精液分析：乳白色，量2.5 mL，60分钟不完全液化，pH 7.1，活率为17%，精子活力为a级精子6.9%、b级精子4.8%。舌淡红，舌体胖大，苔薄白，脉沉而迟。西医诊断：少弱精症，精液不液化。

辨证分型：肾阳不足，精寒不育证。

中医治法：补肾温阳益精。

处方用药：仙茅10 g，淫羊藿10 g，菟丝子10 g，覆盆子10 g，枸杞子10 g，当归10 g，车前子10 g，生地10 g，熟地10 g，杜仲20 g，茯苓10 g，肉苁蓉10 g，怀山药20 g，砂仁6 g。

按语：肾精，精血同源，故精液靠肾阳的蒸腾来完成，若元阳不足，阴寒偏盛，精宫虚冷，气化失常，则精液寒而凝，液化不能。根据宋·陈自明《妇人大全良方》中所说"凡欲求子，当先察夫妇有无劳伤病疾，而依方调治，使内外和平，则有子矣"，本例患者劳累过度，久而肾虚，出现肾阳虚衰，精寒不育，治疗应以补肾温阳益精为治法，方选二仙汤合五子衍宗丸加减。方中仙茅、淫羊藿助肾阳以温化，菟丝子、覆盆子、枸杞子、杜仲、熟地、怀山药补阳益精养血，生地养阴清热以阴中求阳，茯苓、车前子利水泄浊，当归补血活血；砂仁温中行气，使诸药补而不滞。如此肾阳得复，气化正常，阴凝自消，肾精充盈，液化复常，而获全功。

【经验方选】

益气健脾生精汤：黄芪20 g，白术10 g，茯苓15 g，陈皮10 g，山药10 g，香附10 g，郁金10 g，柴胡10 g，菟丝子10 g，枸杞子10 g，沙苑子10 g，桑寄生10 g，杜仲20 g，益智仁10 g，甘草6 g。功效：健脾益气，补肾生精。

按语：方中黄芪、白术、茯苓、陈皮、山药取补中益气之效，一方面健脾补气，促后天生化之源，益气生精；另一方面升提中气，恢复中焦升降功能。香附、郁金、柴胡疏肝理气，体现了"治疗脾胃必需联系肝脏"的思想。菟丝子、枸杞子、沙苑子补肾生精。桑寄生、益智仁、杜仲温补肾阳。全方以益气健脾为主，佐以补肾疏肝，脾胃同补，肝肾同调。

李海松

【学术思想】

李海松教授认为男性不育症的发病主要责之于肾、脾、肝三脏，同时认为肾虚的发病率明显下降，而湿热、血瘀、痰湿的机会增多，但痰贯穿于其中，影响精液的正常分泌、输布及液化，在治疗中要注重化痰药的运用。

1. 脾虚生痰

随着我国经济水平的不断提高，现代人的饮食习惯发生了很大变化，肥甘厚味、嗜食辛辣、饮食不节已成为人们生活的写照，这种饮食习惯一方面可以损伤脾胃，脾失健运，酿湿生痰，痰为湿邪，湿邪黏滞重浊，易致湿热下注，扰动精室，可发为早泄、遗精；另一方面湿热熏蒸，灼津为痰，可致伤阴，精稠不化，死精过多、精子畸形率高。正如《素问》所云"伤于湿者，下先受之"是也，阳道阻滞而阳气不得敷布，精液得不到阳气温煦气化，影响液化。这些均可影响正常的受孕。

2. 虚火生痰

随着年龄增长，或热病之后，或房事不节等，均易耗损真阴。阴分的主要功能，除了滋养、濡养各脏腑组织外，还负责制约阳气，以免阳气外露。阳气是以热、动、升为特点，阴分则以寒、静、降相对应。若阴分亏虚，无力制约阳气，人体会出现阳气偏盛的虚热状态，所谓"阴虚则生内热"。随着科技的迅速发展，当代人都过着一种快节奏的生活方式，加班、熬夜俨然成为上班族的家常便饭，这种生活方式容易或造成虚火内生，影响津液的运行；或放荡形骸，施精过度，不知保全，肾阴亏损于下，虚火泛炎于上，炼精（津）为痰，导致精稠不化，死精子过多，活动力低下，进而影响生育。

3. 气郁生痰

李海松教授认为在竞争激烈、生活压力巨大的社会条件下，很多人作息饮食无规律，又缺乏适度的体育锻炼，就会导致情志不遂或焦虑过甚，或郁怒不伸等不良情志的产生，日久可影响肝脏的疏泄功能，导致肝气郁结。另外，不育患者所欲不得，会使气郁更加严重。因肝气不舒，气机气郁瘀滞，升降失常，三焦气机不利，导致精液正常输布失去动力，精液、水液停滞，发为痰饮。同时阴茎的勃起与肝具有不可分割的关系，所以气郁对生育影响甚大。

4. 寒凝生痰

陈士铎在其《石室秘录·卷五》中云："精寒者，肾中之精寒；虽射入子宫而女子胞胎不纳，不一月而即堕矣。"可见肾气和精是构成男子正常生育功能的关键，肾阳的温煦功能正常才能为精子的运动提供动力和能量。若婚前手淫过度，或婚后房事不节，恣情纵欲，均可导致耗气伤精，精室亏虚，日久则导致肾气亏损，命门火衰，以使精室、精气失去温养和温化。而肾阳在津液的运行过程中主要作用体现在温煦和气化，如肾阳失去温煦和气化，则可导致寒凝生痰，发为精液寒冷，影响精子活力低下；或导致精液气化失司，精液量少，最终影响正常胚胎的着床及发育。

【理论及用药经验】

李海松教授在治疗男性不育症患者中时刻强调，要在首重病机基础上，把化痰祛瘀贯穿治疗始终，同时在用药的时候要注重阴阳平衡，防止用药过寒、过热、过燥，以防矫枉过正。

【辨证治法】

1. 健脾燥湿

此法用于湿热蕴脾证，症见神识昏蒙，体节困重，食欲不佳，阳痿，尿频短赤。精液量少，质地黏稠，或无法射精。舌苔黄腻，脉滑数。古人云："脾为生痰之源，肺为贮痰之器"，故标本同治，则脾健、痰化、热清，精液气化复常而液化。所以李海松教授在用药时常常选用具有燥湿健脾之效的药物，且专攻下焦湿热。如陈皮、鸡内金、炒白术、土茯苓等，但李海松教授使用健脾药相对燥湿药量要大，以防止苦寒伤胃，损伤正气。

2. 养阴生津

此治法适用于肾阴不足证，症见潮热盗汗，五心烦热，口干咽燥，头昏耳鸣，腰膝酸软，性欲减退或遗精，舌淡红，少苔，脉滑数。李海松教授在治疗男科疾病时强调要"微调阴阳"，在化痰时使用养阴生津之品，可以起到"阴中求阳，阳中求阴"之效，同时，滋补肾阴可减轻睾丸生精上皮的免疫损伤。故用药多选用熟地黄、山萸肉、枸杞子、五味子、茯苓、白术等，以达到生津祛痰之功，使痰去而精道通，以助受孕。

3. 疏肝理气

此治法适用于肝郁气滞证，临床表现为：婚后不育，精神紧张，头昏沉，两胁作痛，太息，心烦，失眠，性欲下降，或阳痿，舌淡红，脉弦滑。体现了"治痰先理气，气顺痰自消"之理。李海松教授在治疗气郁痰凝类型的不育症时注重运用理气化痰药，如青皮、陈皮、柴胡等。在运用理气化痰药同时，佐用一些活血化瘀之品，使气血运行正常，保证精液化生有源，精道输布通畅。

4. 温阳化气

此治法适用于肾阳不足，气化失司证，症见精神萎靡，神识昏蒙，神疲乏力，四肢冰凉，腰膝酸软，性欲下降或阳痿早泄，或精液稀冷，小便清长，夜尿频繁，大便稀溏，舌体淡胖，脉沉细。痰为阴邪，最易伤人阳气，阳气被伤则寒饮难于运行。反之，阳气不虚，温运正常，饮亦自除。所以，治疗痰饮需借助于"温药"以振奋阳气，开发腠理，通调水道。李海松教授在用药上多用茯苓、姜半夏、桂枝等，达到温化寒痰，助生精液的作用。同时佐以活血通络之品，以防瘀而化热，加重病情。

【医案举例】

医案一

朱某，男，30岁，IT职员，经常熬夜，体形较胖，2013年4月14日就诊。主诉：婚后2年未育。夫妻性生活正常，结婚以来一直未采取任何避孕措施，其妻身体健康，于多家医院检查、治疗，效果不明显。刻下症：自觉腰膝酸软，性欲减退，阴茎勃起不坚，精液射出后黄稠，婚前曾有频繁自慰史，同房后小腹刺痛，胸胁满闷，舌边紫暗，舌苔黄腻，脉弦滑。否认糖尿病、高血压等病史，否认外伤史。专科查体示：外生殖器发育正常，睾丸、附睾、输精管、精索未见明显异常，阴毛呈男性分布，血、尿常规及肝功能检查均未见明显异常。查精液常规示：量1.5 mL，乳白色，pH 7.5，不完全液化，密度为 $12 \times 10^6/\text{mL}$，向前运动精子数（PR）为8%，总活力（PR＋NP）为17%，余检查（－）。西医诊断：男性不育症、少弱精子症、精液不完全液化。中医诊断：男性不育症证。

辨证分型：痰瘀互结，湿热蕴结证。

中医治法：祛痰化瘀，清热利湿，佐以疏肝。

处方用药：熟地黄 10 g，山萸肉 10 g，肉苁蓉 12 g，枸杞子 15 g，丹参 20 g，王不留行 30 g，鸡内金 10 g，生麦芽 60 g，黄柏 12 g，茯苓 15 g，仙灵脾 15 g，川楝子 10 g，仙茅 10 g，炒白术 15 g，五味子 10 g，夏枯草 10 g，青皮 10 g，合欢皮 30 g。水煎服 1 个月，并嘱其忌辛辣刺激之品，规律生活，复查精液常规。

二诊：患者诉腰膝酸软、勃起功能均明显改善，同房后小腹疼痛消失，无明显不适，舌淡红，苔薄黄，脉滑数。复查精液常规示：量 3.5 mL，30 分钟不完全液化，密度为 $1.7 \times 10^9/mL$，PR 为 20%，PR + NP 为 33%。李教授认为患者目前病情改善明显，仍要注重化痰药的运用，在前方的基础上加陈皮 15 g，姜半夏 10 g，炒苍术 10 g。嘱患者放松心情，并告知其妻子监督其不可久坐，加强适度锻炼。

三诊：患者未诉不适，复查精液常规示 30 分钟完全液化，PR 为 35%，PR + NP 为 46%，嘱其停药，可让其妻做备孕准备。2 个月后来门诊告知，其妻怀孕。

按语：患者精液检查提示精液不完全液化及精力活力低下，配偶生育能力正常。其体格肥胖，平素喜熬夜，继而滋生痰邪，故精液液化不全，方中注重运用化痰药，并根据不同的阶段适时选用健脾化痰、养阴化痰、理气化痰、温阳化痰等方法，故在临床中能收到较好的疗效。

医案二

勾某，男，27 岁，2013 年 11 月 13 日初诊。主诉：婚后 1 年至今未育。结婚后一直未采取任何避孕措施，女方月经正常，检查未见异常，曾到多家医院治疗，效果不明显。刻下症：腰部隐痛，阴囊潮湿，性生活每周 2 次，能勃起，但勃而不坚，有晨勃，纳寐可，二便调。舌暗，苔白腻，舌边有瘀斑，脉沉涩。既往体健，否认遗传病病史，否认腮腺炎病史，否认糖尿病、高血压病史。外生殖器检查：发育正常，睾丸、附睾、输精管、精索未见明显异常，阴毛呈男性分布。男性激素 5 项检查未见异常，精液化验：量 1.5 mL，乳白色，pH 7.4，不液化，PR 为 19.22%，PR + NP 为 30.21%，密度为 $53.21 \times 10^6/mL$，WBC 2~3 个/HP。西医诊断：男性不育症，弱精子症，精液不液化。中医诊断：男性不育症。

辨证分型：肾虚瘀热证。

中医治法：补肾生精，活血化瘀。

处方用药：熟地黄 20 g，枸杞子 30 g，菟丝子 15 g，当归 15 g，覆盆子 20 g，五味子 10 g，车前子 20 g，黄芪 30 g，生牡蛎 30 g（先煎），山药 15 g，生麦芽 60 g，鸡内金 10 g，烫水蛭 10 g，丹参 20 g，炒王不留行 20 g，夏枯草 10 g，太子参 20 g，沙苑子 20 g。28 剂水煎服，1 剂/天，早晚服。前列安栓外用纳肛，每晚 1 粒。

12 月 11 日复诊：患者诉腰痛减轻，勃起功能明显改善，舌淡红，苔白腻，脉滑。复查精液常规：量 3 mL，乳白色，pH 7.3，不完全液化，PR 为 47.15%，PR + NP 为 57.7%，密度为 $45.3 \times 10^6/\text{mL}$，WBC 2 ~ 3 个/HP。上方加鱼腥草 15 g，浙贝母 10 g，莪术 10 g，川断 15 g。水煎服，28 剂。继用前列安栓。

2014 年 1 月 9 日三诊：患者诉阴囊潮湿、腰痛明显减轻，复查精液常规：量 4 mL，乳白色，pH 7.2，完全液化，PR 为 49.20%，PR + NP 为 60.5%，密度为 $55.62 \times 10^6/\text{mL}$，WBC 1 ~ 2 个/HP。处方如下：熟地黄 20 g，枸杞子 30 g，菟丝子 15 g，当归 15 g，覆盆子 20 g，五味子 10 g，车前子 20 g，黄芪 30 g，生牡蛎 30 g（先煎），山药 15 g，生麦芽 60 g，鸡内金 10 g，水蛭 10 g，夏枯草 20 g，莪术 10 g，巴戟天 15 g。水煎服，28 剂巩固疗效。嘱其放松心情，适度运动锻炼，不久坐。

2 个月后患者电话告知，其妻已怀孕。

按语：本例患者初诊选用名方五子衍宗丸补肾填精，助以生牡蛎血肉有情之品来滋阴潜阳，考虑到血瘀较重，加丹参、炒王不留行、水蛭化瘀通络，选用太子参、生麦芽、鸡内金固护脾胃，促进精液液化。复诊血瘀之象减轻，内有痰湿，加用鱼腥草、浙贝母化痰利湿，莪术、川断补肾散结。三诊继续用补肾活血之药，巩固疗效。从本案可知，治疗男性精液不液化应补泻结合，综合调理，才能收到较好疗效。

医案三

患者，男，28 岁，2016 年 6 月 5 日初诊。主诉：婚后 3 年未避孕未育。病史：患者结婚两年未避孕未育，平素夫妻生活正常，性生活每月 3 ~ 4 次，其妻经相关检查一般状况好。患者 2 年前于当地查精液发现精液不液化，经服用中西药物治疗效果欠佳，今为进一步治疗求诊。来诊时见体型中等偏胖，诉时有困倦乏力，头昏不适，小腹时有坠胀感，久坐后加重，平素食欲一般，易胃脘胀满不适，大便黏腻不成形，小便黄，睡眠质量一般。舌胖大齿痕边有瘀斑，苔黄稍腻，脉细无力。查：精液液化时间＞60分钟，前向运动精子为26%。前列腺超声大致正常。西医诊断：男性不育症，弱精子症，精液不液化。中医诊断：男性不育症。

辨证分型：脾气亏虚，痰瘀积滞证。

中医治法：补气健脾化痰，活血化瘀消积。

处方用药：熟地20 g，山药15 g，枸杞子30 g，菟丝子15 g，车前子10 g，生牡蛎30 g，生麦芽60 g，鸡内金15 g，党参10 g，生黄芪30 g，丹参20 g，王不留行30 g，炙水蛭10 g，浙贝母10 g，夏枯草15 g，松花粉10 g。14剂，免煎，开水冲服，嘱减少油腻食物摄入，少久坐，多饮水，忌辛辣，适当运动。

2016年6月20日二诊：诉用药期后乏力困倦，胃脘胀满，小腹坠胀感均有所减轻，大便成形，但食欲仍一般，小便稍黄。舌淡胖有瘀斑，苔薄黄腻，脉弦细。复查精液分析：不完全液化，前向运动精子为35%。前方加太子参15 g，生黄芪20 g，蒲公英15 g，凌霄花10 g，增加益气健脾、清利湿热之功，继服30剂，用法、调护同前。

2016年7月20日三诊：诉药后诸症均明显缓解，食欲增强，精神体力明显好转，舌淡稍胖苔薄白，脉滑有力。复查精液正常。前方去蒲公英、凌霄花，继服30剂，巩固疗效，用法、调护同前。

按语：精液不液化症属男科的疑难杂病之一，是导致男性不育的重要病因，对患者及其家庭均造成严重影响。李海松教授以"脾失健运，痰瘀互结"作为本病的核心病机，临床治疗时擅用精简而效专的药对组合，以增强药力，直达病所，在"健脾益气，化痰活血"的基础上兼以补肾、填精、清热、利湿等法，故常能迅速取效，值得临床进一步推广。

【经验方选】

增精丸。处方：雄蚕蛾150 g，鹿角胶80 g，淫羊藿35 g，炮附子25 g，菟丝子60 g，牛膝35 g，覆盆子35 g，石斛35 g，韭菜子35 g，肉苁蓉60 g。上药共研细末，炼蜜为丸。每丸9～12 g，早、中、晚各服1丸，白开水送下。

功效：补肾生精。

主治：肾阳亏虚型男性不育。

按语：本方君药雄蚕蛾为补肾强精之王，自古民间就知晓雄蚕蛾之粉与蜂蜜调服饮用有增精强肾之大功。其曰："单雄之蛾可与数十只雌蛾交配而不败也。"《本草纲目》言雄蚕蛾，味咸性温，能益精气，强阴道，交接不倦，壮阳事，止精泄。时逸人在《中国药物学》中言其功效为益精、固肾补肾、壮阳，为强肾增精之品。臣药鹿角胶，味甘性温，功同鹿茸，但其性温和而不峻烈，和雄蚕蛾相配伍，温补肾精以达下元，而补阴中之阳而不伤阴，通督脉之血而生精。所以，对精子异常的男性不育症重用蛾、胶两味血肉有情之品为上工。淫羊藿、炮附子、菟丝子、牛膝、覆盆子、韭菜子、肉苁蓉均温肾填精，石斛滋阴防补阳太过。全方以温肾壮阳为主。

李培生

【学术思想】

李培生教授提出"肾阳虚、肾阴虚"为男性不育症最常见的两种证型，肾阳虚是指由于肾阳虚衰，温煦失职，气化失权所表现的一类虚寒证候，常见症状：神疲乏力、精神不振、活力低下、易疲劳；畏寒怕冷、四肢发凉（重者夏天也凉）；腰膝酸痛、腰背冷痛、筋骨痿软；性功能减退、阳痿、早泄、易患前列腺炎；小便清长、余沥不尽、尿少或夜尿频多；听力下降或耳鸣；记忆力减退、嗜睡、多梦、自汗等。肾阴虚是指由于肾阴亏损，失于滋养，虚热内生所表现的证候，是由于肾脏阴液不足，肾滋养及濡润功能减弱所引起的，临床以腰膝酸痛、耳鸣多梦为主要表现的证候。常见于遗精、不育等疾病。

男性不育症古有"五不男"之说，意思是五种不能治的情况，即"天、犍、漏、怯、变也。天者，阳痿不用，古云天宦是也；犍者，阳势阉去，寺人是也；漏者，精寒不固，常自遗泄也；怯者，举而不强，或见敌不兴也，变者，体兼男女，俗名二形。晋书以为乱气所生，谓之人疴，其类有三：有值男即女、值女即男者，有半月阴、半月阳者，有可妻不可夫者，此皆具体而无用者也"。上述第一种"天"，即先天性阳痿。余曾见族侄李某，从童年至壮年发育旺盛之时，不知性生活为何事，而面如桃花，声带娇音，身体健壮，毫无病态。以后曾广服滋肾壮阳之方及注射荷尔蒙针剂，亦无效果。故此种男性不育症自不在可治范围。第二种"犍"，如古代做太监需要摘除睾丸的手术，没有睾丸自然是无法生育，也无法治疗的。第三种"漏"，为精关不固，常遗泄，或稍一接触异性，精即滑出，即民间所谓"见泄"者。第四种"怯"，多为阳强而不能举，或举而不坚，或始而性功能正常，继因某种病因而出现以上症状，虽见阳痿而与第一种"天"属于先天性者，自有轻重不同。第五种"变"为性畸形。

【理论及用药经验】

李培生教授治疗不育症的用药指导：崇尚六味；补肾阳，拒用桂、附；补肾填精，金水相生。其中重用六味，就是重用熟地黄、山药、山茱萸、泽泻、牡丹皮、茯苓六味药。这几味药组成了一个补肝肾的常用方：六味地黄丸，由金匮肾气丸加减而成。方中重用熟地黄滋补肾阴、填精益髓、壮水之主，以为君，山茱萸补养肝肾，山药补益脾阴，三药世人称之为"三补"。泽泻利湿泄浊，并防熟地黄之滋腻恋邪，牡丹皮清泄相火，山茱萸温涩，茯苓淡渗脾湿，助山药健运，三药世人称之为"三泻"。李培生教授赞其平调阴阳，补中有泻，补而不碍邪，补而不过，常以其为补肾基础方。肾为全身阴阳之根本，肾的阴阳偏胜偏衰则是决定人阴阳盛衰最关键的因素。李培生教授认为补益肾阳，应在大补肾阴的基础上，辅以阳以达到补肾阳的目的。"善补阳者，必阴中求阳，则阴得阳助而生化无穷"。明代医家张景岳遇肾虚之证，重补阴是其特点，他说："夫病变非一，何独重阴……故治水治火，皆从肾气，此重在命门而阳以阴为基。"李老认为桂枝、附子虽然有补肾阳的作用，但有助相火的副作用，导致相火妄动，易劫真阴。李老补肾阳极力推崇药对枸杞子与淫羊藿，枸杞子味甘，性平，能养肝，滋肾，润肺；淫羊藿味辛、甘，性温，走肝、肾二经，为补命门、益精气、强筋骨、补肾壮阳之要药。这体现了李培生教授的阴中求阳的思想。肾在五行之中属水，肺属金，金生水，肺金为肾水之母，用补肺阴的方法滋肾阴，是根据五行相生规律来疗肾虚。金水相生即用肺肾同补之法以补肾填精，治少精、弱精。李老认为补肺的最佳方剂为生脉散，清代吴昆云："一补，一清，一敛，养气之道备矣"。补肾之方则为六味地黄丸。肾主生殖，司二阴。

另外，李培生教授偏爱用种子类药物和血肉有情之品。《黄帝内经》说："肾气盛，天癸至，精气溢泻，阴阳和，故能有子。"种子类药物的子类与上句中的子同为后代。自古以来就有长得像什么就可以补什么的说法，种子的样子与人类的精子和睾丸相似，所以古代医家认为种子可以让人生子。但是也不是所有种子类药物有促进生子的作用，只有那些能补肝肾种子类药物才有此功能，如益智仁、菟丝子、沙苑子、韭菜子、枸杞子、女贞子、五味子、覆盆子、金樱子等。大部分男性生殖功能问题是男性精子质量问题。精子的质量问题主要有无精、少精、弱精、精子活动力差、畸形率高等问题。血肉有情之品中有补益肝肾作用者，也均有补益精血作用，如鹿茸、鹿角胶、海狗肾、龟甲、鳖甲等。李老在补肾助精方药中应用血肉有情之品，常有屡起沉疴和立竿见影的临床效果。

【辨证治法】

少精子症、弱精子症不育可根据肾藏精、主生殖和补肾生精的理论，采取调补肾阴肾阳、填补肾精或益气养血等治疗大法，代表方有右归丸、附子汤加减、归肾丸加减、集灵膏、十子育麟汤等。阳痿，或早泄，并有头晕目眩、面色苍白、四肢发凉、腰酸腿软、精神萎靡不振等症状。舌质淡白，脉沉而无力或脉微细等，可从肾阳虚论治，代表方为右归丸或附子汤加肉苁蓉、淫羊藿、杜仲、巴戟天、菟丝子、枸杞子等；阳痿，或早泄，或常自遗精，并有头眩、耳鸣、咽干口燥、心烦失眠、腰酸腿软、精神萎靡不振等症状，舌质红绛，脉象细数，可从肾阴虚论治，常用方如归肾丸（熟地、山药、菟丝子、山萸肉、当归、茯苓、杜仲、枸杞子）并加龟板胶、广鱼鳔胶、淫羊藿、肉苁蓉、五味子、桑椹子等；肝郁失于条达则予以滋肾生肝散（地黄、山药、山萸肉、茯苓、丹皮、泽泻、柴胡、当归、焦白术、五味子、炙甘草）加丹参、白芍、玫瑰花以柔肝和营；加郁金、合欢花、枳壳以疏郁理气；脾胃虚弱方药如香砂六君子汤、理中汤之类，兼胃寒而痛则加高良姜、制香附；兼嗳气上逆加代赭石、旋覆花；兼腹胀不舒加厚朴、大腹皮；兼食物停滞加焦三仙、鸡内金；更有寒热相杂，兼里急后重、下红白冻，则加广木香、炒川连。

【医案举例】

医案一

吴某，男，35岁，2003年4月12日初诊。不育7年，患者婚后7年未育，偶有腰部酸软，性欲欠佳，其他均可，舌暗苔白，脉细。经查精子量

$5 \times 10^7/\text{mL}$，活动力 2 度，畸形率为 40%，卵泡刺激素上升，黄体生成素、睾酮、雌二醇均下降。西医诊断为男性不育症。

辨证分型：肾气亏虚证。

中医治法：补肾益气生精。

处方用药：熟地黄 20 g，山药、山茱萸、泽泻、牡丹皮、覆盆子、菟丝子、车前子、鹿角胶各 10 g，茯苓、枸杞子、龟甲各 15 g，砂仁 8 g。5 剂，水煎服。守方 1 年余，生育一女。

按语：方中以六味地黄丸合五子衍宗丸加减而成，以六味地黄丸补肾以壮生精之源；五子衍宗丸生精。阳胜则动，精子活动力低是缺乏阳气推动，以鹿角胶助之；以龟甲补阴精，促精子生成。鹿角胶善于温肾壮阳，益精补血，龟甲长于填精补髓，滋阴养血，二味为血肉有情之品，取龟鹿二仙胶之方义，能峻补阴阳以生气血精髓，益寿延年，生精种子。

医案二

尹某，男，31 岁，2003 年 3 月 15 日初诊。患者以精子量少、不育就诊。患者平素体健，性功能尚可，眠纳俱佳，舌淡红、苔薄白，脉弦。体检睾丸无异常，第二性征发育正常，卵泡刺激素上升、睾酮下降、黄体生成素和雌二醇正常。诊断为不育症。

辨证分型：肾气亏虚，无以生精证。

中医治法：益肾生精。

处方用药：熟地黄 20 g，山药、山茱萸、泽泻、牡丹皮、枸杞子、杜仲、五味子各 10 g，茯苓、麦冬各 15 g，西洋参、砂仁各 8 g。5 剂，水煎服。守方半年喜得一子。

按语：方中以六味地黄丸合生脉散加减以金水相生法补肾填精。生脉散中人参易西洋参取其性凉，补气而不温燥。

医案三

王某，男，48 岁，2002 年 9 月 22 日初诊。主诉阳事不兴 2 年，现阳痿，头晕，腰酸，乏力，夜尿清长，睡眠、饮食尚可，舌淡苔白，脉沉细。阴茎夜间勃起实验正常，卵泡刺激素、黄体生成素、睾酮（T）、雌二醇（E_2）正常。诊断为精神性阳痿。

辨证分型：肾阳亏虚，宗筋失纵证。

中医治法：补肾壮阳。

处方用药：熟地黄 20 g，山药、山茱萸、泽泻、牡丹皮、肉苁蓉各

10 g，砂仁 8 g，杜仲、茯苓、枸杞子各 15 g，淫羊藿 20 g。5 剂，水煎服。守方加减月余，症状基本消失，已能行房。

按语：此方以六味地黄丸加味，加入枸杞子与淫羊藿阴中求阳，以补肾阳；肉苁蓉补肾助阳；杜仲壮筋骨；砂仁醒脾安胃。

【经验选方】

归肾丸加减：熟地 9 g，山药 9 g，菟丝子 9 g，山茱萸 9 g，当归 6 g，茯苓 6 g，枸杞子 9 g，杜仲 9 g，龟板胶 15 g，鳔胶 10 g，淫羊藿 10 g，肉苁蓉 10 g，五味子 6 g，桑椹子 15 g。

按语：关于男性不育症肾阴虚证型的治法，因阴虚生内热，固宜滋补真阴为主，所谓壮肾水以制阳光，如遇相火偏亢，又宜折火势以救阴液。故诊治此种类型证候，权衡于两者之间，是为必要之图。曾治周某，年逾三十，结婚数年，尚无生育，由外孙孙某介绍来舍请求诊治。审其证有颜面潮红，五心时热，心烦口干，夜寐不安，舌质绛而苔黄，脉象细数，自属阴虚内热见证。细询病因，始知少年迭患手淫遗泄，结婚以后，而又房事无节，遂致阳事举而不坚，所泄精液稀薄。此时治法，当于育阴滋填中又略兼苦寒折其火势，庶几阳不过亢、阴得所藏为宜。处方：归肾丸加减，并劝其房事有节、火不妄动为善。此方服至二十余剂，再诊：以前阴虚内热之象减轻，遂用集灵膏（沙参、天冬、麦冬、生地黄、熟地黄、淫羊藿）加炒杜仲、桑椹子、山药、山萸肉、菟丝子、五味子、金樱子、枸杞子、龟板胶、鱼鳔胶等药调理久服后身体健壮，性生活正常。自服药至第二年终，喜乃相告，其妻已生育一孩矣。

杨秉秀

【学术思想】

杨秉秀教授认为男性不育症病因病机不外虚实两端：一为肾精亏虚，生殖无能而不育，治以补肾填精，益气健脾；二为膀胱气化失司，水湿不能气化，湿郁化热蕴结下焦而不育，治以清热解毒，利湿化浊。以肾虚为本，湿热为标，然二者不可截然分开，可相互转化，或虚中夹实，或实中有虚，治疗时应明辨虚实，或以扶正为主佐以祛邪，或以祛邪为主佐以扶正，或扶正祛邪，攻补兼施。强调扶正补虚为首务，补泻结合，标本兼治。

男性不育症病性不外虚实二因，可分肾虚与湿热两证。因肾为"元阴元阳"之脏，主藏精，为生殖之本，肾脏受损亏虚，则生殖无能不育，临床常见者多属虚证。治则补肾填精、益气培元，是治疗男子不育症之大法。但因肾位居于下，与膀胱相表里，关系极为密切，若肾虚亏损，则膀胱气化功能失司，水湿不能气化，湿郁化热，湿热相结，注入下焦，蕴结宗筋，因阴茎（宗筋）为诸筋之首，受五脏六腑之精气所养，肝主筋，肾藏精，若湿热侵犯宗筋，则宗筋弛纵，痿软不用，乃成不育，故湿热所致不育者，也不鲜见。肾虚者多继发于某种慢性疾病，或素体禀赋薄弱，或因房劳过度而致肾虚亏损；湿热者多为感受湿热之邪，或湿热蕴结下焦，膀胱气化失司所致。两者虽病因不同，治则有别，但因肾与膀胱相表里，虚与实可互相转化，故临床应随症加减变通。例如，前列腺炎患者，虽属实证，但久治之后，若出现肾虚症状者，则宜佐以扶正，加补肾填精、益气培元之品；若肾虚证，久用扶正补肾温阳之品而呈现伤阴化热之候，宜加清热滋阴凉血之品。因此，两型不可截然分开，两型不仅可相互转化，而且可有虚中夹实，或实中有虚，故治疗有时以补虚为主，佐以祛邪，有时以祛邪为主，佐以扶正补虚，或攻补兼施。

男性不育症病位在肾，与肝、脾、膀胱相关，一为肾精亏虚，肝肾不足，生殖无能而不育，治以补肾填精，益气健脾；二为膀胱气化失司，水湿不能气化，湿郁化热蕴结下焦而不育，治以清热解毒，利湿化浊，以肾虚为本，湿热为标，治疗时应明辨虚实，或以扶正为主，佐以祛邪，或以祛邪为主，佐以扶正，或扶正祛邪，攻补兼施。

【理论及用药经验】

杨秉秀教授用药的指导思想：补肾填精、益气健脾、清热利湿化浊；补肾填精为主，益气健脾为辅，清热利湿化浊为佐，体现了补中有清、清中有补、补泻结合、标本兼治的治疗思路。①补肾填精：从补肾温阳、补肾滋阴、固肾涩精多个角度入手平调肾之阴阳，同时重视先后天同治，喜用黄芪、太子参、党参、山药等味甘微温之品益气健脾，培补后天气血生化之源以养先天，土旺肾充则生精聚精。如《傅青主女科》云："脾为后天，肾为先天；脾非先天之气不能化，肾非后天之气不能生，补肾而不补脾，则肾之精何以遂生也。"②清热利湿：多选用淡渗甘寒之品，鲜少用大苦大寒之品，因苦寒败胃，易伤阳气，不利生精强精。

另外，杨秉秀教授在依据中医理论指导用药的同时，参考精液检测结果辨病用药，少精子症以补阴、补血药为主，常用药中包含了龟鹿二仙胶、五子衍宗丸、左归丸、二至丸的核心药物，善用鹿角霜、龟甲胶血肉有情之品，滋肾填精，何首乌、黄精、女贞子、墨旱莲滋阴补血，补肾益精，精血相生；枸杞子、菟丝子、车前子、五味子、覆盆子阴阳并补以生精，菟丝子、仙茅、淫羊藿、益智仁补阳益阴以生精。弱精子症以补气、补阳药为主，选用黄芪、党参、太子参、山药、甘草益气健脾，补后天以养先天；仙茅、淫羊藿、菟丝子、鹿角霜鼓舞肾气以强精，温肾壮阳以增活力。精液不液化以利水渗湿药和开窍药为主，常用药中包含了六味地黄丸中的"三泻药"，八正散和萆薢分清饮中的核心药物，以三泻药导肾中湿浊，清肾中相火；远志、石菖蒲化痰除湿，分清泌浊，通利精窍；车前子、白茅根、萹蓄、瞿麦清热利湿化浊；生地、金银花、虎杖、白茅根滋阴清热。当精液 pH≥7.2，pH 偏酸性时，三补药中的山茱萸，五子衍宗丸中的五味子、覆盆子少用，可给予黄精、首乌、海螵蛸、牡蛎等碱性药物，取其咸寒入肾，功善化痰软坚，制酸碱化精液，调整精液 pH，提高精子的生存质量，增强精子活力。

【辨证治法】

根据患者的临床舌苔、脉证表现，按其病因病机、虚实辨证，确诊为肾虚亏损型，主证：腰酸腿软，疲乏无力，小便清长，夜眠多尿，性欲淡漠，婚久不育，舌质淡、苔薄白，脉细弦或细软无力。治则：补肾填精，益气生精。方药：熟地黄 15 g，淮山药 15 g，制首乌 15 g，车前仁 12 g，菟丝子 12 g，枸杞子 12 g，桑椹子 12 g，山萸肉 6 g。加减法：偏阳虚者，加仙灵脾 15 g，仙茅 15 g，巴戟天 10 g，肉苁蓉 12 g，鹿角胶（霜）12 g；偏阴虚者，加旱莲草 12 g，女贞子 12 g，龟板 15 g；少精症，以龟鹿二胶（烊化），每晨各用 5 g 蜜糖冲鸡蛋服；精子畸形偏多者，加当归 10 g，丹参 15 g，桃仁 10 g；遗精者选加桑螵蛸 10 g，芡实 15 g，金樱子 15 g，泽泻 12 g，黄柏 10 g；精子活动率低者或活动力差者，加党参 15 g，当归 10 g，阿胶 10 g，黄芪 15 g。

【医案举例】

医案一

熊某，男，28 岁，工程师。自诉婚后 2 年不育，头昏疲乏，口渴喜饮，不耐劳累，时有会阴部胀痛，牵引小腹，时感左侧睾丸胀痛，常有梦遗，夜尿多，小便频数。前列腺液检查：卵磷脂小体（＋＋～＋＋＋），RBC（0～4），WBC（＋～＋＋），PC（0～5）或成堆，死精子 2～6 个/HP，精液量 3 mL，精子计数 3×10^7 个/mL，活动率为 50%，畸形率为 20%，精液液化欠佳。舌质红、苔黄腻，脉弦滑。西医诊断：男性不育症（精液不液化）。

辨证分型：湿热蕴结证。

中医治法：清热解毒，利湿化浊。

处方用药：生地黄 15 g，瞿麦 12 g，萆薢 10 g，虎杖 15 g，滑石 30 g，金银花 15 g，黄柏 10 g，木通 10 g，生甘草 5 g，车前子 12 g，合欢皮 10 g，白茅根 10 g，小蓟 10 g，生黄芪 15 g，益母草 12 g，蒲公英 15 g。

按语：患者配偶检查生育能力正常，诊断男性不育症明确，精液检查提示精液不液化及弱精子症。平素工作辛苦，饮食不规律，生活不规律，易生热毒之邪，易与湿互结，故见头昏疲乏，口渴喜饮，不耐劳累，梦遗，夜尿多，小便频数。本证为感受湿热之邪，或湿热蕴结下焦，膀胱气化失司所致。方中瞿麦、萆薢、虎杖、滑石利水渗湿，生地黄、金银花、黄柏滋阴清热，木通、车前子通利小便浊邪，全方共奏清热解毒、利湿化浊之功。

医案二

曹某，男，32 岁，工人。自诉结婚 7 年未育，时感腰酸腿软，头昏耳鸣，多梦盗汗，精神疲乏极易感冒，大便干结，小便频数。精液常规检查：乳白色，量少（1 mL），活动率为 10%，精子计数 10^7 个/mL，WBC 0～4 个/HP。舌质红、少苔，脉细无力。西医诊断：男性不育症（弱精子症）。

辨证分型：肾虚亏损证。

中医治法：补肾填精，益气生精。

处方用药：熟地黄 15 g，淮山药 15 g，制首乌 15 g，车前仁 12 g，菟丝子 12 g，枸杞子 12 g，桑椹子 15 g，山萸肉 6 g，覆盆子 12 g，生黄芪 15 g，仙灵脾 15 g，仙茅 10 g，生黄芪 15 g，西党参 15 g，补骨脂 15 g，龟鹿二胶各 10 g。

按语：患者配偶检查生育能力正常，诊断男性不育症明确，精液检查提示弱精子症。平素时感腰酸腿软，头昏耳鸣，多梦盗汗，精神疲乏极易感冒。本证为肾虚之证，肾为"元阴元阳"之脏，主藏精，为生殖之本，肾脏受损亏虚，则生殖无能不育。本方杨秉秀教授的肾虚亏损型基本方，选加仙灵脾、仙茅、生黄芪、西党参、补骨脂及龟鹿二胶等；全方用大量扶正补肾温阳之品共奏补肾填精、益气生精之功。

【经验方选】

肾虚亏损方：熟地黄 15 g，淮山药 15 g，制首乌 15 g，车前仁 12 g，菟丝子 12 g，枸杞子 12 g，桑椹子 15 g，山萸肉 6 g，覆盆子 12 g，生黄芪 15 g。功效：补肾填髓，益气生精。

按语："肾虚亏损方"主要用于脏受损亏虚，则生殖无能不育，因肾藏精，主生殖，男子以肾为先天，以精为本，肾气充则精液盈满、精子活泼。根据《内经》"阳化气，阴成形"的理论，精子数量的高低、精液量的多少，多责之于肾阴的盈亏；精子存活率的高低和活动力的强弱，多责之于肾阳的盛衰。杨教授常用枸杞子、菟丝子、何首乌之属，滋阴补血，补肾填精，精血相生；辅以黄芪、温肾壮阳，益气健脾，鼓舞肾气以强精。补肾重在阴阳并补，因肾为水火之脏，内藏元阴元阳，平调肾之阴阳，使阴得阳生，阳得阴化，生生不息，精气溢泻而有子。

何清湖

【学术思想】

何清湖教授认为感染性男性不育症的病因为外感邪毒，或房事不洁致感染秽浊之毒，如梅毒、淋浊、血精等。邪毒流窜于下焦，扰乱精室，浊毒久恋不消，火热伤阴致肾阴虚火旺，煎灼精液，肾精失养，以致男性不育。《景岳全书·杂证谟》曰："淋之为病，小便痛涩滴沥，欲去不去，欲止不止者是也，是亦便浊之类，而实浊之甚者。""有浊在精者，必由相火妄动，淫欲逆精，以致精离其位。"男子以精为本，引起男性疾病的病机为外感六淫中的寒、热、湿邪和精气相斗致病。湿性重浊、黏滞、趋下，易袭阴位，湿热之邪侵袭下焦，扰动相火致肾虚精气不藏；或湿热下注，阻碍气机，致下焦瘀血内阻之证，精不得其所。感染性不育发病开始于解脲脲原体感染泌尿生殖道，表现为不同程度尿频尿急、尿道口红肿，分泌浆液性或脓性分泌物、小便灼热刺痛等，与上文描述症状相似。故研究团队认为本病的病因病机以肾虚为本，正虚邪盛，湿热毒邪侵袭下焦，精道受阻，湿热瘀血互结为标，困扰精室所致。本病临证治疗多以补肾滋阴，益气扶正为本，清热利湿，通瘀化浊为标，标本兼顾，以免顾此失彼，病情迁延。

【理论及用药经验】

何清湖教授治疗感染性不育，首辨虚实，"肾虚"和"湿热血瘀"为基本病机，治疗当以和法为宗，贯穿始终；补法为本，充肾精以种子；攻法、固法分型治之。

1. 和法

"和方之制，和其不和者也"。《医学心悟·论和法》言："有清而和者，有温而和者，有消而和者，有补而和者，有燥而和者，有润而和者，有兼表而和者，有兼攻而和者。和之义则一，而和之法变化无穷焉。"这体现了和法能随证变通，游离于诸法之间，和其不和的特点。调整偏颇，中和为贵。

2. 补法

"补方之制，补其虚也"。张景岳认为，体之亏虚，可一分为四，为气虚，为精虚，为阳虚，为阴虚，然"以精气分阴阳，阴平阳秘，精神乃治"，因此，正气亏虚又可分为阴虚、阳虚。感染性不育精液检查表现为精子密度降低、活率低，是为肾精不足，正气亏虚。

3. 固法

"固方之制，固其泄也"。《类经》云："肾属水，肾藏精。"肾受五脏六腑之余精而藏之，化生肾气，封藏先天之精，以资体之阴阳，推动精血化生，填充生殖之精发挥正常生殖功能。

4. 攻法

"攻方之制，攻其实也"。《疡科心得集》言："湿热秽毒之为患，惟交感不洁，遭淫毒而患者为最多，亦有强力入房，忍精不泄，或欲念不遂，以致败精搏血，留聚经隧，壅遏而成者，临证当细为审辨。治法惟宜开郁散气、清利湿热。而毒邪之证，宜从小便而泄；不应者，乃以破毒活血调气之剂攻之。"下焦感染湿热秽毒，性胶着黏腻难化，阻遏气机，致精道及其脉络瘀阻不畅，"有形败浊阻于精道"，而致不育。治宜开郁行气，下利湿热，重者予以活血调气逐瘀，疏通精道。

【辨证治法】

《黄帝内经·素问·生气通天论篇》有"阴平阳秘，精神乃治；阴阳离决，精气乃绝"。阴阳理论一直是中医辨证论治的核心和基础。"阴平阳秘"是机体处于最佳生理状态的概括，其内涵不仅代表阴阳平衡，而有着更深刻的含义。阴阳稳态平衡是"阴平阳秘"的重要表征特性，这种稳态平衡是以若干因素相互作用形成的不随时间变化而变化的状态为特征的稳态平衡，其内涵包括阴阳对立制约、阴阳互根互用、阴阳消长转化等一系列阴阳之间的相互作用。又《黄帝内经·素问·生气通天论篇》有"阴者，藏精而起亟也"。阴者是人体生命物质的总体概括，"阴平"从本质上讲即是阴足，而阴足是实现"阴平阳秘"处于稳态平衡的物质条件和基础。滋阴派大家朱丹溪提出"阳常有余、阴常不足"，人体之阴是生命活动的物质基础，随着时间而不断消耗且易损难复，故阴常不足；若不注意保养人体之阴，嗜酒纵欲，戕害过度，易导致阳气易亢，虚火妄动，故阳常有余。由此主张涵养阴血以保持身体阴阳处于稳态平衡中，而这也是滋阴法在辨证中的理论依据。

素体肾阴亏虚，加之由于房事不洁，感受秽浊湿热之邪，湿热瘀滞、结于下焦是感染性不育的根本病机，故治宜以滋阴补肾、清热利湿、解毒化浊为要，并随症加减，以达到"阴平阳秘"的稳态平衡。

【医案举例】

医案一

王某，男，25岁，2019年6月3日初诊。婚后两年未育，夫妻性生活正常，女方检查未见异常。现症见：排尿时尿道灼热感，偶有分泌物流出，会阴部坠胀伴刺痛感，饮食睡眠正常，大便可。专科检查：外生殖器发育正常，包皮稍长，双睾等大，未扪及精索静脉曲张。今完善相关实验室检查，支原体培养检查提示解脲脲原体感染呈阳性，精液常规提示：液化时间60分钟（不完全液化），活动率PR＋NP为25%，正常形态精子为20%。舌质偏暗，舌苔薄黄偏腻，脉细数。西医诊断：解脲脲原体感染性不育，精液不完全液化。中医诊断：男性不育症。

辨证分型：肾虚湿热下注证。

中医治法：清热利湿，益肾清浊。

处方用药：知柏地黄丸加减。处方：知母 10 g，黄柏 10 g，熟地黄 15 g，山茱萸 10 g，山药 15 g，茯苓 10 g，泽泻 10 g，牡丹皮 10 g，金钱草 20 g，炒栀子 10 g，甘草 6 g。15 剂，水煎服，每日 1 剂，治疗配合口服阿奇霉素肠溶胶囊，每次 2 片，每日 1 次；皮下注射卡介菌多糖核酸注射液，每次 1 支，每周 2 次；嘱适当锻炼身体，增强体质。

2019 年 8 月 6 日二诊：服上药后，尿道灼热感缓解，无分泌物流出，会阴部坠胀刺痛未明显改善，伴腰酸感。复查支原体培养结果提示转阴，舌质红，舌苔薄黄，脉沉弦。处方：黄芪 20 g，莪术 10 g，桃仁 10 g，熟地黄 15 g，山茱萸 10 g，山药 15 g，蒲黄 10 g，醋五灵脂 10 g，栀子 10 g，牡丹皮 10 g，金钱草 20 g，杜仲 20 g，桑寄生 10 g，甘草 6 g。15 剂，水煎服，每日 1 剂，饭前 15 分钟服。

2019 年 8 月 30 日三诊：患者诉因喝酒、吃辛辣食物排尿时尿道灼热感加重，会阴部刺痛缓解，腰部酸软。舌质红，舌苔薄黄，脉细稍数。复查支原体培养提示阳性。处方：黄芪 20 g，女贞子 15 g，墨旱莲 15 g，知母 10 g，黄柏 10 g，牡丹皮 10 g，栀子 10 g，生地黄 10 g，茯苓 10 g，山药 15 g，续断 15 g，桑寄生 15 g。15 剂。治疗配合静滴盐酸多西环素注射液，每日 1 次，连续治疗 7 天，口服香菇多糖片，每次 2 片，每日 2 次。

2019 年 9 月 23 日四诊：尿道灼热明显减轻，会阴部坠胀缓解，腰部酸软改善。舌质淡红，舌苔薄黄，脉弦细。复查支原体培养提示转阴，精液常规：液化时间 30 分钟，活动率 PR + NP 为 40%，正常形态精子为 65%。处方：知母 10 g，黄柏 10 g，熟地黄 15 g，山茱萸 10 g，山药 15 g，茯苓 10 g，泽泻 10 g，牡丹皮 10 g，杜仲 20 g，桑寄生 10 g，栀子 10 g，金银花 30 g，15 剂。治疗配合口服益肾清浊丸，每次 10 g，每日 2 次；香菇多糖片，每次 2 片，每日 2 次。

按语：患者因不洁性生活感染解脲脲原体，秽浊毒邪聚于下焦，湿热久蕴，阻碍气机，血液运行无力，瘀阻于精道，病久肾精亏虚，阴精不足，无以成形，而成肾虚湿热瘀阻之证。治以清热利湿，益肾清浊，正本清源。方用知柏地黄丸加减，以补肾滋阴、清热利湿法治疗阴虚兼湿热证，充肾精，又具解毒化浊之功；金钱草清热利尿，栀子清热泻火。二诊时，湿热减轻，会阴刺痛未减轻，瘀证未除，治当以攻法为主，清利湿热，活血化瘀，加用莪术、桃仁、五灵脂活血化瘀，蒲黄凉血化瘀、利尿通淋，杜仲、桑寄生补肝肾，强腰膝。三诊时因饮食不节，病情复发，瘀象不显，此时疾病归转，祛邪伤正，辨证肝肾阴虚，治当以补法为主，方中加用女贞子、墨旱莲滋补肝肾，养阴清热。四诊时诸症明显缓解，支原体检测已转阴，后继续巩固治疗，以补肾填精为主，辅以清热泄浊，精液质量已明显改善，嘱患者可以备孕。和法的运用体现在中药随症加减之中，山药、黄芪补脾和中益气，扶正祛邪，茯苓、泽泻淡利渗湿，和三焦以利气机，以防滋腻困脾，通全身气机而不留邪。本案运用中西医结合治疗，应用抗生素抗感染，配合中药扶正解毒，补肾泄浊，和中调气，增强机体免疫力，降低复发率，临床疗效显著。

医案二

周某，男，33 岁，2018 年 7 月 10 日就诊。自述婚后 4 年未育，性生活正常，其妻检查，身体正常。2018 年 6 月于当地医院化验精液常规 PR + NP 为 12%，正常形态精子为 1.98%，头部缺陷精子为 74.75%，混合畸形精子为 23.27%，不完全液化。平素工作压力较大，时有失眠，腰膝酸软，伴口干，性欲旺但持续时间短，有尿频、尿道灼痛，尿道、会阴和肛门处坠胀有不适感，舌红少津、苔白，脉细数。西医诊断：男性不育症，慢性前列腺炎。中医诊断：男性不育症。

辨证分型：肾阴亏虚，热灼津液证。

中医治法：清热利湿，益肾清浊。

处方用药：知母 10 g，黄柏 10 g，熟地黄 15 g，山茱萸 10 g，山药 15 g，茯苓 10 g，泽泻 10 g，蒲公英 15 g，野菊花 15 g，连翘 15 g，猪苓 10 g，车前草 15 g，小蓟 30 g，丹参 30 g，薏米 30 g，桃仁 10 g，地龙 10 g，枸杞子 15 g，甘草 6 g。15 剂，水煎服，每日 1 剂。

2018 年 7 月 26 日二诊：服上药后，尿频、尿道灼痛症状缓解，近半个月以来睡眠质量下降，舌质红，舌苔薄黄，脉沉弦。处方：上方去野菊花、连翘、猪苓、车前草，加炒酸枣仁、远志各 15 g，20 剂，水煎服，每日 1 剂。

2019 年 8 月 20 日三诊：服药后不适症状基本消失，同房时间也有延长，嘱上方续服 1 个月后检查精液质量。

2019 年 9 月 29 号复查精液质量：液化时间 30 分钟（完全液化），活动率 PR + NP 为 47%，正常形态精子为 41%。

按语：方中以蒲公英、野菊花、连翘、败酱草等清热解毒为主，猪苓、茯苓、车前草、小蓟、薏米等清利下焦湿热，地龙、桃仁等活血通络。在治疗炎症的同时，要注意保护精子，配合保精药物防止苦寒伤精，炎症一旦去除，必须停用苦寒药物，若患者前列腺炎属细菌感染，症状较为严重时，也可配合抗生素治疗，尤其若是淋病、支原体、衣原体感染应在性病专科治疗。

沈坚华

【学术思想】

沈坚华教授认为男性不育的病因以肝、肾、脾亏虚为本，湿热、痰湿、火盛、气郁为标。

（1）肾虚是男性不育的根本原因：肾藏精，主生殖，肾气的盛衰，肾精的盈亏，决定人的生殖能力。肾所藏之精的亏虚是造成男性不育的根本原因，肾虚常表现为肾精亏虚、肾阴虚、肾阳虚等，因此，补肾是治疗男性不育的根本大法。

（2）肝阴不足是男性不育的因素之一：由于肝肾同源，肾藏精，肝藏血，肾精要不断得到肝血所化之精的填充，肝血有赖于肾精的滋养，精与血互相滋生；病理上，阴液不足，可导致阳的偏亢，阳偏盛反过来又可消灼阴液，导致阴液更加不足；肝火太盛，也可下劫肾阴，形成肾阴不足。因此，肝肾同源，精血互生，肾虚则肝常不足，进而导致疏泄失常，最终影响男性生精功能。

（3）脾气亏虚是男性不育的另一重要原因：脾胃功能失调与不育症关系密切。脾主运化，为后天之本，气血生化之源，脾肾互根互生。一方面，脾的运化有赖于肾之温养；另一方面，肾中之精有赖于脾胃所化生的水谷精微即后天之精的充养。所以，只有脾胃健运，肾中先天之精才能充盛，才能"精气溢泻"而正常生育。若素体肥胖，或饮食不节，嗜食辛辣之品或醇酒厚味，或大病久病，或劳倦太过，素体虚弱，或用药不当，均可损伤脾胃之气，以致脾胃功能失调，不能化生气血，则肝肾功能失养。脾虚运化失调，则湿、浊、痰、瘀内生，产生引起不育的内在病理产物，从而导致不育。

（4）湿热、痰湿、火盛、气郁亦为男性不育的常见原因：男性不育的病因十分复杂，既有六淫外邪、饮食劳倦的影响，也有房事不节所为；既有脏腑虚损，也有气血不调。男性不育并非全由肾、肝、脾虚所致，湿热、痰湿、火盛、气郁亦是常见的原因。

【理论及用药经验】

对于不育的治疗，沈坚华教授重视健脾补肝肾，兼以清热、祛湿、祛火、解郁。补肾之前先健脾祛湿，健脾思想贯穿于不育治疗的全程；对于治疗炎性不育则应正确处理补肾与消炎之间的关系。

（1）补肾是治疗男性不育的根本大法，根据兼证辨证施治。由于肾虚是男性不育的根本原因，因此补肾法是治疗男性不育的根本大法，但临床上常常合并兼证。若障碍不除，补肾难以奏效且有助邪之弊，因此，常根据临床兼证配合健脾益气养血、疏肝解郁、清热、活血化瘀、淡渗利湿等方法。补肾填精选用五子衍宗丸为基本方，偏脾肾阳虚者，合金匮肾气丸、四君子汤加减；偏肾精亏虚者合六味地黄丸加减；偏阴虚内热者，合傅青主两地汤加减；偏肝郁不舒者，合柴胡疏肝散加减；偏瘀血内结者，合失笑散加减；偏湿热内蕴者，合茵陈五苓散加减。

（2）注重健脾疗法。脾气亏虚是男性不育的原因之一，因此，健脾是治疗男性不育的重要治疗手段之一。沈坚华教授认为，如果患者素体脾虚，应先调理脾胃功能，待脾胃功能健旺后，再加入补肾药物。由于脾肾互根互生，对于没有脾虚症状的肾虚患者尽量选择既能补肾又能健脾的药物如淮山药、黄精、菟丝子等，并在补肾药物中加入党参、云茯苓、白术、陈皮等健脾之品。

（3）治疗炎性不育要正确处理消炎与补肾生精的关系。沈坚华教授认为，炎性不育是男性不育的重要原因。在消炎过程中要避免损伤肾精，在补肾生精过程中要避免激惹、加重炎症，孰轻孰重，要根据具体情况，协调比例，分清主次，在临证中体会到，只要能控制炎症，不影响精子的活力，就有机会妊娠，不必待炎症痊愈后再治疗不育，这样才能缩短疗程。由于慢性前列腺炎常伴纤维灶，常规药物又常难以直达病所，因此，治疗慢性前列腺炎，可在辨证的基础上加用活血化瘀药以期炎症早日康复。

【辨证治法】

1. 精子极少症不育采用补肾调肝法治疗

精子数量减少是男性不育的重要原因。精子极少症是指精子数目 $<10 \times 10^9/L$ 或者每高倍视野仅见 $0 \sim 1$ 个精子和无精子症。沈坚华教授认为，精子极少症以肝肾亏虚为主要病机，治疗时采取补肾为主，调肝为辅，运用补肾调肝法治疗精子极少症不育，可收到良好效果。根据临床表现，属肝肾阴虚者，滋阴补肾，用六味地黄丸；肾阳虚者，温肾壮阳，用金匮肾气丸；肾气虚者，补肾填精，用左归饮等。肝阴不足柔肝养阴，用二至丸合一贯煎加减；肝气郁滞者疏肝解郁，用柴胡疏肝散加减；肝经湿热者用龙胆泻肝汤加减；肝血瘀阻者用大黄䗪虫丸加减。在治疗精子减少症的经验中，沈坚华教授强调，不必追求精子数提高到 $>60 \times 10^9/L$，而是在增加精子数量的同时，提高精子的质量，还需指导病者掌握排卵机会等，方可收到事半功倍之效。

2. 少弱精症者采用补肾清虚热法治疗

少精、弱精症是指精子密度低于 $2 \times 10^7/mL$（或精子总数低于 4×10^7）或快速前向运动精子百分比低于 25%，是引起男性不育最常见的原因之一。临证时用补肾清虚热法治疗少精、弱精症取得良好疗效。沈坚华教授认为，少弱精症患者以肾虚内热为主要病机，宜采用补肾清虚热的方法治疗，常采用自拟补肾方六子汤合清虚热方白皮饮治疗，两方用量孰轻孰重则根据具体情况协调比例，分清主次使用。

3. 精液液化延长或不液化症不育的辨证施治

精液不液化症是导致男性不育的另一重要因素。沈坚华教授认为，精液不液化的诊治离不开祛邪安正，先别阴阳，谨守病机，辨证施治；化解凝滞，以通为期；补肾调肝，贯穿始终。沈坚华教授认为，临床上，精液不液化症常呈虚实夹杂的特点，需要辨清虚实阴阳孰轻孰重后再加以施治。沈坚华教授将精液不液化分为阴虚火旺型、肾气不足型、肝经湿热型、痰瘀互结型四种基本类型。阴虚火旺型宜滋阴降火，可用加味两地汤或知柏地黄汤；肾气不足者，予以补益肾气，可用右归丸；肝经湿热者，清肝胆湿热，可用龙胆泻肝汤；痰瘀互结者，应化瘀祛痰，可用复元活血汤；临床上以阴虚火旺型居多，因此常选用加味两地汤治疗居多。无论辨证如何，精液不液化症患者精液黏稠如胶冻状都会存在，治疗时针对引起凝滞不化的不同病机或不同邪气应各有侧重，以化解凝滞，以通为期。化解凝滞的方法众多，根据气郁、血瘀、气虚、阳虚、水湿、热毒等病机的侧重不同，可分别采取疏肝理气之四逆散、活血散浊之赤芍、益气化浊之黄芪、温阳化气之附子、清利下焦湿浊之金钱草、清泻热毒之重楼等方剂及中药治疗。沈坚华教授强调，对于精液不液化者，肾虚肝郁贯穿疾病的全程，因此，补肾调肝应贯穿疾病的始终。

4. 对于多因性不育者采用综合疗法

沈坚华教授认为，男性不育症患者病因复杂，常有多因性不育的患者。多因性不育患者病因复杂多样，病情复杂，单一的治疗方法往往难以奏效，常予以综合疗法治疗。综合疗法即基本方与辨证相结合的中药内服、穴位敷贴、药膳辅助。内服中药在于调理和加强脏腑功能，在提高自我修复能力的同时，又针对局部的病理变化发挥治疗作用，穴位敷贴目的在于疏通经络，调节阴阳平衡，通过穴位、皮肤腠理的吸收直达病变所在部位，从而提高药物及食物的吸收速度，并同时加强脾胃的功能；药膳辅助，以天然食物补充人体所需的各种营养物质，即中医所谓的血肉有情之品，使在辨证施膳的原则下发挥更大的治疗作用。

【医案举例】

医案一

叶某，男，白领，2013 年 6 月 30 日初诊。患者婚后未避孕未育 2 年，平素小便黄，易疲倦，无口干口苦，无腰酸痛，无下腹痛，无外生殖器官坠胀疼痛，无尿频尿急尿痛。既往无腮腺炎、前列腺炎等病史。曾在当地医院查精液分析提示液化时间大于 120 分钟，活动力稍差，pH 7.0。舌脉：舌淡红、苔白，脉细数，手心热。中医诊断：不育症（脾虚湿热互结）。西医诊断：男性不育症（精液不液化症）。

中医治法：健脾清热，利湿化浊。

处方用药：丹参 30 g，党参、茯苓各 20 g，白术、白芍、石斛、莪术、黄柏、郁金各 10 g，黄精、蒲公英、广金钱草、金银花叶、鸭脚皮、玄参、麦冬各 15 g，甘草 6 g，陈皮、白豆蔻（后下）各 5 g，蜈蚣 2 条。每日 1 剂，服上方加减近 1 月余。

2013 年 8 月 4 日复诊：小便黄减轻，仍易疲倦，无口干口苦，无腰酸痛，无下腹痛，无尿频尿急尿痛，大便稀烂，每日 2 次。舌淡红、苔白，脉细数，手心热。复查精液分析提示，液化时间大于 120 分钟，活动力稍差，

pH 7.5。治则：健脾祛湿，酌加补肾之品。处方：丹参30 g，党参、茯苓各20 g，白术、白芍、石斛、莪术、玉竹、黄芪、覆盆子、郁金、牡丹皮各10 g，黄精、蒲公英、广金钱草、熟地黄、茵陈、芡实各15 g，甘草6 g，陈皮、白豆蔻（后下）各5 g，蜈蚣2条。每日1剂，服上方加减近4个月。

2013年12月8日三诊：无疲倦，纳眠可，二便调。舌质暗红、苔薄白，脉细。2013年11月24日精液动态分析：pH 7.5，液化时间大于90分钟，精子活力为a级精子8%、b级精子13.9%；正常率为10.9%。处方：丹参30 g，党参、茯苓、熟地黄各20 g，甘草6 g，陈皮、砂仁（后下）各5 g，牡丹皮、泽泻、山药、白芍、山茱萸、白术、熟附子（先煎）、龟板（先煎）、黄柏、莪术、郁金各10 g，毛冬青、蒲公英、黄精各15 g。每日1剂，患者配偶于2014年1月12日怀孕，胎儿发育良好。

按语：患者平素小便偏黄，且手足心易发热，脉象细数，此为体内有湿热表现，且易疲惫，为脾虚之兆。脾虚夹湿热，则精液液化时间延长，活动变差。治当健脾清热，利湿化浊，湿热清，则精液液化正常，则精子活力增强，则有子。

医案二

林某，男，32岁，1997年4月15日初诊。患者结婚5年同居未育，精液检查量5 mL，颜色灰白，黏稠，液化时间>2小时，每高倍视野3~5个精子，偶见一个有活力，白细胞（＋＋）。患者有前列腺炎、精索静脉曲张史，自觉头晕重，四肢乏力，性欲淡漠，勃起不坚，早泄，心悸，时有气短，腰背酸痛，胃脘胀痛，嗳气反酸，胃纳呆滞，会阴不适，多汗，排尿不畅，烦热，肛门痒，大便干结不畅，口苦，眠差难入睡，易醒，手心多汗，舌红苔白厚，脉弦细数。胃脘胀痛，嗳气反酸，胃纳呆滞是由肝气犯胃所致；肝气不舒，郁热内蕴，故会阴不适，排尿不畅，烦热，大便干结，口苦；热扰心神则眠差易醒难入睡，心烦；气滞湿阻，上蒙清窍故头晕重，四肢乏力；"大实有羸状"，因此可见腰背疼痛，性欲淡漠，勃起不坚，早泄等；舌苔白厚，脉弦细数是肝气犯胃，湿热内阻之故。

辨证分型：肝气犯胃，湿热内蕴脾胃证。

中医治法：燥湿健脾胃，疏肝清热。

处方用药：苍术10 g，川厚朴10 g，薏苡仁30 g，石菖蒲10 g，柴胡10 g，枳壳10 g，郁金12 g，川楝子12 g，延胡索12 g，王不留行20 g，丹参20 g，赤芍10 g，黄柏15 g，白花蛇舌草30 g。4剂，清水750 mL浸泡

30 分钟，武火煎至 200 mL，复渣清水 600 mL，煎至 200 mL，分 2 次饮。穴位敷贴神阙穴，处方保和丸加枳术丸加减。药膳辅助：赤小豆 15 g，海带 6 g，云苓 10 g，鹌鹑 1 只，姜丝适量，清水 250 mL 隔水武火炖 2 小时，饮汤食肉 4 天。

复诊上症减轻，遂以小柴胡汤、四逆散、四君子汤、四妙散等随症加减，约 2 个月症状消失，继续约 1 个月的巩固治疗，脾胃功能已强，再拟处方：金银花 120 g，甘草 60 g，40 度广东米酒 250 mL，清水 500 mL 煎成 250 mL，7 剂；敷贴、药膳同前。药后患者自觉性欲强烈，大小便畅通，再用小柴胡合四君子汤加减调理约 1 个月多，来电告知其妻已妊娠。复查精液常规，量约 4 mL，pH 7.8，颜色淡黄，液化时间 <30 分钟，精子数目 $5 \times 10^6/mL$，活力为 70%，a 级精子为 21%、b 级精子为 30%、c 级精子为 19%。

按语：患者胃脘胀痛、嗳气反酸等是由肝气犯胃所致，肝气不舒，郁热内蕴，故会阴不适，排尿不畅，烦热，大便干结，口苦；气滞湿阻，上蒙清窍故头晕重，四肢乏力；"大实有羸状"，因此可见腰脊疼痛，性欲淡漠，舌苔白厚，脉弦细数是肝气犯胃，湿热内阻。治疗上应燥湿健脾，疏肝清热。肝气畅则湿热清则脾胃康，进而改善精液液化、早泄等，则可有子。

【经验方选】

1. 加味两地汤

组成：大生地 30 g，地骨皮 30 g，麦冬 15 g，白芍 15 g，元参 15 g，阿胶 10 g，白薇 15 g，石斛 12 g，女贞子 15 g，旱莲草 15 g。

功效：滋阴清热。

主治：精液不液化之男性不育。

按语：精液不液化是男性不育的重要因素，肾精不足，相火偏旺，热灼精液而至精液不液化是其基本病机。两地汤是傅青主治疗月经先期病症的经验方。有滋阴清热之效，方内地骨皮、生地能清骨中之热。骨中之热，由于肾经之热，清其骨髓则肾气自清，水盛则火自平。沈坚华教授加白薇、石斛、女贞子、旱莲草旨在加强滋阴清热作用。

2. 六子汤

组成：枸杞子 15 g，菟丝子 15 g，女贞子 15 g，覆盆子 15 g，金樱子 12 g，五味子 10 g。

功效：补肾涩精。

主治：肾虚男性不育。

按语：六子汤以枸杞子、菟丝子、女贞子补肾益精；以覆盆子、金樱子固肾涩精。

3. 白皮饮

组成：地骨皮 15 g，丹皮 12 g，鸭脚皮 15 g，野菊花 15 g，银花叶 12 g，雪莲花 15 g，倒扣草 15 g，青蒿 12 g。

功效：清虚热兼清热解毒，活血祛瘀。

主治：男性不育兼虚热者。

按语：方中银花叶、野菊花清热解毒，祛除外邪；雪莲花、地骨皮、鸭脚皮、青蒿、倒扣草清虚热；丹皮既清虚热又活血化瘀。

张良圣

【学术思想】

在疾病的诊断方面，张良圣教授强调望、闻、问、切的重要性，必须详察病情，辨证准确，并且要掌握阴阳、气血、正邪、虚实的程度，用药力求精准。张良圣教授提出"肝肾不足、湿热瘀阻"是男性不育症的主要病机。肾主藏精，主生殖发育；"肾虚"指先天禀赋不足，肾精不充，或房劳太过，导致肾阳亏虚，气化失司，作强不利或者久病不愈，气血两虚，后天之精不足，化源空虚，肾精失于充养而导致生殖功能低下、无精症、少精子症、弱精子症等；"湿热"指过食肥甘辛辣或酗酒等，酿热生湿，或湿邪浸淫，损害生精功能等，包括前列腺炎症、睾丸炎及其他生殖系统炎症等，且湿热易于阻滞气机，耗气伤阴而导致阳痿，而湿热郁久则易使气血壅滞，酿生脓毒，而见化脓性疾病如睾丸脓肿等；"瘀"指各种生殖系统与病变形成的血瘀、痰瘀等病理改变，导致瘀血阻路，气血痹阻，阴茎失养，如精索静脉曲张、精液不液化等各种生殖系统慢性病变等。

男性不育症病性是"正虚为主，佐以邪实"。虽从生理方面看，育龄男性是从"肾气盛，天癸至，精气溢泻"到"筋骨隆盛，肌肉壮满"的时期，机体"阴平阳秘",精力旺盛,应该是正虚为少,但由于现在很多患者都曾有房事频繁、手淫无度的生活史,或先天肾气不足,从而肾脏藏精不足而不育,或现在社会男性压力过大,易肝气郁结而肝血不足,肝血不足,则会使精液的化生不足,从而肾衰精少导致不育,所以正虚为主。从不育病因病机方面看,情志内伤、外感六淫、过食肥甘、贪酒色等,易导致气血瘀滞、湿热下注。随着生活的改善,人们越来越懂得避寒温、避免机体损伤,越来越懂得养生之道,所以发生瘀血、湿热等的可能性降低,但现在由于性知识普及不够,越来越多的青年男性频繁手淫、纵欲过度,从而加大了肾虚发生的可能性。综上所述,不育应为"正虚为主,佐以邪实"。

男性不育症病位上重点把握"肝、脾、肾"三脏。男性不育症发生发展是肾虚、瘀血、湿热三者单独侵害或相互作用、夹杂的结果,其表现证型主要为瘀血阻滞、湿热下注、湿热夹瘀、肝肾不足和肾精亏虚,提示临床辨证时,应在病位上重点把握肝、脾、肾三脏。肾虚以肾阳亏虚、精血不足居多,肝虚以肝血不足为主,瘀血则与肝的关系密切,湿热多见于肝经湿热和脾胃湿热下注。

【理论及用药经验】

张良圣教授治疗男性不育症的用药指导思想:补益肝肾,兼以清热、化瘀之品。其中补益肝肾因为肝肾精血的相互关系,张良圣教授组创了"益精灵"片,益精灵片由女贞子、枸杞子、淫羊藿、益智仁、菟丝子、覆盆子、楮实子、五味子、制首乌、金樱子、川续断、车前子、蛇床子组成。其中女贞子补益肝肾,强健腰膝,滋阴清热;制首乌补养肝血,固精益肾;二药相伍为君药,具有补益肝肾,滋阴固精的作用。枸杞子、菟丝子温肾阳,补肾精;覆盆子、五味子益肾固精、缩尿;车前子利水泄浊;五药取其"五子衍宗丸"方义,加强补肾益精,固精的作用。金樱子涩精,止遗;益智仁温肾助阳,以生肾气,缩尿固精;楮实子清肝热,滋补肾阴,辅佐君臣之药补肾固精,肾精充足,就能维系肾阴阳的动态平衡,使肾水滋肝木,使肝气条达,正常疏泄,同时可促进肾阴精的再生与贮藏;炒川断味辛而甘,入肝、肾两条经脉,为引经之品,在引导诸药直入肝、肾二经,加强补益肝肾的同时,加强辛散之功效,在补肾的同时,加强宣散,则使得行而不泄,补而不滞。以上药物合用,能够补益肝肾,同时强大精气,使得肾阳充足,肾气盛则精自强,肾中阴阳和谐,阴平阳秘,那么精子的化生充旺,精气足，使得男女生殖之精结合，从而达到孕育新生命的功效。清热利湿适用于精囊炎、前列腺等附属性腺炎症，常选用蒲公英、金银花、薏苡仁、鱼腥草、虎杖等。其用药特色为：清热利湿，先清热祛邪，后益肾生精，从而达到怀孕的目的。活血化瘀适用于精索静脉曲张性不育症，活血化瘀药物可改善睾丸等器官及组织的血液循环，生精细胞功能得到重新调节，促进精子的产生、活力提高，因此在补肾药物中配伍丹皮、赤芍、当归、丹参等活血化瘀药能起到良好作用。

【辨证治法】

根据湿热之邪气侵犯及肝肾不足等，张良圣教授一般将少精子症、弱精子症不育证型分为湿热下注证、肝肾阴虚证、肾精不足证等，具体方药有八正散，益精灵一、二、三号水剂等。精液不液化症不育根据湿热毒邪、瘀血阻滞，张良圣教授从清利湿热，祛瘀化浊，解毒消肿来论治，善用知母、泽泻、木通、滑石、车前子清热利湿；丹皮、赤芍、当归、丹参等活血凉血化瘀；金银花、野菊花、土茯苓等清热解毒。无精子症张良圣教授善从清热利湿、补肾生精、散结通瘀论治，代表方剂为益精灵一号方加减蒲公英、败酱草等清热利湿之品，先清利下焦湿热，后益肾生精，得邪去而后施补。

【医案举例】

医案一

患者，男，25 岁。初诊（2010 年 7 月 10 日）：患者婚后 2 年未育。性生活正常。平素时感腰酸疼痛，易疲倦，夜寐欠安。舌苔黄少，质红，脉细数。精液检查：精液 2 mL，精子活率为 10%。

辨证分型：肝肾阴虚证。

中医治法：滋补肝肾，养阴助育。

处方用药：①滋肾益精片（院内制剂，药物组成：淫羊藿、丹参、桑椹子、淮山药、巴戟天、甘草、当归、龟甲、木香、熟地黄、党参、菟丝子、山茱萸、鹿角胶、韭菜子、枸杞子、锁阳、黄芪、茺蔚子、车前子、附片、肉苁蓉等，具有益气生精之功效，0.32 g/片）。6 片/次，每日 3 次，淡盐水送服，连服 30 天。②女贞子 10 g，桑椹子 15 g，淮山药 30 g，黄芪 30 g（后下），巴戟天 10 g，木香 5 g，生地黄 10 g，龟甲 15 g（先煎），党参 20 g，当归 10 g，菟丝子 15 g，山茱萸 10 g，鱼膘胶 24g，枸杞子 15 g，丹参10 g，鹿角胶10 g（烊化），车前子10 g，甘草5 g，胎盘粉15 g（冲服），川续断15 g，楮实子12 g，黑芝麻20 g，龙眼肉15 g。30剂，每日1剂，水煎2次，分3次口服。

二诊（2010年9月14日）：药后腰酸痛减轻，体力增强。舌苔黄少质红，脉细数。精液检查：精液量2.5 mL，精子活率为28.9%，效不更方，继续上方。

三诊（2011年1月6日）：药后诸症消失，无明显腰酸疼痛，精神可，睡眠好。舌质偏红，苔薄白，脉细数。精液检查：精子活率为55%。并告之其妻已于2011年12月怀孕。

按语：肾主生殖，若肾阴不足，生殖失主，则见精子数量减少，活动能力下降，治当滋补肾阴，肾阴足，则生殖有主，精子质量提高。

医案二

患者，男，32岁。初诊（2011年3月28日）：结婚5年未育，女方妇科检查正常。男方查精液：灰白色，量2.0 mL，黏稠度（＋＋），液化时间1.5小时，活动力一般，活动率34%，精子数 8×10^6 个/mL，白细胞（＋），病系精子偏少，精液过于黏稠、难以液化而导致的男性不育症。经中西医治疗半年未效，遂求诊于张良圣主任医师。诊其阴茎勃起少，勃起不坚，未能行房即射精，伴腰膝酸软，头晕耳鸣，记忆力减退，齿摇发脱，舌淡苔白，脉沉缓。

辨证分型：此属肾虚精亏之弱精、少精症。

中医治法：治宜补肾填精。

处方用药：益精灵二号水剂（医院协定方）加减，方药组成：黄芪30 g（后下），淮山药30 g，党参30 g，白花蛇舌草15 g，淫羊藿20 g，桑椹子15 g，巴戟天10 g，熟地黄10 g，当归10 g，菟丝子15 g，枸杞子10 g，锁阳10 g，丹参10 g，山茱萸10 g，肉苁蓉10 g，鹿角胶10 g（烊化），甘草5 g，露蜂房3 g，紫河车粉15 g（冲服），鱼膘胶30 g，黑豆30 g，楮实子12 g。7剂，1剂/日，水煎3服。

二诊（4月5日）：诸恙稍减，唯早泄依旧。处方：上方加五味子15 g，金樱子30 g，芡实10 g。60剂，每日1剂，水煎2次，分3次服，并指导患者夫妇进行集中性感训练。

三诊（11月18日）：进上药后，腰酸、头昏耳鸣好转。效不更方，续服前方30剂。

四诊（2012 年 1 月 17 日）：精液检查：灰白色，量 3.5 mL，黏稠度（＋），液化时间 30 分钟，活动率 65%，精子数 11.5×10^7 个/mL。2012 年 3 月其妻已受孕。

按语：男性不育症患者以肾虚为多见，但病程较长，阴阳互损，治疗时应阴阳兼顾，注意阳中求阴，并根据阴阳损伤程度，去调和阴阳，重视阴阳平衡，方能生效。

医案三

患者，男，34 岁。初诊（2009 年 5 月 7 日）：患者婚后夫妻同居不育 6 年，其妻月经及输卵管检查正常。患者常有腰酸腿软，盗汗，会阴胀痛，阴囊潮湿，小便淋漓不尽。曾在多家医院检查治疗，诊断为"前列腺炎，少精子症"，用抗生素和中药补肾治疗，未见明显效果。2008 年曾在某医院行"试管婴儿" 2 次，亦未成功。现求治于张良圣主任医师。症见面黄，舌淡，苔黄腻。精液检查：活精子每高倍视野 0～3 个，死精子 0～5 个，精液中白细胞（＋＋＋），卵磷脂小体（＋）。前列腺液培养：支原体阳性。前列腺肛门指诊：肿大、压痛、有结节，第二性征发育正常，双侧睾丸体积 15 mL，双侧附睾肿大压痛，双侧输精管可扪及，无异常。患者述腰酸腿软、盗汗、会阴胀痛、阴囊潮湿、小便淋漓不尽。

辨证分型：综合舌脉症状，患者应属肾虚，为湿热邪毒侵入下焦。

中医治法：治疗当先清热利湿，然后再予益肾生精。

处方用药：方用八正散加减。车前仁 15 g（包煎），薏苡仁 50 g，泽泻 10 g，淡竹叶 6 g，黄柏 10 g，知母 10 g，石菖蒲 15 g，藿香 10 g，金银花 15 g，蒲公英 15 g，鱼腥草 20 g，虎杖 15 g，当归 10 g，紫花地丁 15 g，荔枝核 30 g，土茯苓 15 g。7 剂，水煎 2 次，分 3 次服。并配合医院制剂复方红藤汤（每瓶 200 mL），保留灌肠，每次 200 mL，每日 1 次，连用 7 天。嘱禁房事、烟、酒。妻子配合检查，如果有妇科炎症，必须配合治疗。

二诊（2009 年 5 月 15 日）：患者会阴胀痛、阴囊潮湿、小便淋漓不尽等症状明显好转。精液检查，精子数量没有变化，精液中白细胞下降（＋＋）。给予原方及中药保留灌肠，继续治疗 7 天。

三诊（2009 年 5 月 23 日）：患者会阴胀痛、阴囊潮湿、小便淋漓不尽等症状基本消失。精液检查，精子数量和质量同前，精液中白细胞下降（＋），卵磷脂小体（＋＋）。守前方药继进 7 天。

四诊（2009 年 6 月 1 日）：患者诸症已消，舌质淡红，苔薄白。精液检查，活精子每高倍视野 1～5 个，死精子每高倍镜 3～5 个，卵磷脂（＋＋）。肛诊：前列腺稍大，中央沟可扪及，无结节压痛。双侧附睾柔软，无压痛，前列腺液培养，支原体为阴性。综合舌脉症状，患者湿毒已清，治疗转以益肾生精为主，方用益精灵一号水剂（医院协定方）加味。处方：九香虫、黄芪、锁阳、枸杞子、山茱萸、菟丝子各 15 g，鹿角胶、韭菜子、茺蔚子、车前子、附片（先煎）、肉苁蓉、紫河车粉各 10 g，蜈蚣 2 条，鱼鳔胶 30 g。30 剂，每日 1 剂，水煎 2 次，分 3 次服。禁食辛辣、烟酒、芹菜，节房事。1 个月后来院复查。

五诊（2009 年 7 月 5 日）：患者禁欲 7 天，精液检查：量 3 mL，精子密度 0.06×10^9/mL，精子成活率为 30%，精子活力为 c 级精子 68%、b 级精子 21%、a 级精子 11%，卵磷脂（＋＋＋），精子畸形率为 32%，白细胞 1～3 个/HP。患者无不适症状，经治疗精子数量和质量明显提高。守上方，再服 1 个月。

六诊（2009 年 8 月 9 日）：患者来院检查，精液量 3 mL，精子密度 0.15×10^9/mL，精子成活率为 41%，精子活力为 c 级精子 57%、b 级精子 18%、a 级精子 25%，卵磷脂（＋＋＋），精子畸形率为 24%，白细胞 1～3 个/HP。治疗后精子数量和质量进一步提高。前方 30 剂，再给予益精灵片（医院院内制剂，每片 0.32 g）口服，6 片/次，每日 3 次，淡盐水送服。

七诊（2009 年 10 月 16 日）：患者电话告知，妻子停经 32 天，在当地医院行早孕检查，阳性。

按语：患者因性生活不洁，复感湿热毒邪，并蕴结下焦，扰乱精室，致精少无子，症见会阴胀痛，阴囊潮湿，小便淋漓不尽。治当先以清热祛湿，待湿热消除，再予以益肾生精。肾主生殖，故益肾生精以助育。临床治疗不育症时，虽然益肾是常用之法，但夹杂湿热邪毒时，切不可妄补，以免留邪伤正，应先清后补。

医案四

患者，男，34 岁。初诊（2013 年 6 月 13 日）：患者自诉结婚 3 年未育，其妻系再婚，现年 30 岁，曾有过生育能力，但未避孕一直未怀孕。经当地医院检查妻子身体无异常，现前来我院试诊。症见：精神差，身材矮小，皮肤萎黄，不善言语，不思饮食，乏力腰酸易早泄，常觉下身睾丸坠胀且潮湿不适。患者一直从事矿井工作，环境阴暗潮湿，劳动强度大，三餐无定时，饥饱交错。精液检查提示：精子数量少，活动率为 25%。B 超提示：双侧精索静脉曲张。观其舌质淡，苔白厚，尺脉沉。综合病史及现有症状，属于湿阻中焦，运化无力。肾藏精，精化气，全赖脾胃的运化以充养，现患者纳食欠佳，皮肤萎黄，乏力乃脾胃功能运化不足所致，湿性趋下，循肝经下注于睾丸，故见睾丸坠胀且潮湿不适。

辨证分型：脾虚夹湿证。

中医治法：健脾化湿，通络止痛。

处方用药：方拟平胃散加减。处方：薏苡仁 50 g，赤小豆 30 g，扁豆 24 g，黑豆 30 g，鱼鳔胶 30 g，法半夏 10 g，白术 15 g，茯苓 15 g，陈皮 6 g，甘草 6 g，厚朴 6 g，玉米须 30 g，淫羊藿 30 g，菟丝子 15 g，枸杞子 15 g，巴戟天 15 g，肉苁蓉 10 g，仙茅 10 g，云木香 6 g，荔枝核 15 g，橘核 15 g，九香虫 6 g，车前子 12 g。15 剂，水煎服，每日 1 剂，水煎 2 次，分 3 次餐前口服，连服 15 天。服药期间忌饮酒，禁房事。口服健脾强身膏（每瓶 100 mL），每次 10 mL，每日 3 次，连服 15 天；路路通片（每片 0.32 g）口服，每次 6 片，每日 3 次，连服 15 天；胎盘胶囊（每粒 0.6 g）口服，每次 3 g，每日 3 次，连服 15 天。

二诊（2013 年 6 月 28 日）：其妻代述，服药后饮食稍有增进，精神可，精力充沛，已无腰酸，睾丸潮湿感无。但小便多，入夜尤甚，且有过一次遗精。观其舌质淡红，苔薄白，脉沉而细。故按原方加金樱子 15 g，覆盆子 15 g，益智仁 10 g，固精止遗，再续 15 剂，口服药同前。

三诊（2013 年 7 月 13 日）：今告知已无尿频，无腰酸，食量较前大增，舌质淡红，苔薄白，尺脉轻取应指。故乘胜追击，并予以益精灵一号酒剂（本院协定方）加鱼鳔胶 300 g，淮山药 300 g，荔枝核 150 g，以上方药以粮食酒（乙醇浓度 >50%）15～25 mL 浸泡 15 天，滤掉掺杂，取一半量用玻璃容器灌装，进餐时服，每次 50 mL，每日 3 次。半年后电话告知其妻已有身孕 3 月余。

按语：脾胃为中土，为气血津液化生之源泉，肾精赖于后天脾胃的充养，脾为湿困，运化无力，故肾精匮乏，精子稀少，久之精无以化气，故精子活力不足，故从脾胃入手，方显章效。

【经验方选】

益精灵方：淫羊藿 20 g，丹参 15 g，桑椹子 15 g，淮山药 15 g，巴戟天 15 g，甘草 6 g，当归 10 g，龟甲 15 g（先煎），鹿角胶 15 g（先煎），木香

6 g，熟地黄 15 g，党参 20 g，菟丝子 15 g，山茱萸 15 g，韭菜子 10 g，枸杞子 15 g，锁阳 15 g，黄芪 15 g，茺蔚子 10 g，车前子 10 g，附片 10 g（先煎），肉苁蓉 10 g。功效：益气生精。

按语："益精灵方"乃针对男性不育肾精不足，肾阳亏虚拟方。方中着重使用淫羊藿、巴戟天、菟丝子、锁阳、肉苁蓉等温补肾阳之品，扶助肾阳；同时加用桑椹子、龟甲、枸杞子等补阴之品，使得此方在补阳的同时而不至于伤肾阴。另外此方还加用淮山药、党参、黄芪等补气之品，以达到益气生精的目的。最后配合木香等行气之品，使得此方在补不足的同时而不会过于滋腻，并且发挥最大功效，益肾生精，使精子质量提高，故能有子。

张敏建

【学术思想】

张敏建教授指出男性不育症归于中医"无子""无嗣"疾病范畴，早在两千多年前的《黄帝内经》里就有记载。张敏建在男性不育症的病因上结合南方气候地域偏湿热的特点，总结出肾精亏虚为本，湿阻精窍为标的病机特点。本病的病位主要在肾，与肝、脾、心等关系密切。治疗上主要有补肾填精法、益气养血法、疏肝理气法、清热利湿法、活血化瘀法。

张敏建教授还提出，大多数男性不育症患者并无临床症状表现，虽然给临床辨证分型带来了极大的困难，但据"诸内必形于外""肾为先天之本"，肾的生理功能是"肾主藏精、主生殖"，故不育的病机虽然较为复杂，但终以肾虚为根本，精气包括肾阴肾阳两部分，二者相互依存，以保证机体之正常，在病理状态下，肾阴与肾阳往往一损俱损，而成阴阳两虚的临床表现。在治疗上，就应当采取燮理阴阳之法，补阴以生阳，补阳以化阴，从而恢复其动态平衡。少精症因久病入络，或外伤瘀血阻络，气滞血瘀，精道不通，瘀不去而新不生，故精子数少，精液量少而不育。

【理论及用药经验】

张敏建教授提倡中西医结合治疗，认为中西医结合治疗本病有明显优势，确立了以下治疗原则。①病因治疗：明确不育的现代医学诊断，根据少精症、弱精症、畸形精子症等不同，进行针对性治疗。②个体化：为患者推荐最优化的治疗方案。③足疗程：1—3—6 个月为 1 个疗程。④夫妻同查同治：防止错过女方的最佳受孕时机。⑤注意生殖道中精子卵子存活、孕育的有效时间。中医药在治疗男性不育方面有几千年的实践经验，对一些不育的治疗存在明显的优势。尤其是在临床治疗中除了应用补肾药物之外当加用活血化瘀之品，不仅能改善局部微循环，而且能减轻病变周围的炎症性水肿，促进增生性改变的软化和吸收。

【辨证治法】

对于精液量少、精子数少、液化不良、畸形精子较多等以肾阴亏虚为主症的，临床上常用六味地黄丸。除此之外，针对畸形精子较多的患者可在精液细菌培养的基础上酌情予以敏感抗生素治疗，以提高疗效。精液清冷、精子稀少、活力低下等以肾阳不足为主症的予以温肾壮阳、资肾助精之右归丸或龟龄集或生精胶囊，阳动阴静，中医补阳为主，如果合并有勃起功能障碍，需要同时治疗勃起问题。对于以精液量少且精液清稀及睾丸原因引起的精子量少、腰膝酸软、性功能减退等为主症的肾精亏损，治以补肾填精之五子衍宗丸或麒麟丸，对于本证可单用中药治疗，疗程 3~6 个月。而对于极重度少精子症或原发性生精功能障碍引起的无精子症患者，在中药治疗 6 个月的基础上，可推荐辅助生殖治疗。对于以精液黏滞、精子活动力下降、睾丸坠胀疼痛为主症的肝气郁结证，治以疏肝理气之柴胡疏肝散，本证可单用中药治疗。对严重精神抑郁患者必要时应请心理科医生会诊。对于以精液稠厚、液化不良、死精子较多等为主症的痰湿内阻证，治以祛痰化湿之二陈汤，本证可单用中药治疗。针对精液不液化性不育，可在精液细菌培养的基础上酌情予以敏感抗生素治疗，以提高疗效。对于以精液黏稠、量多、色黄、味臭，精液常规可见脓细胞增多等为主症的湿热下注证，治以清热利湿、通精开窍之龙胆泻肝汤，亦可用自拟石苇汤。对于以少精子或因精道瘀阻而出现无精子或精子发育不良畸形精子多，少腹及睾丸坠胀疼痛为主症的气滞血瘀证，治以疏肝理气、活血祛瘀之血府逐瘀汤或自拟桃花葚精汤，针对精索静脉曲张性不育，可以在精索静脉高位结扎术前术后予以中药治疗，针对不射精的治疗，应先以促射精治疗为主。在以精液量多（大于 6 mL）且少精子、精子活力下降等为主症的脾虚湿盛证，治以健脾和胃、益精通窍之参苓白术散，中医以扶正祛邪为主，同时应嘱患者锻炼身体，控制体重。

【医案举例】

黄某，男，28 岁，1986 年 8 月初诊。婚后同居 5 年不育。其妻妇科检查未发现明显异常。问之时有腰酸不舒，手足冰冷，婚前手淫频繁。查之舌淡苔薄白，脉沉弱。外生殖器检查亦无异常。精液化验单报告：精液量 2 mL，质稀，色灰白，精子计数 0.3×10^8 个/mL，活动力为 40%，活力一般，精子畸形率为 30%。

辨证分型：命门火衰，化生无能证。

中医治法：温壮命门。

处方用药：淫羊藿 30 g，巴戟天 10 g，仙茅 10 g，肉苁蓉 20 g，韭菜子 6 g，蛇床子 6 g，附片 10 g，肉桂粉 3 g（冲），熟地 20 g，当归 10 g，枸杞 20 g，山茱萸 10 g，鹿茸 10 g，菟丝子 10 g，龟板 10 g。每日 1 剂，水煎服。并嘱减少房事。

二诊：上药服 20 余剂后，腰酸不适和手足冰冷基本解除，阴茎经常勃起，排精量增多，精液复查：量 3 mL，质较稠，精子计数 0.5×10^8 个/mL，活动率为 50%，活力良好，精子畸形率为 10%。嘱再服前方，并配以六味地黄丸，一次一丸，一日二次。

三诊：患者告之上药又服 40 余天，其妻已早孕 47 天，病告痊愈。

按语：本证治疗，切忌寒凉戕肾。主方加减时，应加入血肉有情之品以填精补髓，如鹿茸、阿胶、龟板之类；还可配以补脾生气的人参、黄芪、黄精等药，以后天养先天，即所谓脾肾同治。

【经验方选】

石萆汤：石菖蒲 20 g，萆薢 20 g，连翘 15 g，黄芪 30 g，枸杞子 20 g，菟丝子 30 g，黄精 15 g，五味子 10 g，覆盆子 10 g，墨旱莲 15 g，女贞子 15 g，怀牛膝 10 g。功效：益肾强精化浊。

按语：石萆汤是张敏建在男性不育症的病因上结合南方气候地域偏湿热的特点，总结出肾精亏虚为本，湿阻精窍为标的病机特点，从而创立的经验方。方中石菖蒲、萆薢祛湿开窍利浊，黄芪、枸杞子、菟丝子益气健脾滋肾，黄精、五味子、覆盆子、墨旱莲、女贞子益肾填精，连翘清热利尿解毒，取下病上治之意，怀牛膝补肝肾、引药下行直达病位。该方具有益肾强精化浊之功，在南方发病率较高的肾虚夹湿证型中有较为广泛的运用价值，凸显了中医辨证论治思维准确性可高效地指导临床用药，提高疗效的特点。

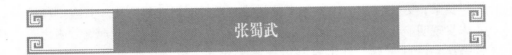

张蜀武

【学术思想】

张蜀武教授提出男性不育症以"肾虚血瘀、肝失疏泄藏血"为主要病机。①肾虚为本。《黄帝内经》曰："肾者，主蛰，封藏之本，精之处也。""两神相搏，合而成形，常先身生。"肾藏之精是禀受父母阴阳合之精，故谓先天之精，具有遗传特性，依赖后天之精的充实，先天之精主生长发育，是人类繁衍所需的基本物质，故肾所藏之精又称为生殖之精，若先天禀赋不足，势必会影响其生育，导致精液异常、精子活力低下、无精症等。②血瘀为标。由气滞、体虚、血热、血寒致瘀或血离经脉而形成的病理状态，包括生殖泌尿系统慢性病变如精索静脉曲张、前列腺炎、精囊炎等。③根据《灵枢·经脉》记载，肝足厥阴之脉"循股阴，入毛中，环阴器，抵小腹"，因此，张教授认为肝经对生殖系统有影响；肝为刚藏，体阴而用阳，肝气升发，肝气易疏泄，调畅全身气机，肝具有贮藏血液、调节血量的功能，肝血下注精室，血化精，精液充盈，阴茎得肝血所养，故能活动自如；肝气郁结、肝经湿热致阴茎痿而不用，阴阳不能自和，故而无子。

男性不育症病性以虚实夹杂，本虚为主。肾为先天之本，先天禀受不足或后天消耗太过致肾精亏虚，精化气不足，不能推动血液运行而致血瘀，肾子血络受阻，毒素反流加重肾虚，肾虚为本，血瘀为标，因果循环，相互影响，导致生精障碍，从而形成不育；肝经实证亦可致生殖系统疾病，久病及肾，肾精亏虚，虚实夹杂，导致不育。由于自身正气不足，加以现代环境因素影响、生活方式改变、疾病谱的变化都使机体不育概率增加。

张教授认为此病病位在肾、肝，与脾关系密切，肾虚、瘀血、肝失疏泄相互掺杂、相互影响，从而发展为不育，常表现为肾精亏虚、瘀血阻络、肾虚夹瘀、湿热下注，在临床辨证时当以区别。

【理论及用药经验】

张蜀武教授在治疗男性不育症的用药经验：补肾填精，活血通络，兼顾他证。补肾填精包括：①补肾阳以化精，肾阳为一身阳气之本，"五脏之阳气，非此不能发"。肾阳具有温煦、推动作用，补肾阳以助肾精化生和生殖之精的生成，故用淫羊藿、仙茅、仙灵脾等。②养阴生精，肾阴、肾阳相互依存，"阳得阴助而生化无穷"，故用菟丝子、枸杞子、熟地等养阴生精。活血通络常用于下焦瘀血所致精索静脉曲张、睾丸附睾慢性肿大等，活血药能有效促进血循环，改善睾丸附睾组织的微环境，促进精子发生和成熟，提高精子活性，因此在方中加入红花、丹参、黄芪等可提高疗效，在治疗中还可以针对某一症状进行加减，有湿热可加黄柏、龙胆草、茵陈，肝气郁结可加柴胡、郁金、佛手等行气药，大便溏加白术、茯苓、泽泻健脾化湿。

此外在运用中医中药的同时，结合现代药理研究结果，进行辨病针对性用药。相关研究表明精浆中α-糖苷酶、锌、酸性磷酸酶物质含量可以影响精子密度及活力，枸杞子含锌较高，能增加精浆中锌的含量，抗氧化物质改善睾丸内部结构，提高精子活力。淫羊藿能改善性功能，促进阴茎勃起，还可以使精液分泌增多、促进睾酮释放从而提高性欲。仙灵脾的作用与淫羊藿类似。菟丝子能壮阳，其中含有黄酮类、糖苷类及微量元素，水煎液可延长小鼠的游泳时间和缺氧存活时间，有效增加小鼠活力。川芎具有抗血栓改善局部微循环的作用。以上药物常在配伍中使用。

【辨证治法】

精索静脉曲张性弱精症、少精症、无精症不育依据肾藏生殖之精，主生长发育和补肾填精，采取益肾填精、滋补肝肾等治疗方法，代表方有自创补肾活血方、肾气丸、六味地黄丸、五子衍宗丸、三才封髓丹等。对于精液不液化性不育，张教授根据"阴虚火旺，热烁津液"之观点，结合精液检查结果，从微观辨证入手，提出自己关于本病见解，认为该病的基本病机为"血瘀精凝"，自拟经验方：浙贝母、生地、益母草、泽兰、制南星、急性子、生蒲黄、鸡血藤。若伴畸形精子过多，精液中白细胞大于5个/HP，加蒲公英、白花蛇舌草；伴精子活力低下者，加枸杞子、仙灵脾、五味子。湿热下注型，以泻肝法为主，代表方以龙胆泻肝汤、泻青丸为主，常用药物有龙胆草、夏枯草、茵陈、车前子等。疏肝法适用于情志不畅、肝气郁滞所致，常用方有逍遥散、柴胡疏肝散。

【医案举例】

医案一

王某，男，27 岁，主诉：婚后 2 年未避孕不育。症见：会阴部时有胀痛，口干口苦，疲乏，怕冷，腰酸，睡眠不佳，纳可，二便调，舌质暗有瘀点，苔薄白，脉细数。体格检查：阴毛呈男性分布，阴茎发育正常，双侧睾丸体积为 16～18 mL，质地韧，无触痛；双侧附睾未扪及结节，质地中等，无触痛；左侧精索静脉曲张，Valsalva 试验（+）；双侧输精管存在，光滑，无结节。辅助检查：精液分析示精液量 2 mL，液化时间 50 分钟，密度 $5.48 \times 10^6/mL$，精子活力为 a 级精子 5.68%、b 级精子 21.33%、c 级精子 30.21%、d 级精子 42.78%，畸形率为 90.12%。精液培养：支原体和衣原体呈阴性。血常规、生化、性激素全套及甲状腺激素全套均正常，抗精子抗体阴性。染色体核型：46XY。Y 染色体微缺失：*AZFabc* 六个位点均存在。彩超示左侧精索静脉曲张。西医诊断：少弱畸形精子症，左侧精索静脉曲张。

辨证分型：肾精不足，瘀血阻络证。

中医治法：补肾填精，活血通络。

处方用药：补肾活血方加减。淫羊藿 30 g，仙茅 30 g，菟丝子 15 g，枸杞子 15 g，熟地黄 20 g，当归 10 g，川芎 10 g，鸡血藤 30 g，丹参 10 g，红花 5 g，生黄芪 15 g，川牛膝 10 g，柏子仁 20 g，郁金 10 g，地龙 10 g。

按语：少弱畸形精子症是男性不育症中较常见的一种，是指在多次检查中精液中精子数目和活力低于正常指数且畸形精子较多的一种病症。少弱畸形精子症：精子密度 $< 20 \times 10^6/mL$ + a 级 < 25% 和 a 级 + b 级 < 50% + 正常形态精子比例 < 15% 可诊断；或（WHO 五版手册标准）精子浓度 < 15 × $10^6/mL$ + PR < 32% + 正常形态精子比例 < 4% 可诊断。张蜀武教授认为，对于少弱畸形精子症的治疗，首先要完善检查，明确病因，四诊合参，辨证论治。实证多为湿热蕴结、瘀血阻络，以疏通为主；虚证病位多在脾肾，以补脾肾为要；虚实夹杂者可攻补兼施。此病案张教授辨证为肾精不足，瘀血阻络型。此类患者因存在精索静脉曲张，导致血流不畅，瘀阻外肾，瘀久化毒，毒损外肾，导致外肾的生精功能与藏精功能受损，影响精子发生和成熟，从而导致精子密度和活力差、畸形率高。治以补肾填精，活血通络。以

经验方补肾活血方加减。方中淫羊藿和仙茅温补肾阳为君，菟丝子、枸杞子、熟地黄补肾养阴生精和当归、川芎、鸡血藤补血活血通络为臣，丹参、红花活血化瘀通络为佐，生黄芪补气生血、养血活血和川牛膝引血下行为使，补肾以生精，活血以化瘀，标本兼顾，使肾气得以充，瘀血得以去，外肾的生精功能得以恢复，生殖之精得以化生，从而达到改善生育力的目的。

医案二

唐某，男，29 岁，工人，1999 年 1 月就诊。患者无明显自觉症状，其妻子体健，妇科检查未见异常，夫妻性生活正常，婚后 3 年未育。检查：双睾丸、附睾、精索未见异常，前列腺液常规检查正常，2 次精液常规检查均示 24 小时未液化，精子活动力差。舌淡红、苔白滑，脉滑。中医诊断：男性不育症。西医诊断：不育症（精液不液化）。

辨证分型：精凝血瘀证。

中医治法：活血化瘀，佐以化痰。

处方用药：益母草、鸡血藤各 30 g，生地黄、丹皮、三七、生蒲黄、五味子、枸杞子各 15 g，当归 12 g，制南星、浙贝母各 10 g。水煎服，每日 1 剂。服药 15 剂后查精液常规示：精液量 3 mL，30 分钟内已液化，活动力 Ⅱ 级 60%、Ⅰ 级 40%，活动率为 85%，pH 7.2，计数 46×10^6 个/mL。

上方去制南星、丹皮、陈皮，加仙灵脾 30 g、补骨脂 15 g。继服 10 余剂后，查精液常规 2 次均完全正常，嘱其掌握时机同房受孕。随访其妻当年即怀孕。

按语：张蜀武教授认为精液不液化表现为精液液化时间延长，黏稠度增高，甚或凝集成块，有如血之凝固；然精血同源，可以互化，故精之凝集与血之瘀滞多互为因果，可相互转化。此与现代医学认为本病是由于精液中纤维蛋白的水解及降解障碍相一致。张蜀武教授基于以上观点，结合精液检查结果，从微观辨证入手，提出本病的基本病机为"血瘀精凝"，治疗上以活血化瘀、清热化痰为基本法则。本案例体现血瘀精凝之特点，故张蜀武教授用自拟经验方（浙贝母、生地黄、益母草、泽兰、制南星、急性子、生蒲黄、鸡血藤）去泽兰、急性子加丹皮、五味子、枸杞子、当归、三七以补肾活血，后继续用原方去化痰之品及丹皮，加入补肾之仙灵脾与补骨脂，收效良好。

【经验方选】

补肾活血方：淫羊藿 30 g，仙茅 30 g，菟丝子 15 g，枸杞子 15 g，熟地黄 20 g，当归 10 g，川芎 10 g，鸡血藤 30 g，丹参 10 g，红花 5 g，生黄芪 15 g，川牛膝 10 g。功效：补肾填精，活血通络。

按语：补肾活血方针对男性不育肾虚为本，血瘀为标，肾虚夹瘀为要点，依据《黄帝内经》"肾者，主蛰，封藏之本，精之处也""两神相搏，合而成形，常先身生"，以经典明方左归丸加减化裁而成。方中以淫羊藿、仙茅为君，味甘性温，入肝、肾经，温补肾阳，助肾气化生生殖之精；菟丝子、枸杞子、熟地黄养阴益肾填精；当归、川芎与鸡血藤相须为用，可以祛瘀生新，化生生殖之精则无碍；丹参、红花活血化瘀通经，黄芪补气活血，使新血更易生，瘀血更易去；牛膝引药下行。诸药配伍，体现补肾填精，活血通络的制方思想。

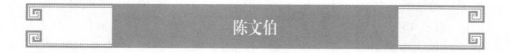

陈文伯

【学术思想】

陈文伯教授提出了"肾为生命之本"的学术论点，形成了重视补肾的辨证论治思想体系，认为男性不育症是男性因精气不足而丧失生育能力的一种病证。该病多因精少、精弱、精清、精薄、精稠、精寒、精滞、精瘀、精异、精凝，或阳痿不举，举而不坚，或流而不射，或梦遗精滑，或火盛阳极，或鸡精艰嗣，或精室湿热，或睾不入室，或精脉瘀阻，或阴虚液稠，或真精离绝等形成。其病因极为复杂，一般可概括为七情内伤、六淫侵袭、脏腑虚弱、跌打损伤、饮食不节、房事过频、劳倦损精、中西药物之不良反应等，这些因素均可造成人体精气不足，出现无精、死精、少精、弱精、滞精、异精而致患者多年不育，严重者可能终身无法治愈。

陈文伯教授充分运用中医学的"肾命学说"，把男性不育分为阴阳两纲，精、气、水、火为目。他认为：男性不育病因尽管复杂，无非是人体的阴阳两大物质系统的失衡，其病机无非是人体精气不足，治疗此病总的原则是调整阴阳两大物质系统的偏盛偏衰，提出了育肾阴、温肾阳、填肾精、益肾气、滋肾液、助命火等主要治法，在有兼证时，多在清热、理气、活血、祛痰、利湿、消食之时，酌加补肾之品。

【理论及用药经验】

通过临床实践把男性不育症病证分为精少、精弱、精清、精薄、精稠、精寒、精滞、精痰、精异、精凝，或阳痿不举，举而不坚，或流而不射或梦遗滑精，或火盛阳极，或鸡精艰嗣，或精室湿热，或睾不入室，或精脉瘀阻，或阴虚液稠，或真精离决等。先生仅对少精不育一证就分为肾阴不足、肾阳不足、肾气不足、肾精不足、肾液不足、精脉瘀阻、精室湿热、精毒扰室、精滞郁阻、湿郁精室十种类型，并分别研制出育阴生精汤、温阳生精汤、补肾生精汤、益精填髓汤、滋阴生液汤、活血生精汤、清利生精汤、驱毒生精汤、化滞生精汤、祛痰生精汤等方剂。这十种证型中前五种属虚，后五种属实。在治疗原则上最大特点是忌用大温大补的壮阳药物，即便是前五种虚证，也是多用滋阴补精类药。精气不足者，加附子、肉桂、巴戟天、菟丝子；阴精不足者，加制首乌、熟地黄、女贞子、知母；精室湿热者，加黄柏、知母、龙胆草、野菊花。黄柏、知母为苦寒坚阴对药，临床运用当视病情轻重使用。一般分 3 g、6 g、10 g 不同剂量，但育阴清热不可过伤阳气；附片用量要谨慎，不可过大，因其为大辛大热之品，有化燥之弊；沙苑子、菟丝子等皆药性平和，临证可根据情况适当加大剂量；仙茅有燥热之弊，过量会有口麻感，当斟酌使用。

陈文伯教授不但擅长药治，而且注重食疗。20 世纪 80 年代初，陈教授以麻雀、韭菜子为主烹调成"合雀报喜"药膳佳肴，每日一餐，40 位男性不育少精症患者服用 1 个月，结果主症脉象均见好转，85% 以上患者精子数量上升至正常值。服药期间，阴精不足与精室湿热者严禁烟酒、辛辣食品；精气不足者禁食生冷、冰镇食物；并须预防感冒，每月性生活以 2～4 次为宜，不可过频。以平为期万法宗阴阳。陈文伯教授还运用传统五行学说的理论，以五行配五脏之相生法指导临床用药。如治少精不育时，依据肾受五脏六腑之精而藏之，五脏阴精不足必致肾之阴虚的论点，在滋肾阴、益肾精的同时，加用补肺金之南北沙参，补其母以壮其子，并加用补脾土之阴的石斛，补其祖以壮其孙，以此类推，加用补心阴之麦冬、补肝阴之白芍。

陈文伯教授运用中医理论治疗男性不育症，善于将现代医学诊断融入中医诊疗体系中。为此，他指导学生先后与首都师范大学生命科学学院、原冶金部检测中心、中国科学院生物物理研究所等多家科研单位开展广泛跨学科合作研究，利用内分泌激素水平、微量元素测定、精子运动电脑自动分析测定、精子冷冻蚀刻复型技术和精子超薄切片电子显微镜超微结构观察、精子超微弱发光等多项在国内外处于领先水平的高科技检查项目，证实了陈氏"生精赞育丸"系列药对少精病、弱精病、死精病、无精病、滞精病、凝精病、畸精病、损精病等有较好的临床疗效，对揭示中药治疗男性不育症的机理有重大意义。

【辨证治法】

临证强调病证结合，突出中医特色，认为"病"为医之纲，"证"为医之魂。治肾并非只有补肾一法，肾中有肾阴、肾阳、肾精、肾气、肾液、命火不同，又有气、血、痰、火、湿、食等郁证的夹杂，临证当分清标本先后，辨证论治，并以辨证施治提出了从肾论治男性不育症的 13 种方法。

1. 育阴生精法

肾阴不足，阴虚而生内热，内热则耗伤阴精，阴精不足则液少精稀。治法当育阴清热，益肾增精。方选益阴生精汤（陈氏方）。

2. 温阳生精法

阳虚生内寒，则精寒精冷，阳气不足，寒湿不化，则双睾湿寒，阳气不振，寒郁宗筋则阳事不举。腰为肾之府，肾阳不足则腰膝酸软，面色苍白。治法当温阳生精。方选温阳生精汤（陈氏方）。

3. 补肾生精法

肾气不足，精气亏损，阴精不化，则精子稀少。腰为肾之府，肾虚则腰膝酸软，精关不固，则遗精滑泄，小便频数。治法当补肾生精。方选补肾生精汤（陈氏方）。

4. 益肾填精法

肾精不足，则精子稀少。肾开窍于耳，精虚则耳鸣耳聋，肾主骨，骨生髓，脑为髓之海，肾精不足则髓海空虚，故健忘神呆，腰为肾之府，肾精不足则腰膝酸软。肾在体为骨，其华在发，齿为骨之余，则发稀齿摇。治法当益肾填精。方选填髓生精汤（陈氏方）。

5. 滋液生精法

肾液不足，不能荣养肾精，故精子稀少，液少则腰膝酸软，精虚则头晕耳鸣。治法当滋阴生液。方选增液生精汤（陈氏方）。

6. 温肾兴阳法

命门火衰，致精宫寒冷，无力温煦肾精，致使死精过多，肾虚肾寒则腰膝酸痛，宗筋失养则阳事不举或举而不坚，阳虚则内寒，寒胜则面色苍白，畏寒肢冷。治法当温肾兴阳，滋肾填精。方选温肾活精汤（陈氏方）。

7. 补肾育阴法

肾之阴阳两虚，精失所养则死精过多，阴虚肝旺则头晕，精虚则耳聋，腰为肾之府，肾阴阳两虚则腰膝酸软，性欲淡漠，精气不足则面色㿠白，精虚则气弱，气弱则神疲嗜卧。治法当补肾育阴，生精赞育。方选补肾活精汤（陈氏方）。

8. 清热生精法

热郁下焦，精室湿热则精滞不化，热灼精液则色黄腥臭，下焦湿热则睾丸胀热，尿黄短赤。治法当清热化滞。方选清肾化滞汤（陈氏方）。

9. 活血生精法

肾脉瘀阻，气血不畅则精滞不化，血瘀气血不通则睾丸坠痛，腰酸痛，面色晦暗。治法当活血化滞。方选活血化滞汤（陈氏方）。

10. 理气生精法

气郁不舒，血气不和，气机郁滞则精滞不化，情志所伤，肝失条达，故精神抑郁，肝经循腹挟胃布于胁肋，肝气郁滞则胸闷胁胀，腹胀嗳气，气郁则胃失和降，故纳呆食少。治法为理气化滞。方选理气化精汤（陈氏方）。

11. 祛痰生精法

痰湿郁阻精室则精滞不化，痰湿内蕴则体胖多痰，痰湿郁阻中焦则胸脘痞闷。治法为祛痰化滞。方选祛痰化精汤（陈氏方）。

12. 祛湿生精法

湿郁精室则精滞不化，湿困中焦则胸脘痞闷，湿困下焦则小便浑浊，睾丸潮湿。治法为祛湿化滞。方选运脾化精汤（陈氏方）。

13. 消食生精法

过食厚味，中焦失运，郁阻精室则精液凝结，脾失健运，食水停滞则脘腹胀饱。胃失和降则呃逆吞酸，反酸呕恶，气机失畅则痛不欲食。治法为化滞解凝。方选消食解凝汤（陈氏方）。

【医案举例】

医案一

刘某，男，35 岁，1985 年 7 月 13 日初诊。主诉：婚后同居 4 年不育。幼时有腮腺炎史，经多次检查均未见精子。其妻经某医院妇产科检查，输卵管通畅，子宫位置、大小均正常，基础体温测定呈双相，提示有生育能力。患者素有头晕耳聋，夜寐梦多。检查：胡须、腋毛、阴毛稀疏，睾丸体积左 12 mL，右 10 mL。精液常规检查：总量 2 mL，颜色灰白，细胞 0 ~ 1 个/HP，精子计数：无精子。睾丸活检报告：双侧输精管造影正常。双侧睾丸发育差，生精细胞层次减少，未见成熟精子。（符合生精功能障碍性无精子症）。脉象：沉细尺弱，苔白质淡红。诊断：男性不育症（生精功能障碍性无精子）。

辨证分型：阴虚精弱，精绝不育证。

中医治法：育阴生精，补肾填精。

处方用药：自拟育阴生精汤。生熟地各 100 g，枸杞子 150 g，制首乌 50 g，女贞子 150 g，山萸肉 150 g，肉苁蓉 100 g，巴戟天 150 g，全当归 200 g，柴狗肾 50 g，全鹿鞭 50 g，仙灵脾 150 g。12 味研细末，合蜜为丸，每丸重 9 g，每次服 2 丸，每日 2 次，白开水送服。

二诊：1986 年 11 月 25 日，服上方丸药百余日后其妻身孕，后经追访，1987 年 6 月生一子，母子均健。

按语：自拟育阴生精汤，当中仙灵脾、肉苁蓉、巴戟天、柴狗肾、全鹿鞭除湿补肾、生精填髓，熟地、制首乌、女贞子滋阴生精，使精气充足，阴精得长、山萸肉入肝经、心经和肾经三经，具有补益肝肾、涩精固脱的作用，当归防止补而不滞。方药合用达到育阴生精、补肾填髓的作用。

医案二

高某，男，31 岁，1985 年 9 月 13 日初诊。主诉：婚后 3 年同居未育，幼时曾患腮腺炎，其妻经妇科检查子宫位置大小均正常，基础体温测定呈双相，反应提示排卵正常。双侧输卵管通畅，证实有生育能力。诊查：时有头晕，消瘦，口苦咽干，阴囊湿热，时有汗出之象，睾丸触之则胀痛，双睾体积各 21 mL。尿黄短少，大便如常，食欲尚可，舌质红苔黄，脉细稍数，尺脉按之不足。经北京某医院做睾丸活检提示：双侧睾丸少许组织，曲细精管内未见成熟精子，只见精原细胞。证实生精停滞，符合无精子症。精液常规检查：无精子，白细胞 10～15 个/HP。诊断：男性不育症（生精障碍性无精子症）。

辨证分型：精室湿热，热灼阴竭，精绝无子证。

中医治法：清肾利湿，抑热养阴，益肾复精。

处方用药：蒲公英 100 g，地丁草 100 g，野菊花 50 g，盐知母 100 g，盐黄柏 100 g，山苍术 50 g，女贞子 50 g，枸杞子 50 g，生山药 100 g。9 味药共研细末过 100 目细筛，合蜜为丸，每丸重 9 g，每次服 2 丸，日服 2 次，饭前温开水送服，并嘱其服药期间，严忌烟、酒、辛辣之品。

二诊：1985 年 11 月 11 日，服上药后，精神好转，睾丸胀痛稍减，尿黄，大便尚可，他证如前，继宗前法击鼓再进，缓进丸药 3 个月以观后效。

三诊：1986 年 3 月 5 日，服上方精神倍增，食欲颇佳，口苦咽干已除，唯睾丸胀痛仍存，尿黄，苔薄黄，脉细稍数尺弱。虽进药数月精室湿热缠绵难退，以前方诸药进退；清肾热以救阴精。

处方用药：野菊花 300 g，金银花 100 g，盐黄柏 100 g，知母 100 g，蒲公英 50 g，地丁草 50 g，女贞子 50 g，苍术 30 g。上药研细末合蜜为丸，每丸 9 g，日服 3 次，每次 2 丸。

四诊：1986 年 4 月 24 日，服上方丸药数月余，睾丸胀痛已除，唯自觉腰酸倦怠，性欲减退，苔薄黄，脉细稍数。湿热已去七八。但精气未复，拟补益精气，佐以利湿清热，使精气生长，余邪尽除。

处方用药：熟地黄、首乌、枸杞子、仙灵脾、山药各 60 g，女贞子 50 g，鹿茸粉 3 g，柴狗肾 3 具，地丁草 30 g，蒲公英、野菊花、盐知柏各 30 g。12 味药研细末合蜜为丸，每丸重 9 g，日服 2 次，每次 2 丸，饮前 1 小时左右温开水送服。

进上药月余，其妻已身孕，停药近半年后，经某妇幼保健院复查精液两次，精子密度自然达到（29～59）×10^5/mL，精子总数维持在 7000 万～15000 万。1987 年生一女，体重 3200 g，母子均安。

按语：本方中以黄柏、知母清利下焦为主药，山苍术健脾利湿，蒲公英、地丁草、野菊花清热，枸杞子、女贞子滋肝肾之阴，山药健脾、补肾。方药合用达清肾利湿、抑热养阴、益肾复精的作用。同时在诊疗方案中确定基本方药，在具体的诊疗过程中，要根据患者的病情进行调整，在基本方药的基础上加减药味或调整剂量。

医案三

患者，男，22岁。主诉：婚后7年不育。平素性生活正常，腰膝酸软，神疲乏力，时有盗汗，心烦，舌红，苔白厚腻，脉沉细尺弱。查体：双侧睾丸略小均10 mL，精液检查：精子0～2个/HP，活率为0。中医诊断：男性不育症，少精症。

辨证分型：精气不足，少精不育证。

中医治法：滋肾填精，生精助育。

处方用药：仙灵脾60 g，仙茅10 g，巴戟天20 g，菟丝子20 g，韭菜子10 g，肉苁蓉30 g，熟地30 g，制首乌30 g，川芎12 g，红花30 g，黄柏30 g，知母30 g，山萸肉30 g，怀牛膝30 g，鹿茸粉1 g。共研细末，合蜜为丸。

随诊七次，加减用药，患者诸症好转，精液化验：精子计数23×10^6个/mL，活率为60%，活力Ⅱ～Ⅲ级。后来信告知，其妻已孕，母子健康。

按语：自拟方在补肾的同时，考虑患者有心烦加用清热的药物知母和黄柏，同时防止补而不滞加用川芎和红花。在治疗中审证求因，辨证加减用药，其效如桴鼓。切不可不加辨证，一味使补肾药物，误治于人，医者罪矣。

【经验方选】

生精赞育丸基础方由仙灵脾、肉苁蓉、山药、枸杞子四味药组成。仙灵脾、肉苁蓉补肾兴阳，生精填髓，性味温和，无劫阴之虑。山药甘平，脾肾皆补，久服使脾健肾充，一味山药可起壮后天而补先天之功效；枸杞子性味平和，补阴生精，微振元阳，使肾精充而肾气旺。四药合用，补阴兴阳，阴精阳助，肾充精生，令人有子，故有生精赞育之功。此基础方使阴生阳长，是治疗精子低下不育症之良药。如能在治疗中审证求因，辨证加减用药，其效如桴鼓。切不可不加辨证，一味使用辛温燥热之品"劫尽"阴精，误治于人，医者罪矣。

按语：在应用中医学的阴阳平衡理论进行男科疾病的诊治中，陈文伯教授也独具匠心，不墨守成规。陈文伯教授在医疗实践中，始终坚持贯彻中医辨证论治的原则。他认为辨证论治是中医理论体系的灵魂。中国传统医学之所以今天仍存在于世界医学之林，一方面固然是中医治病的实效；另一方面主要是中医辨证论治的理论体系从宏观、动态的角度出发，全面反映疾病的发生、发展及转归，这符合事物发展的客观规律。陈教授认为，实践证明中医学的理论体系是目前现代西医所无法代替的，有着自己的特色和优势。我们必须坚持这一特色，保持自己的优势，不断开拓进取，使中医学理论不断发扬光大。陈文伯教授在治疗因阳气不足而致的少精不育症时，多以温阳益肾之剂使用 1~3 个月，在患者自述症状明显改善，精子数亦明显升高后不按一般常法"效不更方"，而是逐渐减少温阳之品，适当加入育阴之剂。他提出：阳虚患者通过温阳治疗使人体阴阳已达到相对平衡继续用温阳药就会出现阴虚阳亢之势，使病情又趋加重，医者不可不察。此种方法用于临床，往往疗效甚佳。这正是陈教授较为独特的治疗思路之一。

陈志强

【学术思想】

陈志强教授认为男性不育症的病因复杂，临床治疗男性不育症，辨病论治是首要论治策略。接诊应以辨病为先，通过询问病史、体格检查及必要的实验室检查做出初步诊断，为后续处理提供依据。望诊可以发现先天遗传或发育畸形所导致的不育原因，如缺乏胡须或喉结、乳房肥大、声音尖细、皮下脂肪较多等非男性性征患者，应考虑行染色体检查鉴别；临床常见的克氏综合征的典型表现为第二性征发育差，无精子，小睾丸，睾酮水平低，染色体检查为47XXY。问诊着重了解遗传病史、既往病史、手术及用药史。曾经有睾丸附睾炎病史及疝修补手术史的患者要警惕精道损伤梗阻的可能，病毒性睾丸炎或曾经化疗患者可以由于生精功能受损导致无精子症，阳痿无能和不射精症亦可经问诊了解。

触诊应着重外生殖器检查，注意观察阴茎阴囊发育、包皮、睾丸和附睾、输精管及精索的情况。双侧隐睾、睾丸细小、输精管或附睾缺如等是无精子症的常见原因，双侧附睾结节提示可能为慢性附睾炎导致梗阻性无精子症。外生殖器检查未见异常但无精患者应做染色体和性激素检查，进一步探求病因，避免盲目用药。实验室检查对帮助诊断或鉴别诊断无精子症原因具有重要意义。卵泡刺激素水平可用于鉴别睾丸前性、睾丸后梗阻性无精子症。针对无精子症的治疗，其效果取决于病因与诊断。

梗阻性无精子症根据不同情况辨证论治，射精管开口闭塞可以通过经尿道手术切开解决；慢性非特异性附睾炎导致者应首先考虑采用中医外科透托软坚、化痰通精的论治方法，部分患者可以获得精道再通而生育，而对于经过 3 个月以上保守治疗无效者，则需手术再通或者附睾内取精直接人工授精助孕。应避免不明原因、不做科学鉴别的盲目辨证用药，避免浪费患者的钱财、时间与精力。

【理论及用药经验】

陈志强教授在长期临床实践中总结出了一些男性不育症的治疗经验。

1. 男女同治的治疗策略

陈志强教授认为，能否生育其实只是结果，并非特定的某种疾病，而且导致不育的原因众多，大体上男女双方各占一半，所以，从就诊之初，就必须明确男女双方都应到专科就诊并做相关检查，排除导致不育的各自因素。同时进行针对性的育前健康教育，提高心身素质，为优生优育做好准备。

2. 年龄差别化的治疗策略

年龄是生育能力的重要因素，女性超过 30 岁、男性超过 40 岁以后，生育能力逐渐下降。年龄越大，生育能力下降的幅度越明显。因此，不育患者的年龄越大，采取的措施就应更加积极，包括精索静脉曲张的手术治疗、辅助生育技术等，都应在诊疗考虑选择之列。

3. 合并性功能障碍的诊疗策略

性功能障碍亦可影响男性生育功能，但研究表明，即使主诉为性功能障碍的男性不育患者，只要其能够完成性交并把精液射入女方体内，仍然有生育的机会，而并非需要患者具有比较满意的性生活才可以生育。陈志强教授认为，对待此类患者在适当调理改善其性功能的同时，反而更要积极关注其精液质量的改善情况，将药物治疗与心理疏导、个人习惯转变相结合。

4. 重视育前保健教育的协同治疗

男性育前保健的内容主要包括培养良好的生活习惯和避免接触有毒物质两大方面。精子的成熟需要 75～90 天的时间周期。所以，备育男性应在其妻子准备怀孕前 6 个月左右，即应严格规范自己的行为，避免不良生活习惯，避免接触那些对精子有害的因素，如高温、长期坐位等局部高温环境、接触化学油漆、熬夜、酒精等。

【辨证治法】

陈志强教授指出，在男性不育症患者中，有很多患者性功能正常，并无任何不适，一般体检也未见异常，此类患者多数是由于精子质量差（弱、少、畸形精子症）所导致，很难明确病因。运用现代医学人工授精的办法成功率也并不高，且费用高昂，实际医疗资源紧缺。因此，应用中医的辨证论治方法，通过四诊求证，探本求源，往往可以发现辨证规律，取得改善精液质量的良好临床效果。

中医学认为，肾为先天之本，主藏精和生殖发育，精液质量与"肾"的功能关系密切；肾气充沛，则功能旺盛；肾精充足，则生殖能力强。陈志强教授认为，补肾生精仍然是此类患者的基本治法。但是，随着社会变化、生活节奏加快、工作压力与环境污染等因素，不少男性不育症患者在家庭与社会的多重压力之下，或多或少都会具有焦虑、善太息、睡眠障碍或者忧郁等属于中医学"肝气郁结"的证候。此外，现代饮食习惯的改变，食物污染，以及肝郁气滞则导致脾胃气滞、运化失常而痰湿内生，使脾虚夹湿之证常有所见。因此，补肾、疏肝、健脾的综合运用正在成为男性不育症的辨证论治的有效对策。在实际运用过程中，还需要进一步深化辨证，找出证候偏颇，病位所主，有的放矢，结合生活调节和饮食调理，才能收到最佳的辨证论治效果。

【医案举例】

医案一

张某，男，36岁。婚后8年，同居未育，近5~6年四处求诊，曾行2次人工授精未能成功。自诉房事不兴，排精尚可。既往有糖尿病病史10余年，平素胰岛素治疗。工作轻闲，糖尿病饮食，无烟酒嗜好。既往无睾丸炎、会阴外伤手术史，无肝炎、肾炎等病史，无家族遗传病史。多次检查精液为1.5~3 mL，精子密度（8~9）×10^6/mL，精子活力为a级0%、b级0%、c级5%~12%、d级80%~90%，雌激素和催乳素偏高，血清抗精子抗体47 ng/mL。彩超报告左侧精索静脉曲张Ⅱ度，并见有反流。检查外生殖器发育正常，未见包茎等畸形，双侧睾丸弹性一般。肝肾功能等生化指标正常。体形瘦高，面色潮红，口干，腰酸乏力，胃口睡眠一般，大便偏硬，小便时黄。平素体弱，容易疲劳。舌嫩暗红少苔，脉细略数。诊断：原发性不育，少弱精子症，1 型糖尿病。

辨证分型：气阴两虚，肝肾不足证。

中医治法：益气养阴，补益肝肾；继续控制血糖。

处方用药：生脉散合一贯煎加减。北沙参 15 g，麦冬 15 g，葛根 15 g，生地黄 15 g，桑寄生 15 g，枸杞子 15 g，怀山药 15 g，郁金 15 g，醋龟甲 15 g，丹参 15 g，菟丝子 15 g，佛手 10 g，甘草 5 g。

再诊：服药 7 剂后，自诉腰酸乏力诸症好转，精神较前，二便调，口干好转，但胃纳欠佳，舌嫩暗红少苔，脉略有力。辨证与治法大致同前，去生地黄，加陈皮 5 g。继续中药随症加减调理，控制糖尿病。2 个月后复查精液质量明显改善；继续中医治疗 3 个月，后其妻怀孕。

按语：患者有消渴病史，证属于下消，用药不能过于滋补，亦不能攻伐太过。精子密度低，活力差，兼有精索静脉曲张，故用药时补肾生精之余，适当辨病用药，酌加活血通精之品。辨证施治是中医学的精髓，本病辨证为气阴两虚、肝肾不足，治以生脉散合一贯煎加减，兼健脾行气，活血通精，静中有动补而不腻。

医案二

王某，男，36 岁。婚后 6 年，同居未育，自诉性生活正常，有排精，无明显不适，家族无遗传病史。女方曾到妇科检查未见异常。多次检查精液为 2～3 mL，精子密度（11～15）×10⁶/mL，精子活力为 a 级 0～3%、b 级 8%～12%、c 级 30%～40%、d 级 40%～50%，性激素大致正常，血清抗精子抗体 9 ng/mL，彩超报告示左侧精索静脉曲张Ⅰ度，未见反流，外生殖器检查未见异常。自诉平素工作繁忙，喜肉食，每日抽烟大半包，间有饮酒。既往无特殊病史。体形稍胖，时有疲乏，口干口苦，腰酸，胃口一般，喜叹息，间有睡眠不好，大便正常，小便时黄。舌淡红有齿印，苔厚腻淡黄。脉滑弦，重按无力。诊断：原发性不育，少弱精症。

辨证分型：痰湿内阻，肝郁脾虚证。

中医治法：行气化痰除湿为主，佐以健脾开郁。

处方用药：温胆汤合小柴胡汤加减。法半夏 10 g，茯苓 15 g，陈皮 5 g，枳壳 15 g，竹茹 5 g，柴胡 10 g，赤芍 15 g，浙贝 15 g，瓜蒌皮 15 g，白术 10 g，黄芩 10 g，甘草 5 g。

另嘱戒烟酒，注意适当休息锻炼，饮食调理。

二诊：服药 7 剂后，自诉精神好转，二便调，无明显不适，舌苔减少，脉略细滑。辨证：肝郁脾虚为主。治法：疏肝，健脾，补肾。方药：小柴胡汤合逍遥散加减。法半夏 10 g，茯苓 15 g，陈皮 5 g，枳壳 15 g，柴胡 10 g，白芍 15 g，浙贝 15 g，桑寄生 15 g，白术 10 g，太子参 15 g，郁金 15 g，黄芩 10 g，菟丝子 15 g，甘草 5 g。

又服药 7 剂，自诉无明显不适，继续中药随症加减调理，3 个月后复查精液 $70 \times 10^6/mL$，活动率为 65%，精子活力为 a 级精子 17%、b 级精子 36%、c 级精子 32%、d 级精子 25%。1 个月后来报妻子停经，检查已怀孕。

按语：患者西医检查提示少弱精子症，伴轻度精索静脉曲张，若按一般中西医结合思路，多以活血补肾为法。然四诊合参，本案患者体形偏胖，古有"肥人多痰湿"之说，并有疲劳、纳差，平素工作忙，压力大，善太息，以上为典型之肝郁脾虚证。口苦、口干、尿黄，有肝郁化热之象，故以疏肝健脾为法，兼以补肾。先以温胆汤合小柴胡汤行气化痰除湿，佐以健脾开郁。待患者湿邪一去，中焦之土旺，再以小柴胡汤合遥散加减疏肝健脾补肾，从而提高精液质量，最后使其配偶得以怀孕。

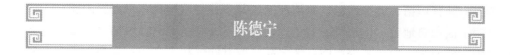

陈德宁

【学术思想】

陈德宁教授提出"脾肾两虚夹痰瘀"是男性不育症的主要病机。男性不育，肾精肾气的作用为历代医家所重视。先天之精一方面因后天水谷精微的充养而健旺；另一方面肾受五脏六腑之精而藏之。而各脏腑之精无不由"食气入胃，游溢精气，上输于脾，脾气散精"转化而成，可见脾胃健运对肾精的充沛起着直接及间接的双重作用，脾肾两虚常导致少弱精子症，引发不育；"痰"指津液不运、虚火灼津则痰湿内蕴，致使精液黏稠，不易液化。"瘀"指肝失疏泄，精道瘀滞，致使精索静脉曲张导致不育。

（1）男性不育症病性是"虚实夹杂"：朱丹溪云"有精虚精弱不能成胎"，肾为元气之根，元气充足可促进精子的生长、发育、成熟，精子活力差，存活率低当责肾阳不足，精子数目少、精液量少当责肾阴不足。肾虚易致脾虚，脾虚易致肾虚，互为因果，不育症患者常见脾肾两虚。正气不足，邪气留恋，痰瘀内生，见精液不液化或精索静脉曲张，故男性不育虚实夹杂，正虚为主。

（2）男性不育症病位在肾，与脾及肝关系密切："肾藏精，主生殖"，男性不育当责之于肾，但肾虚同时兼见脾胃虚弱之情况亦多见。陈教授临床发现，一些肾虚的不育患者，初诊虽无明显的脾虚症状，但一服用补肾强精的中药后，可能由于药物偏于滋腻，易于碍胃，其脾虚之征象就逐渐显露，如四肢乏力、纳差、腹胀、精神困倦、大便不成形、性功能下降等。基于肾与脾的先后天关系，认为脾胃功能的盛衰与否对于不育症的治疗至关重要，重视调理脾胃的思想有必要贯穿于不育症治疗的始终。对于精索静脉曲张及免疫因素所致不育，则从肝论治，治病求本。

【理论及用药经验】

陈德宁教授基于理论研究及临床实践，治疗不育症喜从脾肾入手，命门之火可生脾土，水谷精微可滋肾精，脾肾健而正气得补，"正气存内，邪不可干"，正安邪去而生殖功能自能康复；陈教授治疗不育症的用药指导思想：补肾填精、健脾助运、兼清痰瘀。其中补肾填精具有三方面内涵：①少精子症用熟地黄、山茱萸、黄精、枸杞子、女贞子等滋肾填精，亦常用龟板胶、紫河车、鹿角胶等血肉有情之品，取其同气相求之功；②弱精子症当温其肾阳，如仙灵脾、仙茅、巴戟天、附子等，促进精子活力；③补肾同时亦常加入行气血之品，如桃仁、红花、川楝子等。健脾助运有两方面含义：①常用黄芪、白术、茯苓、山药健脾使肾精生化得源；②常在温肾药中加入调理脾胃升降之品，如升麻、柴胡、枳壳、防风等，使气机通畅。对于精液不液化的情况，以化痰养阴法论治，常用二陈、浙贝、生地黄、麦冬等；精索静脉曲张基本病理为血瘀，故从疏肝理气、活血化瘀论治。

在治疗不育症上，师古而不泥古，常兼顾补肾药物对脾胃之影响，多选用既能补肾，又能健脾的药物，如山药、菟丝子、黄精、益智仁、莲子等，或补而不腻之品，如续断、何首乌、鹿角霜等，而佐用理气健运之陈皮、神曲、砂仁、木香等。对于服用补肾药物后新出现脾胃虚弱的情况，及时调整用药思路，于补肾同时配合四君、异功、六君或平胃散等调理脾胃，不囿于补肾一途，实多年临床实践之创举。

精子在人体内发育成熟需 70 天左右，故处方当根据患者病情变化做出适当调整，守方服用一定时间方可见效，切不可半途而废。脾虚相关，药食同源，陈教授根据个人情况不同，以各类药膳配合中药进行治疗，行之多效，尤以自拟之加味聚精食疗方为代表，此汤口感好，疗效佳，大大提高了患者依从性，治疗少弱精子症疗效确切。

【辨证治法】

对于少精子症，见精液量少、精子密度低，属肾精亏虚或兼脾虚者，自拟生精汤，药用鹿角胶、龟板、山药、熟地黄、山茱萸、枸杞子、菟丝子、五味子、人参、桑椹、麦冬、紫河车、黄精、木香等，多有效验；弱精子性不育，见精子总活率低、前向活动能力差，属肾气虚或脾肾两虚者，自拟大宝饮，药用熟地黄、山茱萸、山药、鹿角胶、菟丝子、枸杞子、巴戟天、淫羊藿、黄芪、人参、白术、益智仁等；少弱精子症是男性不育症的主要原因，其辨证多属脾肾两虚型，陈教授常从补中益气法论治，化裁李东垣补中益气汤为益气活精方，益气活精方用黄芪、党参、白术、升麻、柴胡、陈皮、甘草、枳壳、熟地黄、仙灵脾、菟丝子、枸杞子、蛤蚧、三七粉等。对于精索静脉曲张性不育，采用调肝活血汤联合 Palomo 手术，总有效率为90.9%，较单用调肝活血汤调理（总有效率为72.8%）及单独行 Palomo 手术（总有效率为69.7%）明显提高，差异有统计学意义（$P < 0.05$），推测调肝活血汤（柴胡10 g，白芍20 g，桔梗10 g，枳壳20 g，牛膝10 g，橘核10 g，桃仁10 g，红花5 g，当归10 g，生地10 g，川芎5 g，水蛭5 g）可减轻术区水肿，加速炎症因子吸收，改善患者血液高凝状态从而改善睾丸及附睾微循环；对于男性免疫性不育症，常用橘核丸加味（橘核、海藻、昆布、海带、川楝子、桃仁各30 g，枳实、延胡索、厚朴、肉桂、木香、木通各15 g）治疗，临床实验（治疗组用橘核丸治疗，对照组采用泼尼松片治疗）表明，治疗组抗精子抗体（AsAb）转阴率（90.91%）显著高于对照组（44.70%），其配偶受孕率，精液液化及精子质量改善情况均优于对照组，有显著统计学差异（$P < 0.01$）。

【医案举例】

医案一

张某，男，29岁，2012年12月8日初诊。患者结婚3年未孕，性生活正常。自诉射精无力，平素肢体困倦，易疲劳，饮食不慎大便易溏，舌淡苔薄白，脉沉细。精液检查示：量为 2.5 mL，液化时间 30 分钟，精子计数 12 × 10^6 个/mL，活动率为 30%，精子活力为 a 级精子 6%、b 级精子 15%，抗精子抗体呈阴性。查体：内外生殖器未见异常。其妻妇科检查无异常。西医诊断：不育症，少弱精子症。

辨证分型：脾肾两虚证。

中医治法：补肾填精，益气健脾。

处方用药：黄芪 30 g，党参 30 g，白术 20 g，升麻 5 g，柴胡 5 g，枳壳 15 g，菟丝子 15 g，枸杞子 20 g，仙灵脾 20 g，车前子 15 g，熟地黄 20 g，川芎 15 g，橘核 15 g。食疗方：加味聚精食疗方，每周 3 次。

按语：患者配偶检查生育能力正常，诊断男性不育症明确，精液检查提示少弱精子症。本案例因脾肾两虚而成，脾胃虚弱，运化无职，则大便稀溏；脾主四肢故见四肢困倦，肾精不养神故易感疲劳；肾阳不足，中宫不暖，生精乏源，则精子量少、活力低下，射精无力。方中黄芪补中益气，配合党参、白术补气健脾，熟地黄益肾填精，菟丝子、枸杞子补肾阴以生精；川芎风药以散湿，车前子利水以渗湿，湿去而脾胃自健，脾胃健则肾精得充，仙灵脾温肾阳以强精；用少量柴胡、升麻，生发清阳而浊阴自降，枳壳理气和胃，使诸药补而不滞。全方共奏健脾益肾、生精活精之功。

医案二

何某，男，34 岁，2011 年 8 月 21 日初诊。主诉：结婚 5 年未育，曾在外院诊断为左侧精索静脉曲张。女方检查正常。近半个月来，患者阴囊出现坠胀感，休息减轻，行走或劳作后明显加重，遂来请陈教授诊治。诊见：阴囊坠胀痛，左侧较右侧要明显，伴有胸闷叹息，有时烦躁，头晕目昏，舌暗红、苔黄，脉弦。查体：左侧阴囊明显下坠，精索静脉明显增粗，左侧睾丸质地偏软，附睾未及明显异常；右侧精索静脉未触及增粗，睾丸及附睾未及异常。B 超示：①左侧精索静脉曲张 Ⅱ 级，血液反流明显；左侧鞘膜少量积液；②右侧精索静脉、睾丸及附睾未见明显异常。计算机辅助精液分析示：精子密度 20.13 × 10^6/mL，精子活力为 a 级精子 15.65%、b 级精子 22.03%。西医诊断：左侧精索静脉曲张，弱精子症。中医诊断：筋瘤。

辨证分型：气滞血瘀证。

中医治法：疏肝解郁，化瘀通络，佐以补肾强精。

处方用药：前痛定加减。柴胡、枳壳、延胡索、乌药各 10 g，白芍、川楝子、蒲公英、淫羊藿、枸杞子各 15 g，菟丝子、橘核各 20 g，蜈蚣（研末，冲服）1条，川木通、桃仁、红花、黄柏、甘草各5 g。14剂，每日1剂，水煎，早晚分服。并嘱其注意饮食，调畅情志，穿宽松裤子，避免久坐。

二诊：药毕阴囊坠胀痛消失，余症也减轻。守上方减蒲公英、黄柏，加巴戟天15 g。继服14剂，他症消除，复查精液分析结果显示：精子密度24.06×10⁶/mL，精子活力为a级精子22.65%、b级精子24.08%。

效不更方，继服上方1个月，查精液分析结果显示：精子密度36.18×10⁶/mL，精子活力为a级精子28.16%、b级精子27.18%。随访复查2次精液分析均已正常，女方怀孕。

按语：患者阴囊坠胀不适，结合查体及B超，可见是精索静脉曲张作祟，结合精子检验结果，此属精索静脉曲张所致不育，阴囊、精索为肝经所过之处，患者善太息、烦躁、脉弦亦为肝气郁结之表现，肝主疏泄，疏泄失职则气滞、痰凝、血瘀，影响了睾丸的生精环境及输精管对精子的转输，故致不育。当行气化痰通络治其原发病为主，佐以强精之法。方中柴胡、枳壳、白芍、乌药、延胡索、川楝子专入肝经以行气止痛，桃仁、红花通其瘀滞，蒲公黄、黄柏、川木通清泄下焦湿热，蜈蚣、橘核有散结通络之用，淫羊藿、菟丝子、枸杞子补益肾精以提高精子活力。结合适宜的调护，邪去正安，精子得以正常生发。

医案三

患者，男，36岁，因"婚后2年未育"来诊。自诉性欲及勃起功能正常，身体感觉无明显不适，婚后有正常性生活，妻子身体检查亦未见异常。查体见男性生殖器及第二性征正常，舌淡红，苔薄白，脉滑。精液常规分析示：精液量1 mL，质稀，色淡。精子密度12×10⁶/mL，前向运动精子比例为25%，活动率为38%。前列腺液检查、睾丸精索静脉彩超及性激素均未见异常。诊断：男性不育症。

辨证分型：肾精不足，脾肾两虚证。

中医治法：健脾益气，生精填髓，平补阴阳。

处方用药：五子衍宗丸合龟鹿二仙胶加减。熟地黄20 g，山茱萸10 g，淮山药20 g，枸杞子10 g，菟丝子20 g，党参20 g，茯苓10 g，五味子10 g，覆盆子20 g，龟板胶6 g（烊化），鹿角胶6 g（烊化），淫羊藿20 g，仙茅10 g，肉苁蓉10 g，陈皮10 g。14剂，水煎，每日1剂，早晚分服。

二诊：患者自诉服药后性欲有所增强，晨勃现象明显。效不更方，继服原方48剂。

三诊：患者精神、性欲如常，身体轻便有力，舌淡红，苔薄白，脉平。复查精液常规：精液量1.5 mL，质地均匀，色乳白，前向运动精子比例为30%，活动率为52%。继服上方巩固治疗。半年后随访已孕。

按语：此案患者并无明显症状及异常体征，依据四诊所获取的线索有限。根据《黄帝内经》中"阳化气、阴成形""阳主动、阴主静"之理念，精浆和精子属有形之物，静而为阴，为肾精所化生；脾主运化，为后天之本，气血生化之源，肾所藏之精有赖于后天之充养，所以精液量和精子密度减少责在肾阴不足和脾肾两虚；精子活动率和前向运动比例属动态之象，动而为阳。活动能力为肾气所化生，精子运动全赖肾阳化气推动实施，所以本案精子活动率下降责于肾阳不足；脉滑为脾虚生湿之象。根据以上理论本案最终辨证为"肾精不足，脾肾两虚"，故确定益精填髓、健脾益气、阴阳同补的治法，投以平补阴阳、益肾生精之品终获良效。

【经验方选】

加味聚精食疗方：鱼鳔胶30 g，高丽参5 g，枸杞子15 g，龟板胶15 g，加瘦肉适量。功效：补脾益肾填精。

按语："加味聚精食疗方"乃针对临床少弱精子性男性不育症（多属脾肾两虚型），并根据中医脾肾相关、药食同源的理论，化裁古方聚精丸而成。方用鱼鳔胶、枸杞子、龟板胶、高丽参、瘦肉。鱼鳔胶味甘性温，补肾益精强子，配合大补元气之人参，则气行其中，精更易生，且无胶结之弊。"精不足者，补之以味"，枸杞子补肾填精，止渴除烦。龟板胶性通任脉，为血肉有情之品，擅长益肾填精。猪肉入脾、胃二经，能润肠胃，生津液，丰泽肌体，兼能调和诸药。本方药味虽少，但组方严谨，脾肾同治，临床观察，具有较好的改善精子数量及活力的作用，同时，药食同治，口感颇佳，提高了患者的依从性。诸药配伍，体现补脾益肾填精的制方思想。其应用时，配合健康知识讲座、心理干预、调整饮食习惯及运动干预，精液质量改善更为明显。

金保方

【学术思想】

金保方教授师承于徐福松教授和黄宇烽教授，继承了二者的学术思想。其最大特点在于，金保方教授擅长使用中西医结合思维对不育患者进行诊断和治疗，为众多家庭圆了生儿育女之梦。在中医药治疗男性不育症方面，金保方教授往往遵循整体把握生命的规律和疾病的演变，以辨证施治的原则来调节机体，调整心态，调和阴阳，恢复功能，从而达到"自然受孕"。如今不孕不育病因仍然复杂，生殖医学技术的发展虽然也如火箭般突飞猛进，但并未完全解决问题，需要中医药配合进行治疗；且目前来说，中药的副作用较少，不良反应也很少，经济有效，还能与辅助生殖技术相辅相成，达到协同配合的目的，可提高成功的概率。

【理论及用药经验】

中医学认为肾藏精，主生殖。肾的精气盛衰直接关系到人的生殖功能和生长发育。肾为先天之本，元阴元阳内寓其中，精子、精液的生成依赖于肾阴的滋养和肾阳的温煦；精子、精液的多少取决于肾中阴阳精气的盛衰。肾阴虚则生精乏源，肾阳虚则生精乏力。有关学者统计研究显示：精液异常是男性不育症的主要原因，虚证占一半以上，以肾虚为主；病位在肾，累及肝脾；肾虚为本，血瘀、湿热为标。因此补肾填精是基本大法。

男性不育虽不离乎肾，但亦并非独见于肾。肾为先天之本，脾为后天之本；先天之精有赖于后天之精的不断充养，所谓"后天养先天"。先天之精得到后天之精的滋养，才使肾精充裕，发挥其"主生殖"的功能。若脾胃虚弱，运化无力，则气血难以化生，而肾精无所充，肾精无所藏，则生殖无主。且脾运不健，水湿内生，阻于下焦，肾阳被遏，亦难种子。故不育有从脾肾论治者，亦有从脾胃治疗者，从湿热论治者亦不少见。

"肝肾同源""精血同源""肝脉络阴器"，肝与肾主生殖关系密切。肝藏血，血化精，肝血足则肾精充盛；肝主疏泄，调节全身气机和肾精的固藏与排泄。若肝阴血不足，或肝郁肾虚，或气滞血瘀等，均可影响肾主生殖功能。对于男性不育症，有人从肝肾论治，或从肝论治，亦有从气滞血瘀治疗者。近年文献资料也表明，血瘀、湿热在不育症的发生发展中作用越来越大。肾虚、血瘀、湿热三者构成了不育症的病理核心，对本病的发生发展起着决定性作用。也就是说，除肾虚外，血瘀、湿热也是本病的主要病机。因此，活血化瘀、清热利湿也是本病的基本治疗原则。

精液不液化的原因在于肝肾，如阴虚则生内热，耗伤精液；或元气衰微，肾精亏损；或肝郁化火，扰动精室，皆可影响精液的正常液化，从而引发不育。精液不液化多由寒凝、热烁、痰阻、血瘀所致。能治疗不液化的中药有苍术、黄柏、薏苡仁、川牛膝、生蒲黄、丹皮、黄芪、菟丝子、枸杞子、蝼蛄、皂角刺、刺猬皮等。

精液量少指数日未射精且精液量少于 1.5 mL，说明精囊或前列腺有病变；若精液量减至数滴，甚至排不出，称为无精液症。常见原因有：①睾丸功能减退和内分泌紊乱，使附睾、前列腺、精囊腺发育差而致精液分泌不足；②泌尿生殖系统感染，如前列腺炎、精囊腺炎、附睾结核等；③精囊的肿瘤或囊肿、尿道狭窄、尿道憩室或生殖道手术引起输精管道损伤等；④排精次数过于频繁。能提升精液量的中药有枸杞子、菟丝子、覆盆子、五味子、泽泻、当归、甘草、怀山药、丹皮、白芍、生地黄、党参、麦冬、天冬、黄精、桑椹子等。

精液中的白细胞：小于 10 个/mL，或小于 5 个/HP（高倍镜视野）。精液中白细胞增多，常见于精囊炎、前列腺炎及结核等，然后再查到底是哪个器官的感染，是来自精囊、前列腺还是尿道。清热解毒的中药大多具有抗感染的功效，对于细菌病毒都有疗效，常见的主要有黄芩、黄柏、山栀子、金银花、连翘、丹皮、金钱草、小蓟、白茅根、大黄、马鞭草、木通、滑石等。若为结核杆菌感染，则须加抗结核的药物治疗，如百部、白及、大蒜、冬虫夏草、功劳叶、蛇莓草等。

【辨证治法】

（1）隐睾症：本病是器质性疾病，一般采用手术治疗，而不采用内服药治疗。

（2）沙眼衣原体感染：采用《金匮要略》苦参丸加味方治疗。基本方：苦参、连翘、当归、黄柏、川贝母、苍术、生地黄、土茯苓、白花蛇舌草、知母、生甘草。加减：气虚者加党参、黄芪；肾虚者加菟丝子、枸杞子；肝郁气滞者加香附、郁金；痰湿者加姜半夏、橘红；湿热下注甚者加败酱草、龙葵。

（3）支原体感染：本病属中医热毒留注精室，久致精亏气衰，使精子活率、活动力下降，畸形率增高，不能嗣育，为本虚标实证。治疗以强精益气，清热解毒，凉血泄浊为原则。选方为萆薢分清饮、五味消毒饮、五子衍宗丸化裁而来，方中萆薢、黄芪补肾益气，分清化浊；生地黄、枸杞子、菟丝子、淫羊藿、车前子滋阴壮阳，益肾生精，增强生精活精之功；金银花、野菊花、蒲公英、土茯苓清热泻火，解毒泄浊；丹参、赤芍、红藤清热凉血，散瘀消肿；石菖蒲、川牛膝引药入经，行气活血通络。清热解毒药与清热凉血、滋阴益肾药相伍还可以提高机体和局部的免疫功能，使孕育率升高，是中医药标本兼治、攻补兼施、开合相济辨证论治关系优势的体现。

（4）腮腺炎后遗症：初期辨证选用龙胆泻肝汤或普济消毒饮加减。恢复期用清热养阴法，处方：金银花、芦根、土茯苓、浙贝、生地、元参、太子参、麦冬、玉竹、荔枝核、橘核、甘草，水煎服，每日1剂。若见高热者加羚羊角；疲倦乏力、多汗、纳呆者加北芪。金银花、芦根、土茯苓、生地、元参、甘草清热解毒，麦冬、玉竹、浙贝、太子参合用收清热养阴之功，配荔枝核、橘核行气、散结、止痛，入肝经治睾丸肿痛。

（5）精索静脉曲张：中医辨证分型治疗如下。①肝经郁滞型：用六香丸（大茴香、小茴香、木香、丁香、降香、沉香、橘核、荔枝核、延胡索、川楝子、香附、甘草等）。②寒凝肝经型：用暖肝煎。③瘀血下阻型：用通精煎（丹参、莪术、川牛膝、当归、桃仁、柴胡、生牡蛎、生黄芪等）。④气血两虚型：用补中益气汤或归脾汤。⑤肾精不足型：用强精煎（炒蜂房、淫羊藿、肉苁蓉、当归、熟地黄、锁阳、沙苑子、何首乌、鹿角片、川续断等）。⑥血瘀肾亏型：用理精煎（丹参、莪术、川牛膝、地鳖虫、当归尾、熟地黄、川续断、淫羊藿、肉苁蓉、鹿角霜、狗脊、红枣等）。

（6）射精障碍：主要表现为不射精或逆行射精。脾肾两虚兼血瘀所致的不射精症，用菟丝子、女贞子、五味子、枸杞子、沙苑子、黄芪、党参、白术、山萸肉、巴戟天、鸡内金、丹参、地鳖虫、生蒲黄、琥珀、砂仁。用通窍泻火法治实证，阳强不射精用白薇、地骨皮加味虎杖散（虎杖、五灵脂、冰片、牛膝、牵牛子、血余炭）。用内外兼治法，治疗浊液阻窍不排精，外用芒硝握于两手劳宫穴处，内服虎杖散加味（虎杖、五灵脂、冰片、牛膝、牵牛子、血余炭）。用补精益血法，治精血两虚不射精，用六味地黄丸合五子衍宗丸加减。用大剂滋阴药，治阴虚阳强不排精，虚劳重症用济阳汤加味（黄芪、元参、麦冬、沙参、丹皮、山药、地骨皮、生甘草梢、急性子、蒲公英）。攻补兼施治虚实夹杂不射精，肾阳不足，血滞肝郁，用血府逐瘀汤加韭菜子、蛇床子、菟丝子、车前子。

【医案举例】

医案一

患者，男，29 岁，2013 年 6 月 4 日初诊。患者结婚 3 年未育，精液常规检查示：精液量 0.3 mL，液化时间 30 分钟，pH 7.4，密度 $50.32 \times 10^6/mL$，精子活力为 a 级精子 33.27%、b 级精子 21.22%，畸形率为 30%。平素潮热盗汗，手足心热易出汗，咽干，时有心烦失眠，舌红苔少，脉细数。体检示：双侧睾丸体积为 16 mL，附睾、精索、输精管均可扪及，其余无明显异常。西医诊断：不育症（精液量少）。

辨证分型：阴虚火旺证。

中医治法：补益肝肾，滋阴降火。

处方用药：二地鳖甲煎加鹿角胶 10 g，紫河车 10 g，龟板胶 10 g，薏苡仁 20 g，木香 12 g。28 剂，水煎服。

2013 年 7 月 5 日二诊：患者服药后，潮热减轻，睡眠可，无口干，复查精液常规，精液量 1 mL 左右，守上方再进 1 个月。

2013 年 8 月 3 日三诊：药后患者口干潮热缓解，睡眠可，舌淡红苔薄白，脉平。复查精液常规提示：精液量 2.3 mL，密度、活力、畸形率均正常。上方去鹿角胶、紫河车、龟板胶，再进 14 剂，巩固疗效。

按语：本案患者精液量稀少，液化时间偏长，并伴有阴虚火旺之象，《黄帝内经》中有提到"阳化气，阴成形"，精津同源属阴。阴津亏虚，生殖之精亦化生不足，反之亦然。因此患者精液量少，而阴虚火旺明显，故以二地鳖甲煎补肝肾之阴，以期"壮水之主以制阳光"，达到滋阴助阳的作用。所谓精不足者，补之以味。因此，本方多用鹿角胶、紫河车、龟板胶等血肉有情之品以补肾精。但此类药多滋腻厚重不利于胃的气机升降，又以茯苓、薏苡仁、木香等少量健脾理气之品以佐其用，如此可保无虞。

有研究证明，男性生殖器官及生殖腺体的正常生理功能有赖于体内雄激素的维持，然而体内的睾酮水平会随着年龄增长而下降。增加体内血浆中的雄激素水平或者是外源性补充一定量雄激素，可以增加精囊腺器官的重量，以及促进其分泌。去势小鼠补充外源性雄激素后精囊上皮高度迅速增高，分泌功能恢复。因此可以得出结论，精液量的多少与精囊腺分泌功能和雄激素的水平密切相关，而适当通过补充外源性的雄激素，将有助于改善精囊腺及附属性腺的分泌能力，进而达到提高精液分泌量的效果。

在当前情况下，精液量少的治疗方法尚未达成统一，包括抗感染、营养支持、外源性激素补充、手术等，但效果较为有限，主要依赖于个人经验及对症治疗，而中医药在辨证论治特发性精液量稀少症中有明显的优势。精液量少应先辨虚实：虚证以肾虚为主，又有肾精亏虚、肾气不足、命门火衰之别；实证者分瘀血阻滞、湿热蕴阻。治疗原则应遵循虚者补之，实者泻之，瘀者通之。肾阴虚者当补肾填精；肾阳虚，命门火衰者当温补命门之火；肾气不固者当补肾气，固精收涩；脾阳不温者，应温阳健脾；瘀血阻滞者，当活血化瘀、疏通精道；湿热蕴阻者，以清热利湿，疏通精道为主。中医药不仅可以通过下丘脑－垂体－睾丸性腺轴调节雄激素的分泌，同时也可以改善附属性腺的血液供应网，以及局部微循环的状态，以促进精囊腺的分泌。

医案二

患者，男，31 岁，2007 年 3 月初诊。婚后夫妻同居 5 年不育，女方各项检查未见异常。患者平素肢倦乏力，纳谷不香，形体偏瘦，面色萎黄，性欲减退，舌淡，苔薄白，脉细。精液常规检查：精液量 1.6 mL，液化正常，pH 7.3，密度 $11.6 \times 10^6/mL$，精子活力为 a 级精子 8.5%、b 级精子 13.5%。中医诊断：男性不育症。西医诊断：不育症（少弱精子症）。

辨证分型：脾肾两虚气血不足证。

中医治法：补气养血，益肾生精。

处方用药：方用八珍汤加减。党参 10 g，炒白术 20 g，茯苓 10 g，甘草 5 g，制黄精 10 g，怀山药 15 g，白芍 10 g，川芎 6 g，当归 10 g，生黄芪 20 g，生地 10 g，熟地 10 g，炙水蛭 10 g，紫河车 10 g。

二诊（2008 年 8 月 22 日）：上方连服 60 剂，现肢倦乏力好转，纳可，性欲未见好转。精液检查：量 2.5 mL，pH 7.4，密度 $18.4 \times 10^6/mL$，精子活力为 a 级精子 15%、b 级精子 25%。原方加制仙灵脾 10 g。

三诊（2008 年 10 月 21 日）：上方连服 30 剂，现无肢倦乏力，纳可，性欲明显好转。精液检查：量 3.5 mL，pH 7.4，密度 $23.4 \times 10^6/mL$，精子活力为 a 级精子 35%、b 级精子 28%。原方续服。2009 年 1 月随访，其妻已孕2月余。

按语：男子少弱精症，主要病因有精索静脉曲张、隐睾、内分泌疾病、生殖道感染、遗传疾病、免疫异常、理化因素影响等，这些因素可直接或间接地造成睾丸及其附属腺体受损、内环境紊乱、生精障碍。中医认为，本病多为先天不足、损耗太过，或脾胃充养不足，以致精少不育。肾藏精为生殖之源，补肾类药物对下丘脑-垂体-性腺轴功能具有调节作用，能促进精子发生、成熟和改善附属性腺功能。故治以八珍汤补益气血补肾为主，并配以活血化瘀之炙水蛭，血肉有情之品紫河车。全方共奏补气益血之效，兼以活血化瘀之功，补脾气、益肾精、行气血，有形之精遂生而孕成。

医案三

患者，男，31岁，2007年8月6日初诊。婚后6年不育，夫妻同居，性生活正常，未避孕，女方检查未见异常。男方精液常规检查正常。曾在各级医院检查诊治未效，遂来求诊。查：血清抗精子抗体女方呈阴性，男方呈阳性。刻诊：患者平素体弱，易于感冒，大便偏稀，日行3~4次，形体偏瘦，面色少华，口干微苦，时有肢倦乏力，纳谷不香，舌淡胖，苔薄黄微腻，脉濡弱。中医诊断：男性不育症。西医诊断：不育症（免疫性不育）。

辨证分型：肺脾气虚证兼有湿热。

中医治法：健脾补气，兼清利湿热。

处方用药：方用八珍汤加减。党参10 g，炒白术20 g，茯苓10 g，甘草5 g，桑枝6 g，怀山药15 g，白芍10 g，川芎6 g，防风10 g，生黄芪20 g，生薏仁20 g，生蒲黄（包）10 g，蚤休10 g。上方连服60剂。

二诊（2007年10月6日）诉外感渐少，大便日调、一日两行，口干口苦渐无，余无不适，复查血清抗精子抗体转为阴性。嘱效不更方。2008年2月随访，其妻已孕2个月。

按语：男性免疫性不育是指由男性自身对抗精子的免疫反应所引起的不育。大约10%不育男子存在抗精子抗体（AsAb），其发病率占所有不育夫妇病因的3%左右。西医认为感染、损伤、遗传、生殖道畸形等可致自身抗体产生，从而致男性免疫性不育。目前对于男性免疫性不育尚缺乏特效的治疗方法，现代医学主要采用激素疗法，但疗效不理想，而且长期使用有较大的不良反应。中医治疗疗效卓越，属"无子""求嗣"等范畴。临床多见脾肺气虚，复感湿热之邪，故治疗以八珍汤补益气血为主，并配合解毒化湿之蚤休、生蒲黄、桑枝。全方补虚泻实，攻补兼施，标本兼顾。

【经验精选】

养精汤是根据"肾藏精，主生殖"及"阳化气，阴成形"理论而组方。《黄帝内经·素问·六节藏象论篇》云："肾者，主蛰，封藏之本，精之处也。"《黄帝内经·素问·上古天真论篇》言："丈夫八岁，肾气实，发长齿更。二八肾气盛，天癸至，精气溢泻，阴阳和，故能有子……今五脏皆衰，筋骨解堕，天癸尽矣，故发鬓白，身体重，行步不正，而无子耳。"因肾藏精、主生殖，故补肾填精乃治疗男性不育的基本思路。金教授认为，肾之精气亏虚是男性不育症的根本病机，但男性不育迁延往往因虚致瘀，"久病入络"。《医林改错》云："元气既虚，必不能达于血管，血管无气，必停留而瘀。"肾中精气亏空，蒸腾气化功能无力，致气机不畅，使血行缓滞而为瘀血。因此，瘀血阻络是重要病机。据此，金教授用药时在补肾填精基本治疗方法上，常佐加理气活血、化瘀通络之品，明显增强了治疗效果。本方由淫羊藿、熟地黄、黄精、紫河车、沙苑子、黄芪、当归、制水蛭、王不留行、煅牡蛎、荔枝核11味药组成。

按语：方中淫羊藿温补肾阳，养精赞育；熟地黄善滋补肾阴、填精益髓，为补肾阴之要药。两者合用，共奏填补肾精、益阴助阳之效，为君药。紫河车、黄精、沙苑子能补肾益精，养血益气；黄精更能补益"先后天之本"，补先天以资后天，补后天以养先天。黄芪配当归为益气养血之组合，制水蛭、王不留行活血通络，煅牡蛎、荔枝核既能软坚散结，又能畅行肝肾之气；六药合用，共奏行气活血通络之功。全方配伍严谨，既能温阳益精，益气养血，又能理气活血通络。

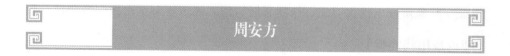

周安方

【学术思想】

男性不育病因病机复杂，针对男性不育的基本病机，周安方教授率先提出"肝实肾虚"是男科疾病基本病机的学术观点，认为男科疾病具有肝实与肾虚互为因果、夹杂为患、相互影响的病机特点，进而确立了泻肝补肾为治疗男科疾病的总原则，独创了治疗男科疾病的系列经验方。据此他把男性不育症分为11种证型：湿热蕴结证、气滞血瘀证、湿热瘀阻证、痰浊凝结证、肝实肾虚证、肾精不足证、肾气亏虚证、肾阴不足证、肾阳虚衰证、肾阴阳两虚证、脾肾两虚证，并详尽地介绍了每种证型的病机、治则及方药。

（1）慢性前列腺炎不育：根据临床观察及理论总结，提出肝实肾虚是慢性前列腺炎性不育基本病机的学术观点，慢性前列腺炎性不育实证多责之于肝，肝实（肝经湿热、肝郁气滞、肝脉瘀阻）为慢性前列腺炎性不育实证的基本病机，虚证多责于肾，肾气亏虚是慢性前列腺炎性不育虚证的基本病机。根据肝实与肾虚互为因果、夹杂为患、相互影响的病机特点，进而确立了泻肝补肾的治疗大法。

（2）精索静脉曲张不育：周教授指出，肾虚是精索静脉曲张性不育的根本原因，肝实是精索静脉曲张性不育的重要因素，肾虚肝实是精索静脉曲张性不育的基本病机。肾虚是发病的内在病理基础，日久则瘀血停滞，故肾虚是精索静脉曲张性不育的基本病机，瘀血阻滞是其重要的病理因素。病机特点多为虚实夹杂，以虚为主，瘀血阻于脉络，发为本病。

（3）免疫性不育：基本病机是湿热瘀滞，阴虚火旺，而虚实夹杂。男性免疫性不育症基本病机不外虚实两端，且为虚实夹杂。虚者责于肾气亏虚，实者责之于肝经湿热，肝经血瘀，故"肝实肾虚，虚实夹杂"是其基本病机，并给出了治疗男性免疫性不育的经验方——调免毓麟汤。

（4）无症状男性不育：由于许多男性不育患者就诊时没有明显的症状可辨，既无明显的身体不适，又无明显的舌脉异常，这些无"证"可辨的患者，给医者临床辨证带来了诸多困难。周教授根据自己多年的临床经验提出望形体、外肾和望舌相结合的辨证方法，根据性生活史、精液检查、体质辨证、脉象辨证、饮食习惯、生活起居、情志因素等多重因素综合辨证。

【理论及用药经验】

周教授认为，"肝实肾虚"是男科疾病基本病机的学术观点，认为男科疾病具有肝实与肾虚互为因果、夹杂为患、相互影响的病机特点，进而确立了泻肝补肾为治疗男科疾病的总原则，独创了治疗男科疾病的系列经验方。

（1）填补肾精法：适用于肾精不足所致的生精障碍。常用自拟生精毓麟汤，主要药物有熟地黄、制首乌、当归、川芎、枸杞子、菟丝子、覆盆子、鹿角胶、巴戟天等。

（2）补益肾气法：适用于肾气亏虚所致的遗精早泄，性欲减退，神疲乏力，精子弱少。常用自拟益气毓麟汤，主要药物有炙党参、炙黄芪、白术、巴戟天、淫羊藿、熟地黄、枸杞子、覆盆子、菟丝子等。

（3）滋补肾阴法：适用于肾阴亏虚、真阴不足所致的梦遗早泄，精液黏稠不化，精子活力低下。常用自拟养阴毓麟汤，主要药物有熟地黄、制首乌、枸杞子、五味子、女贞子、桑椹子、黄精、龟板、玄参、淫羊藿等。

（4）温补肾阳法：适用于肾阳亏虚、命门火衰所致的形寒肢冷、阳痿早泄、精液稀薄等。常用自拟补阳毓麟汤，主要药物有巴戟天、淫羊藿、肉苁蓉、锁阳、菟丝子、枸杞子、覆盆子、五味子、熟地黄等。

（5）阴阳并补法：适用于肾之阴阳两虚所致的头晕耳鸣，神疲乏力，阳痿遗精，精液稀薄。常用自拟五子赞育汤，主要药物有菟丝子、覆盆子、枸杞子、五味子、淫羊藿、巴戟天、鹿角胶、熟地黄、制首乌等。

（6）补脾益肾法：适用于脾虚肾亏所致面色萎黄，肢体倦怠，精子数少。常用自拟补脾毓麟汤，主要药物有人参（或党参）、黄芪、白术、甘草、枸杞子、菟丝子、覆盆子、鹿角胶等。

（7）调肝补肾法：对于肝肾虚所致的头晕目眩、失眠多梦、梦遗滑精、精液黏稠不化等，宜用滋补肝肾法，常用熟地黄、制首乌、枸杞子、五味子、黄精、女贞子、桑椹子、阿胶等；对于肝气郁结、肾气亏虚所致的情绪抑郁，多愁善感，精子数少，宜用疏肝补肾法，常用柴胡、青皮、香附、郁金、熟地黄、制首乌、枸杞子、菟丝子、覆盆子等。

（8）补心益肾法：对于心血亏虚、肾精不足所致的心烦不寐，面色无华，精子数少，宜用益心血、养肾精之法，常用阿胶、当归、川芎、白芍、熟地黄、枸杞子、菟丝子、覆盆子等；对于心阳虚不能下暖肾阳而引起的心悸怔忡、畏寒肢冷、阳痿不举等，宜用益心火、补肾阳之法，常用人参、制附子、肉桂、桂枝、甘草、巴戟天、淫羊藿、肉苁蓉等。

（9）补肺益肾法：对于肺气不足、肾气失养所致的咳咯不利，精子活力低下，宜用补肺气、益肾气之法，常用紫菀、款冬花、桑白皮、党参、黄芪、枸杞子、菟丝子、覆盆子等；对于肺阴亏虚、肾精失养所致的五心烦热，精液量少，精子密度低，畸形精子多，宜用滋肺阴、益肾精之法，常用沙参、麦冬、天冬、生地黄、熟地黄、枸杞子、五味子、女贞子等。

（10）清热利湿法：适用于湿热下注精室，蕴遏阴器所致的血精脓精、精稠不化等。常用自拟清利毓麟汤，主要药物有黄柏、蒲公英、败酱草、金银花、连翘、野菊花、土茯苓、枸杞子、菟丝子、覆盆子、淫羊藿等。湿重于热者，可重用土茯苓、扁蓄、车前子、滑石等；热重于湿者，可重用蒲公英、金银花、败酱草、白花蛇舌草等。

（11）活血化瘀法：适用于血液瘀滞所致的精卵排出受阻。常用自拟活血毓麟汤，主要药物有丹参、五灵脂、蒲黄、红花、益母草、枸杞子、五味子、覆盆子、菟丝子等。

（12）化痰散结法：适用于痰浊凝结所致的精液黏稠不化，精子排出不畅，常用自拟化痰毓麟汤，主要药物有贝母、海藻、昆布、玄参、生牡蛎、夏枯草、枸杞子、菟丝子、覆盆子、鹿角胶等。

【辨证治法】

男性不育症病因复杂多样，中医药治疗男性不育症具有明显的特色和优势，周教授将男性不育分为湿热蕴结证、气滞血瘀证、湿热瘀阻证、痰浊凝结证、肝实肾虚证、肾精不足证、肾气亏虚证、肾阴不足证、肾阳虚衰证、肾阴阳两虚证、脾肾两虚证常见 11 种证型，其主症、病机、治则及使用方药各有不同，周教授结合自己的经验方辨证分型论治，具体如下。

1. 湿热蕴结证

以尿频尿急，排尿灼痛，会阴坠胀，睾丸坠痛，精子死亡率高，精液黏稠不化、脓细胞多，抗精子抗体阳性为主症；以湿热蕴结为基本病机；以清热利湿为基本治则；代表方剂为龙胆泻肝汤。周教授在临床上常用自拟清利毓麟汤，主要药物有黄柏、蒲公英、败酱草、金银花、连翘、野菊花、土茯苓、枸杞子、菟丝子、覆盆子、淫羊藿等。湿与热常同时为患，但往往有主次之分，湿重于热者，应以利湿为主，可重用土茯苓、扁蓄、车前子、滑石等；热重于湿者，应以清热为主，可重用蒲公英、金银花、败酱草、白花蛇舌草等。周教授强调，苦寒之品如龙胆草、苦参等不可过用久用，过用则易伤精损正，影响精子活率及活力，若必须用者，则可辅以菟丝子、覆盆子、淫羊藿等以补肾护精；兼有附睾包块、精管增粗者，可酌加丹参、川牛膝、炮山甲、王不留行等以化瘀通络。

2. 气滞血瘀证

以附睾肿块疼痛，精子排出受阻，精索静脉曲张，精子数少或无，畸形精子过多等为主症；以瘀血内停为基本病机；治以行气活血、化瘀通络、补肾生精为基本法；代表方剂有桃红四物汤、少腹逐瘀汤。对其轻症，周教授在临床上常用自拟补肾活血汤，主要药物有熟地黄、枸杞子、淫羊藿、巴戟天、川芎、当归等；对其重症，周教授常用自拟活血毓麟汤，主要药物有丹参、五灵脂、蒲黄、红花、益母草、枸杞子、五味子、覆盆子、菟丝子等。精管结核者，可酌加浙贝母、生牡蛎、夏枯草、连翘、海藻等；精管不通者，可酌加炮山甲、水蛭、蜈蚣、王不留行等。周教授认为，气为血之帅，故血瘀常由气滞所致，可在活血药中适当加入香附、青皮等行气之品，有气行则血行之妙。血得寒则凝，得温则行，故可在活血药中加入桂枝、细辛等温经散寒之品，有助于血液的运行。破血药有损伤正气之弊，必须久用者，可适当加黄芪、党参等补气扶正之品，又有气旺则血行之功。

3. 湿热瘀阻证

以附睾增大，精液囊肿，精索静脉曲张，精子成活率低，精子活力低下，精液脓细胞多，抗精子抗体阳性等为主症；以湿热瘀阻为基本病机；治以清热利湿，活血化瘀之法。周教授常用自拟调免毓麟汤，主要药物有蒲公英、败酱草、金银花、连翘、虎杖、土茯苓、丹参、红花、三棱、莪术、甘草等。周教授认为该证型，以湿热蕴结为主者，可酌加野菊花、紫花地丁、白花蛇舌草、大黄等；以气滞血瘀为主者，可酌加延胡索、炮山甲、王不留行等。兼有肾虚，表现出以睾丸软小、精子数少、活率低下、畸形过多为特点者，可酌加枸杞子、菟丝子、巴戟天、淫羊藿、鹿角胶等。周教授治疗湿热瘀阻型的证治体会为，湿热瘀阻精道，日久化火伤阴，肾阴亏虚，虚火内盛者，可酌加黄柏、知母、生地黄等滋阴降火。

4. 痰浊凝结证

该证型以附睾硬结，精管串珠，精子排出受阻，精子数少、活率低下、活动力差甚或无精等为主症；以痰浊阻滞为基本病机；治以化痰散结，补肾生精；代表方剂有海藻玉壶汤、消瘰丸。周教授临床上常用自拟化痰毓麟汤治疗，主要药物有贝母、海藻、昆布、玄参、生牡蛎、夏枯草、枸杞子、菟丝子、覆盆子、鹿角胶等。

周教授认为，脾为生痰之源，脾虚不运，则易致水湿停聚而生痰，故治疗时常需加用党参、白术、茯苓等健脾化湿之药以杜生痰之源。

5. 肝实肾虚证

该证型以情绪抑郁，胸胁满闷，举阳不坚，射精不能，精少不育等为主症；以肾虚肝郁为主要病机；治以疏肝行气，补肾生精；代表方剂有柴胡疏肝散合五子衍宗丸。周教授在临床上常用自拟疏肝补肾汤，主要药物有香附、刺蒺藜、川芎、郁金、熟地黄、制首乌、枸杞子、菟丝子、覆盆子、淫羊藿等。肝血瘀阻，肾气亏虚所致男性不育，治宜活血化瘀，补肾生精。周安方教授在临床上常用自拟活血毓麟汤，主要药物有丹参、五灵脂、蒲黄、红花、益母草、枸杞子、五味子、覆盆子、菟丝子等。

6. 肾精不足证

该证型以体质虚弱，面色无华，睾丸软小，精子数少、活动率低等为主症；以肾精亏虚为主要病机；治以填精补肾；代表方剂有五子衍宗丸、龟鹿二仙膏、左归丸。周教授在临床上常用自拟生精毓麟汤，主要药物有熟地黄、制首乌、当归、川芎、枸杞子、菟丝子、覆盆子、鹿角胶、巴戟天等。精子密度极低者，可酌加龟板胶、紫河车等；精子活率极低、活力极差者，可酌加淫羊藿、红参等。周教授认为填补肾精药多为滋腻碍胃之品，久用则易碍胃妨食，故在使用时可根据实际情况适当配伍砂仁或陈皮等芳香健胃之品，以防其滋腻碍胃之弊。肾精不足证常见于禀赋不足者常需久用才有可能奏效。

7. 肾气亏虚证

该证型以神疲乏力，腰膝酸软，性欲减退，精子数少、活动力差等为主症；以肾气亏虚为基本病机；治以补益肾气；代表方剂为金匮肾气丸。周教授在临床上常用自拟益气毓麟汤，主要药物有炙党参、炙黄芪、白术、巴戟天、淫羊藿、熟地黄、枸杞子、覆盆子、菟丝子等。周教授认为，肾气亏虚常致封藏失职，精关不固，对此可辅以金樱子、芡实等固肾涩精之品，使精关开阖有度，方能育嗣有望。

8. 肾阴不足证

该证型以五心烦热，头晕耳鸣，梦遗早泄，精液黏稠不化，精子活力低下等为主症；以肾阴亏虚为基本病机；治以滋补肾阴；代表方剂有六味地黄丸、知柏地黄丸、大补阴丸。周教授在临床上常用自拟养阴毓麟汤，主要药物有熟地黄、制首乌、枸杞子、五味子、女贞子、桑椹子、黄精、龟板、玄参、淫羊藿等。周教授认为，肾阴亏虚常致虚热内生，对此又需加用黄柏、知母等以降虚火。但黄柏、知母为苦寒之品，久用易伤阳气，故不宜过量久用。由于阴阳互根，临床上在补阴时，常需佐以温阳之品，以求阳生阴长。

9. 肾阳虚衰证

该证型以形寒肢冷，阴器冰凉，阳事不举，精子活力低下，甚或死精过多等为主症；以肾阳亏虚为基本病机；治以温补肾阳；代表方剂有右归丸、右归饮。周教授在临床上常用自拟补阳毓麟汤，主要药物有巴戟天、淫羊藿、肉苁蓉、锁阳、菟丝子、枸杞子、覆盆子、五味子、熟地黄等。周教授认为，温补肾阳药多为温燥之品，尤其是肉桂、附子、仙茅等大热之品，久用则易伤阴耗液，导致肾阴亏虚，相火偏旺，故应适可而止，不可过量久用。由于气能生阳，阴阳互根互用，所以临床上常加党参、黄芪或红参补气生阳。

10. 肾阴阳两虚证

该证型以头晕耳鸣，腰膝酸软，神疲乏力，阳痿遗精，精子数少，精液稀薄等为主症；以肾阴阳两虚为基本病机；治以阴阳并补；代表方剂有左归饮合右归饮化裁。周教授在临床上常用自拟五子赞育汤，主要药物有枸杞子、菟丝子、覆盆子、五味子、淫羊藿、巴戟天、鹿角胶、熟地黄、制首乌等。周教授认为，临床对于肾阴阳两虚者，用药宜选温柔之品，取其温以助阳振痿，柔以益阴填精。温柔合用，刚柔相济，则可使阳复阴生，阴阳和调。

11. 脾肾两虚证

该证型以纳减便溏，面色萎黄，肢体倦怠，精子数少，活力低下等为主症，以脾肾亏虚为基本病机；治以补脾益肾；代表方剂有四君子汤合五子衍宗丸。周教授在临床上常用自拟补脾毓麟汤，主要药物有人参（或党参）、黄芪、白术、甘草、枸杞子、菟丝子、覆盆子、鹿角胶等。周教授认为脾气虚衰，运化无力，精气乏源，无以充肾，肾之精气亏虚则不育。因此，对于脾虚而致肾虚者，用党参、黄芪等补脾益气，以复其化源；鹿角胶、熟地黄等补肾填精，以充其所藏。诸药合用，可使脾健而肾强，气旺而精充，精充而育子。

【医案举例】

医案一　肾精亏虚不育案

患者，男，30岁，2012年5月9日初诊。婚后同居1年余未育。2012年4月27日在武汉某省级医院精液检查结果：精液量5.0 mL，pH 7.3，液化时间30分钟，精子密度14.15×10⁶/mL，精子活动率为46.12%，前向运动精子占21.10%，非前向运动精子占25.02%，不动精子占53.88%，正常形态精子占4%。刻下症：精神不振，面白无华。察其舌质淡，苔薄白，脉沉细，体检左侧睾丸体积约11 mL，右侧睾丸体积约13 mL，双侧睾丸弹性较差。西医诊断：少精子症，弱精子症。中医诊断：男性不育症。

辨证分型：肾精亏虚证。

中医治法：治以补肾填精。

处方用药：方以五子衍宗丸加减。熟地黄 20 g，制何首乌 20 g，黄精 20 g，当归 15 g，枸杞子 20 g，菟丝子 20 g，覆盆子 20 g，五味子 10 g，巴戟天 20 g，淫羊藿 20 g，仙茅 15 g，鹿角胶 12 g，炙黄芪 30 g，党参 30 g，炒白术 20 g。7 剂，水煎服，每日 1 剂，分 3 次服，饭后温服。

二诊：2012 年 5 月 16 日，患者诉服药后精神转佳，唯觉稍有脘胀，原方加陈皮 10 g，7 剂。

三诊：2012 年 5 月 23 日，患者诉其服药后脘胀消失，余无不适，守上方 14 剂。

四诊：2012 年 6 月 6 日，患者诉其服药后气色渐好，嘱其继服上方。

五诊：2012 年 7 月 21 日，复查精液常规：精液量 5.0 mL，pH 7.3，液化时间 30 分钟，精子密度 $30.60 \times 10^6/mL$，精子活动率为 84.98%，前向运动精子占 44.52%，非前向运动精子占 40.46%，不动精子占 15.02%，正常形态精子占 20%，各项指标均已正常，嘱其上方减量后再进 14 剂，以资巩固。3 个月后，患者来电，告知其妻已孕。

按语：肾藏精，主生殖，为人体生命之本源，睾丸有外肾之称。肾之精气亏虚，故其睾丸体积较小，精子密度降低，精子活动率不足，精子活动力低下。《黄帝内经·素问·阴阳应象大论》曰："精不足者，补之以味。"故方中用熟地黄、制何首乌、黄精、当归、枸杞子、菟丝子、覆盆子、五味子、鹿角胶等味厚之品，滋补肾精。精血同源，精能生血，血能生精，故用当归补血，以从血中求精。明·张介宾《景岳全书·新方八阵》说："善补阴者，必于阳中求阴，则阴得阳升而泉源不竭。"故用巴戟天、淫羊藿、仙茅等温补肾阳，以从阳中求阴。肾为先天之本，脾为后天之本，先天与后天相互滋生，相互促进，故用炙黄芪、党参、炒白术等补脾益气，使脾气健而肾精充，并有补气以生精、从气中求精之妙。诸药配伍，共奏补肾填精、益气生精之功，药证相合，故其妻不日而孕。

医案二 湿热瘀阻不育案

患者，男，33 岁，2012 年 9 月 11 日初诊。婚后同居 3 年未育。2012 年 8 月 13 日武汉某省级医院精液检查结果：精液量 5.0 mL，pH 7.0，液化时间 >60 分钟不液化，精子密度 $34.58 \times 10^6/mL$，精子活动率为 30.73%，前向运动精子占 13.17%，非前向运动精子占 17.56%，不动精子占 69.27%，正常形态精子占 18%。刻下症：睾丸、会阴处疼痛，面部痤疮、油腻。察其舌质暗，苔黄腻，脉来弦涩。体检：双侧睾丸体积约 15 mL，双侧附睾头肿大，均为 1.0 cm×1.2 cm，质地较硬，触痛明显；肛门指诊前列腺 Ⅱ 度肿大，中央沟消失，质地不均，且有压痛，前列腺液检测白细胞"＋＋＋"。西医诊断：精液不液化症，弱精子症，附睾炎，慢性前列腺炎。中医诊断：男性不育症。

辨证分型：湿热蕴结精室，血液瘀阻肝脉证。

中医治法：治以清热利湿，活血化瘀。

处方用药：方以萆薢分清饮加减。萆薢 10 g，黄柏 15 g，金银花 30 g，连翘 30 g，鱼腥草 30 g，野菊花 30 g，土茯苓 30 g，败酱草 30 g，大血藤 30 g，丹参 30 g，红花 20 g，郁金 20 g，川芎 15 g，红景天 20 g，黄芪 30 g，白术 15 g。14 剂，水煎服，每日 1 剂，分 3 次服，饭后温服。

二诊：2012 年 9 月 25 日，患者自诉其睾丸、会阴疼痛减轻，面部油腻、痤疮消失，去鱼腥草、野菊花，加橘核 15 g，嘱其继服 14 剂。

三诊：2012 年 10 月 9 日，患者诉睾丸、会阴疼痛消失，查其双侧附睾大小、质地基本恢复正常，压痛消失。上方去鱼腥草、野菊花，14 剂。

四诊：2012 年 11 月 13 日，患者诉无何不适，前列腺液检测白细胞极少，卵磷脂"＋＋＋"。舌质略暗，舌苔微黄，脉来缓弱。湿热已去，瘀滞大减，治以扶正生精、活血化瘀为法，方以五子衍宗丸加减，处方：黄芪 30 g，党参 30 g，炒白术 15 g，枸杞子 20 g，菟丝子 20 g，覆盆子 20 g，五味子 10 g，巴戟天 20 g，仙灵脾 20 g，绞股蓝 20 g，红景天 20 g，大血藤 30 g，丹参 30 g，甘草 10 g，30 剂。2012 年 12 月 18 日复查精液结果：精液量 4.5 mL，pH 7.4，液化时间 30 分钟，精子密度 42.35×10^6/mL，精子活动率为 63.18%，前向运动精子占 33.54%，非前向运动精子占 29.64%，不动精子占 36.82%，正常形态精子占 21%，各项指标均已恢复正常范围。2013 年 10 月，患者特意送来喜糖，诉其妻已产一健康男婴。

按语：患者面部痤疮，且多油腻，双侧附睾，肿大触痛，前列腺液白细胞"＋＋＋"，舌质暗红，舌苔黄腻，均属湿热瘀阻之征。湿热蕴蒸阳明，则面部痤疮、油腻；湿热蕴结精室，腐败精液，则前列腺液白细胞较多，精子活动率不足、精子活动力低下，精液不液化。当此邪实之时，治宜攻其实邪，故药用黄柏、金银花、连翘、鱼腥草、野菊花、败酱草、大血藤、土茯苓等清热解毒利湿。肝经绕阴器，湿热瘀阻肝脉，则前列腺及附睾肿大、压痛，故用败酱草、大血藤、丹参、红花、郁金、川芎、红景天等清热解毒、活血化瘀。方中用黄芪、白术，一是补气以助活血化瘀，二是补脾以防苦寒伤胃，三是扶正以助祛除实邪。四诊时实邪基本祛除，故治拟扶正生精为主，兼以化瘀祛邪，因此不日精液检查正常，其妻受孕。此案治分标本，先泻后补，法证相应，故能愈之。

医案三　肾虚血瘀不育案

患者，男，36 岁，2012 年 7 月 13 日初诊。婚后同居 7 年未育。2012 年 6 月 28 日北京某部级医院精液检查结果：精液量 2.5 mL，pH 7.0，液化时间 30 分钟，精子密度 13.71×10^6/mL，精子活动率为 40.72%，前向运动精子占 10.77%，非前向运动精子占 29.95%，不动精子占 59.28%，正常形态精子占 5%。刻下症：腰膝酸软、性欲减退、神疲乏力、阴囊坠胀。察其舌质暗，苔薄白，脉沉涩。体检：双侧睾丸体积约 14 mL，弹性均差，左侧精索静脉Ⅱ度曲张。西医诊断：少精子症，弱精子症，精索静脉曲张。中医诊断：男性不育症。

辨证分型：肾虚血瘀证。

中医治法：治以补肾生精，活血化瘀。

处方用药：方以五子衍宗丸合通精煎加减。鹿角胶 12 g，熟地黄 20 g，制何首乌 20 g，枸杞子 20 g，菟丝子 20 g，覆盆子 20 g，五味子 10 g，巴戟天 20 g，淫羊藿 20 g，当归 20 g，川芎 15 g，丹参 30 g，红景天 20 g。7 剂，水煎服，每日 1 剂，分 3 次服，饭后温服。

二诊：2012 年 7 月 20 日，患者自诉服药后精神转佳，略感脘胀，上方熟地黄减量至 10 g，加砂仁 6 g，7 剂。

三诊：2012 年 7 月 27 日，患者自诉服药后脘胀消失，继服上方 28 剂。

四诊：2012 年 8 月 31 日，复查精液结果：精液量 3 mL，pH 7.3，液化时间 20 分钟，精子密度 20.67×10^6/mL，精子活动率为 70.16%，前向运动精子占 35.42%，非前向运动精子占 34.74%，不动精子占 29.84%，正常形态精子占 15%，各项指标均已恢复正常范围。嘱其再以上方减量调理，以资巩固。2013 年 10 月，患者因身感乏力而来院调理，诉其妻已产一健康男婴。

按语：肾藏精，主生殖，肾精亏虚，故其精子密度降低，精子活动率不足，精子活动力低下。药用鹿角胶、熟地黄、制何首乌、枸杞子、菟丝子、覆盆子、五味子等补肾生精。腰为肾之府，肾气为生命活动的原动力，肾气亏虚，鼓动无力、腰府失养，故腰膝酸软、性欲减退、神疲乏力，药用巴戟天、淫羊藿等温补肾阳，鼓舞肾气；肝经绕阴器，血瘀肝经，故见精索静脉曲张，并有阴囊坠胀，当归、川芎、丹参、红景天等活血化瘀；当归等补血药还有从血中求精之意，红景天补气药则有从气中求精之妙。诸药配伍，共奏补肾活血之功，药证合拍，故收良效。

【经验方选】

调免毓麟汤。组成：生地、黄柏、知母、蒲公英、白花蛇舌草、败酱草、虎杖、丹参、赤芍、甘草等。

方解：治宜扶正祛邪并举，方中生地、黄柏、知母等滋补肾阴，清降虚火；蒲公英、白花蛇舌草、败酱草、虎杖等清热利湿；丹参、赤芍等活血化瘀；甘草清热解毒，调和诸药。全方共奏滋阴降火、清热利湿、活血化瘀，以复肾职之功。研究表明，免疫功能紊乱既有正虚的表现，又有邪实的表现。调免毓麟汤方中的生地黄、黄柏、知母等滋阴补肾药可调动机体抗病能力，提高机体的免疫功能，增强免疫反应的自身稳定性，即具有扶正之功。蒲公英、白花蛇舌草等清热解毒药能促进吞噬细胞清除抗原，进而抑制免疫反应。丹参、赤芍等活血化瘀药能消除血液中过剩的抗原，防止免疫复合物的产生，还能促进已沉积的抗原抗体复合物的吸收和消除，即具有祛邪之功。此外，甘草还有刺激增强垂体－肾上腺皮质系统的作用，既可抑制免疫反应，又可消除或减轻变态反应所引起的病理损伤。从本方组成药物的现代研究成果来看，本方可能既有提高已被减弱的免疫稳定性功能的作用，又有消除有害的自身免疫反应的作用，即通过扶正与祛邪药物的有机配合，相辅相成，从整体上进行免疫调整，纠正免疫紊乱，重建免疫平衡，消除特异抗体，从而起到改善生殖功能的作用。

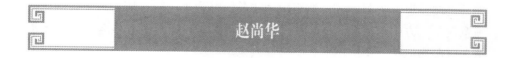

赵尚华

【学术思想】

赵尚华教授提出男子不育的关键是肾虚命门火衰，精气虚寒。赵老认为肾为先天之本，藏真阴而寓元阳，只宜固藏，不宜泄漏太过，如损失太甚，必然导致命门火衰，精气虚寒而不育。

然男子不育其病位不仅限于肾，同时涉及肝经、肾经、阳明经三经。肝主疏泄，肾为先天之本，胃为生化之源。如果肝不疏泄，肾精则不能正常排泄，肾阳不足，命门火衰，则精冷不育。先天之精，依赖后天之精不断充实补足，如果胃土久损，后天生化不足，则自顾不暇，肾精必然亏损，影响生育。赵老结合现代医学认为男性不育的原因有两类：一类是由于全身性疾病，如性神经衰弱、脊髓痨等发生阳痿或早泄，不能输送精子与卵子结合；另一类是无精子，或者精子太少，或者精子畸形太多。后一类中因生殖器官发育异常者，如先天性无睾症、隐睾、睾丸发育不全等，多非药物所能治疗。但大多数是因某些炎症所引发，如附睾炎、前列腺炎和精炎等。可见男性不育的原因是复杂的，用西药治疗，很难取得理想的效果。临床经验说明，有阳痿者，治愈阳痿，不育症随即治愈；无阳痿而不育者，治疗更为困难，诱因少，症状少，辨证困难，更需要医者运用四诊八纲，详审病情，准确辩证，才能取得预期的结果。

【理论及用药经验】

赵尚华授治疗不育症的用药指导思想：温补下元，壮阳益精。男性不育症，虽然有很多类型需要辨证施治，但关键是命门火衰，精气虚寒。多数患者并无阳痿、遗精等症状，一般的工作和体力劳动亦可胜任，但精液常规检查，或是精子总数太少，或是畸形精子太多，或是死亡精子太多。这大约就是中医肾气不足、精冷不育的客观指标。肾为水火之脏，主藏精，主生育，只要肾精充沛，肾气旺盛，阴平阳秘，生男育女，那是极易之事。"阳生阴长"，阳化气、阴成形，在正常情况下，阴阳和调，阳主化生，阴主成形。这类不育症的特点是精子死亡、畸形太多，故曰，其病主要在阳虚。验之实际，先调整患者阴阳虚实，然后用加味羊肾丸为主壮阳益精，每多获得比较满意效果。方中羊睾丸、仙灵脾、仙茅、巴戟天、菟丝子、沙苑子等壮阳益精，对阳痿滑精，精冷不育，有可靠效果。

另外，在应用中医理论指导用药的同时，吸收现代药理学研究成果，经现代实验证明，仙灵脾、仙茅、巴戟天、锁阳、菟丝子有促性功能作用。仙灵脾、紫河车等能使动物交尾力亢进，并有促进精液分泌作用。山萸肉、枸杞子滋阴补肾，配合壮阳之药使肾阳有所附，可制相火太过，以免流弊。生薏苡仁一味在方中似属多余，而其功用甚大。其性淡渗，健脾，利湿，可以防止滋补之品的腻膈之弊；其性微寒，可以避免诸药温燥伤津。据今人研究，生薏苡仁有消炎、抗病毒、抗癌等多种效用。

总之，男性不育的原因是复杂的，凡不属生殖器官发育异常者，中医治疗的效果还是比较满意的；但必须在辨证施治原则指导下，掌握本病命门火衰、精气虚寒这一特点，正确选方用药才能取得良好的效果。

【辨证治法】

赵老临床善用五子衍宗丸，根据中医理论，结合精液常规检查辨证分型如下。

（1）阳虚型：症见面色无华，畏寒肢冷，头晕耳鸣，腰酸肢重，懒言困乏，自汗，大便溏薄，尿清长，易早泄。重者性欲下降，阳痿，射精无力，形体偏瘦，精液清冷，舌质淡嫩多津。舌体胖大，边尖有齿印、苔白，脉沉细而缓。精液常规检查：性状清稀，色灰白，量 3～5 mL，或超过 8 mL，精子活动不良或伴死精，活动率低于30%，精子总数低于 5×10^6 个/mL。用五子衍宗丸加巴戟天、淫羊藿、韭菜子、益智仁、锁阳、补骨脂、黄芪、党参、黄精、肉苁蓉等。

（2）阴虚型：症见面色浮红，五心烦热，盗汗，夜寐不宁，易惊悸，性情急躁，口、鼻、咽干，便秘溲赤，性欲正常或偏亢，精少，形体多清瘦，舌质红或绛红，苔薄黄或少苔，脉细数或略弦细数。精液常规检查：性状黏稠，黄色或棕红色，量少于 2 mL，排精后 1 小时液化不全，精子总数低于 3×10^7/mL，死亡和畸形总数超过30%，活动力一般良好，活动率为50%～60%，用五子衍宗丸加熟地黄、首乌、黄精、白芍、天门冬、麦门冬、当归、黄芪、龟板、女贞子等。

（3）血瘀气滞型：症见少腹隐痛，睾丸抽搐挛痛，血精，胸、胁、腰部胀痛，舌质暗红，边尖有瘀斑、瘀点，苔薄白或少津，脉细缓或沉。精液常规检查：性状黏稠，灰白色或红色，量少于 3 mL 或正常，全部精子死亡或畸形或正常精子数少于30%。用五子衍宗丸加丹参、川芎、当归、桃仁、红花、五灵脂、制香附、延胡索等。

（4）痰湿阻滞型：症见形体肥胖，动则气喘，倦怠，纳呆，咽中如有炙脔，尿频，急痛，血尿，白浊，淋漓不尽，腰坠胀且痛，舌质红，苔白厚微腻。脉滑数或弦滑。精液常规检查：性状胶黏，色白或黄，量 3～5 mL，精子活动力不良，活动率低于30%，偶见畸形精子。治疗可先用八正车前散、二妙散等清利下焦而后用五子衍宗丸加陈皮、法半夏、川厚朴、薏苡仁、怀山药、白术、茯苓、泽泻等。

【医案举例】

医案一

孔某，男，35岁，已婚，2014年1月2日就诊。病史：婚后2年未育。患者结婚2年，夫妻同居，未避孕，性生活正常。无明显不适症状，其妻妇科检查均正常。精液常规：精子计数8.6×10^6个/mL，其余各项指标均在正常范围。舌淡苔白，脉滑。西医诊断：男性不育症。

辨证分型：肾阳不足证。

中医治法：补火助阳，益肾填精。

处方用药：党参10 g，锁阳10 g，山萸肉10 g，生薏苡仁10 g，菟丝子10 g，仙茅10 g，巴戟天10 g，肉苁蓉10 g，仙灵脾10 g，沙苑子10 g，五味子10 g，枸杞子10 g，紫河车3 g。90剂，水煎服。

二诊：2014年5月20日。服药3个月，无不适症状。今日精液常规：各项指标均已正常。嘱患者再服加味羊肾丸3个月以巩固疗效。2015年2月11日，春节前患者父亲电话告知，儿媳已怀孕3月余。2015年9月下旬，患者父亲又告知儿媳已顺产一男婴近2个月，目前母子均健。

医案二

赵某，男，30岁，1978年春节期间初诊。婚后5年不育，其妻曾多次检查，未发现不孕原因，本人体质一般，可以参加农业劳动。精液常规：总量3 mL，精子计数5×10^7个/mL，死亡率为75%。遂知自身有病。2年来，经多方治疗，曾用丙酸睾酮等男性激素药物不效，中药亦未见效。观其面色㿠白，不耐劳累，腰酸腿困，睡眠多梦，饮食调，二便正常，无阳痿滑精，舌淡苔白，脉沉迟，尺脉尤甚。西医诊断：男性不育症，弱精子症。中医诊断：男性不育症。

辨证分型：先天不足，命门火衰证。

中医治法：温补下元。

处方用药：党参10 g，黄芪15 g，山萸肉10 g，锁阳10 g，生薏苡仁10 g，仙茅10 g，仙灵脾10 g，巴戟天10 g，枸杞子24g，沙苑子12 g，紫河车10 g。水煎服。

二诊：6 剂后，自觉精神好转，遂改为加味羊肾丸，自制一料，每服 1 丸，日服 3 次。1979 年春天随访：病已痊愈，其妻于春节前已生一男婴。

医案三

王某，男，27 岁，2013 年 4 月 3 日初诊。结婚 1 年余，夫妻同居，女方未能受孕，外院检查精液提示精子活率低，性生活质量不满意，偶有早泄，余无特殊不适。舌淡红，苔薄白，脉沉缓。查精液常规提示：精液样本量 2.2 mL，液化时间 30 分钟，精子活力为 a 级精子 4.05%、b 级精子 9.76%，精子活动率为 15.48%，精子密度、形态均正常。西医诊断：男性不育症，少、弱精子症。中医诊断：男性不育症。

辨证分型：肾阳亏虚、脾虚证。

中医治法：温补脾肾。

处方用药：山茱萸 15 g，肉苁蓉 10 g，菟丝子 10 g，山药 15 g，沙苑子 10 g，白术 10 g，杜仲 10 g，淫羊藿 10 g，巴戟天 10 g，枸杞子 10 g，党参 15 g，炙黄芪 30 g，当归 10 g，赤芍 10 g，茯苓 10 g。15 剂，水煎，分 2 次温服。

2013 年 4 月 17 日复诊：性生活质量相对提高，余无明显不适。舌淡红，苔薄白，脉沉。效不更方，前方再服 30 剂。

2013 年 5 月 15 日三诊：性生活比较满意。舌淡红，苔薄白，脉沉。查精液常规提示：精液样本量 2.8 mL，液化时间 30 分钟，精子活力为 a 级精子 27.75%、b 级精子 25.05%，精子活动率为 70%，精子密度、形态均正常。

按语：以上三例医案中，患者配偶检查生育能力正常，诊断男性不育症明确，精液检查提示少精症。赵老认为肾为先天之本，藏真阴而寓元阳，只宜固藏，不宜泄漏太过，如损失太甚，必然导致命门火衰，精气虚寒而不育，男子不育的关键是命门火衰，精气虚寒。患者精少精清，婚久不育乃因下元亏损，命门火衰，生精功能不足所致，故治以温补肾阳为主。在实际临床中，赵老多根据患者实际辨证，先调整患者阴阳虚实，然后以加味羊肾丸为主壮阳益精，多获良效。

【经验方选】

加味羊肾丸：党参、山萸肉、锁阳、巴戟天、菟丝子、仙茅、仙灵脾、枸杞子、生薏苡仁、沙苑子、阳起石、枸杞子、羊睾丸等。

功效：补肾温阳填精。

按语："加味羊肾丸"乃针对男性不育肾虚命门火衰，精气虚寒的病机要点，并根据《黄帝内经》"阳气者若天与日"的理论加减化裁而来。方中羊睾丸为主药，血肉有情之品重用，大补肾精，菟丝子、仙茅、仙灵脾、沙苑子、巴戟天壮阳益精，山萸肉、枸杞子滋补肾阴。阴阳并补，乃善补阳者，必于阴中求阳，则阳得阴助，而生化无穷。诸药配伍，体现了补肾填精助阳气的制方思想。

贺菊乔

【学术思想】

1. "肝肾亏虚、气血瘀滞"为不育之主要病机

贺菊乔教授善于运用中医理论，攻克男性病疑难杂症，在长期的临床实践中，探索出各种治疗男性不育病的方法和途径，对男性不育病机有自己独特的看法：认为男性不育多因"肝肾亏虚""血瘀精滞""肝经湿热""情志失调"所致，其中肝肾亏虚、气血瘀滞为男性不育最主要的病机变化。生殖之精由先天父母之精及后天水谷所化的津、液与血所合成，故肾阴不足，精元匮乏，则见无精、少精；津血不足，则精液量少；津液枯竭，则精质稠厚，液化不良，故禀赋不足、肾气亏损、精血匮乏是引起精液异常的主要原因，血不养精是本病的重要病机。肾为天癸之源，肾气盛则天癸至，天癸至而能有子。反之肾气衰则天癸竭，天癸竭则导致无子。肾气不足可致精子发育不良，肾阳不足可使精子活力低下，肾阴不足可导致少精、精液量少、无精等症，故在男性不育疾病过程中往往出现阴损及阳、阳损及阴，终致阴阳两虚之证。

2. 提出以"肾－天癸－肾子轴"

贺菊乔教授提出肾、天癸、肾子三者共同组成了"肾－天癸－肾子轴"（图2-1），直接体现肾主生殖的功能，具备以下三种生理作用：主持男性生殖功能的盛衰；决定性功能的强弱；促进第二性征的发育。"肾－天癸－肾子轴"的调控又与肝、脾、肾三脏关系密切，体现在肾泌天癸、脾养天癸

和肝疏天癸三个方面天癸是由先天之精化生而成，其长养成熟离不开脾胃化生水谷精微的培育作用，肝主疏泄，调畅气机又控制天癸的泻藏。"肾－天癸－肾子轴"在男性生殖生理中的作用至关重要，其任何环节出现问题都可能导致男性不育。在肾有阴阳亏虚之分，在天癸有至竭之别，在肾子则有各类睾丸病变。

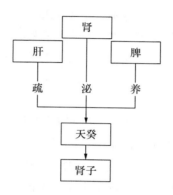

图 2-1 肾－天癸－肾子轴

【理论及用药经验】

贺菊乔教授结合自己的临证经验执简驭繁，投以生精、通精和固精三大治法论治。生殖之精的发生发育依赖于气血充养和阴阳和合，治不离肝肾、脾胃；生殖之精的输送排出依靠于精窍精道的畅通无阻，治不离血瘀、湿浊。在生精的同时，辅之以收涩固精之药有助于促进生殖之精的长养成熟；在通精的同时，佐之以清热化湿之品有助于扫除精窍精道的热结瘀阻。"生""通""固""清"诸法相配，补中有泻，泻中有补，补泻结合，改填补为平补，使补而不滞、滋而不腻，切中病机，药证合拍，收效显著。贺教授治疗男性不育症以生精为主，固精、通精为辅。生精药物不外乎补气、补血、补阴、补阳，大体可分为以下两类：一是健脾益胃，气血生化有源，药如黄芪、山药、白术、甘草、大枣、党参、黄精；二是培补肝肾，天癸生发有道，药如熟地黄、菟丝子、制首乌、淫羊藿、巴戟天、肉苁蓉、枸杞子、墨旱莲、女贞子。通精药物亦分成两类：一是活血化瘀，通利精关，药如当归、王不留行、乳香、三七；二是利水渗湿，畅达精道，药如车前子、茯苓、金钱草。固精主要选用收敛固涩药物，如山茱萸、五味子、金樱子、莲子。贺菊乔教授亦善用成熟果实或种子类药物，"子"能生子，有"取象比类"之意。

【辨证治法】

贺菊乔教授认为肝肾亏虚、气血瘀滞为男性不育症最主要的病机变化，因此，调补肾阴肾阳是治疗男性不育根本原则。同时，患者因心理压力大，容易产生自卑、忧郁、烦躁等情绪，日久肝火躁动，引动相火，易致精液耗损、妄动流失而导致不育。故在治疗男性不育疾病过程中，贺教授也注重疏肝解郁。

1. 补益脾肾、清热利湿

精液中存在凝固及液化因子，分别来源于精囊和前列腺，一旦某种因素破坏了精液凝固与液化因子间的平衡，即可出现精液不液化。贺菊乔教授认为，精液的正常液化，有赖于阳气的气化，而阳气的气化，又依赖于阴阳的协调，因此，一切可以引起机体阴阳平衡失调的原因或疾病因素均可导致精液不液化。湿热是导致本病的重要病理因素之一。患者肾气化功能失调，不能温煦全身脏腑形体官窍，以致脾运化失职，湿邪内生，蕴而化热，湿热蕴结精室而成。故本病临床多为虚实夹杂之证，肾阳虚为本，而湿热为标，治当补肾温阳，清利湿热，兼顾脾胃。贺教授在治疗此类病症时，常用化精汤清热利湿。化精汤由益母草、败酱草、鱼腥草、大血藤、蒲公英、丹参、赤芍、女贞子、旱莲草、蒲黄、甘草组成，同时配合神曲、山楂健脾消食，标本兼治。又因精液不液化多与前列腺炎和精囊炎有关，故在治疗精液不液化症时，应强调重视慢性前列腺炎和精囊炎的治疗。

2. 疏肝解郁、养血柔肝

贺菊乔教授在治疗男性不育时也注重从肝论治。贺教授认为不育男子，皆为青壮年，肾气自当旺盛，如不放纵，肾虚者不多。然求子心切，肝气多有所郁，多为情志所伤，纵有肾虚，而肝郁居多，况且肝经与阴器关系密切，肝经"循阴股入毛中，过阴器抵少腹""肝者筋之合也，筋者聚于阴器，结于茎"，宗筋为肝所主，前阴为肝所统。肝之疏泄功能正常，精神情志调畅，性欲正常，阴茎勃起坚挺，房中性事才能正常。此外，肝寄相火，不仅能维持阴茎正常勃起，而且还能正常启闭精窍，调节精液的有度施泄。故治疗男性不育常应考虑从肝郁论治，同时，本病病程较长，常迁延数年，久郁生瘀，治疗时常须辅以活血化瘀之法。贺菊乔教授常运用柴胡、白芍配伍治疗男性不育。柴胡味苦、辛，性微寒，归心包络、肝、三焦、胆经，具有透表泄热、疏肝解郁、升举阳气的功效，主治寒热往来、胸满胁痛、口苦耳聋、头晕目眩、疟疾、月经不调等症。白芍味苦、酸，性微寒，归肝、脾经，具有养血柔肝、缓中止痛、敛阴收汗的功效，主治月经不调、经行腹痛、崩漏、自汗、盗汗、胸胁脘腹疼痛、四肢挛痛、头痛、眩晕。柴胡轻清辛散，疏肝解郁；白芍酸苦微寒，敛阴柔肝，缓急止痛；柴胡、白芍相伍，一散一收，以白芍之酸敛，制柴胡之辛散，用柴胡之辛散，又制芍药之酸敛，且柴胡得白芍而无劫阴之弊；柴胡疏肝气，白芍养肝血，二药配伍既养肝体又助肝用，符合肝脏的生理特点，是疏肝养肝、体用兼顾之最佳配伍。

【医案举例】

医案一

谭某，男，31岁，2008年6月12日初诊。主诉：婚后3年不育。已结婚3年，夫妇感情好，同居未采用避孕措施而不育，女方检查正常。前列腺液检查：白细胞0~3个/HP，卵磷脂小体（＋＋）。精液常规：液化时间＞60分钟，精液不完全液化，活动率为48%，精子活动力为a级精子21.7%、b级精子27.15%。曾在多家医院求治，效果欠佳，遂来就诊。就诊时症见：腰酸痛，尿频，尿黄，偶感小便灼热。舌淡红，苔黄腻，脉弦滑。西医诊断：精液不液化。

辨证分型：湿热蕴结证。

中医治法：清热利湿。

处方用药：采用自拟化精汤治疗。处方：败酱草15g，益母草15g，黄柏12g，红藤15g，蒲公英15g，丹参15g，丹皮12g，王不留行15g，旱莲草15g，蒲公英15g，甘草6g。每日1剂，水煎，分2次服。14剂后患者诉无特殊不适，舌淡红，苔黄，脉弦。现患者湿热之象已明显减轻，原方化裁加减：益母草15g，红藤15g，蒲公英15g，丹参15g，赤芍15g，黄柏12g，女贞子15g，旱莲草15g，鹿角胶12g，菟丝子15g，黄精15g，甘草6g。每日1剂，水煎服。上药共服30余剂后，精液常规检查：液化时间＜30分钟，精子活动率为62%，精子活力为a级精子27.35%、b级精子31.7%。其病告愈。3个月后告知其妻已怀孕。

按语：精液黏稠不液化或液化迟缓影响精子活动和受孕能力，减缓或抑制精子通过宫颈，妨碍受精，引起不孕。贺菊乔教授认为，精液不液化属中医"精稠""精浊""精厚"等范畴。本病患者多为饮食不节，过食肥甘厚味，损伤脾胃，致脾胃运化失职，蕴湿生热，湿热之邪蕴结精室，精热而厚，故精液黏稠如胶；湿热蕴结，影响气机运行，从而导致气滞血瘀。治以清热利湿、行气活血为主。方中败酱草、益母草、黄柏、红藤、蒲公英清热化湿解毒，丹参、丹皮、王不留行活血行气，旱莲草既滋补肝肾又能防诸药苦寒伤胃。二诊时湿热症状已基本消除，故在原方基础上加女贞子、旱莲草、菟丝子等滋补肝肾之品。

医案二

郭某，男，32岁，2009年3月11日初诊。主诉：婚后3年不育。其妻检查正常，患者外生殖器外观无异常，双侧睾丸、附睾正常，前列腺检查正常，精液常规pH 7.5，液化<30分钟，活动率为48.3%，精子活力为a级精子19.75%、b级精子25.47%、c级精子40.2%。现症见：时觉腰部酸痛，神疲乏力，夜寐欠安，性功能低下，小便清长，夜尿频多，大便尚可。舌淡胖，苔白，脉沉细弱。西医诊断：弱精子症。

辨证分型：肾精亏虚，精气衰弱证。

中医治法：益肾填精，生精种子。

处方用药：采用生精汤加减治疗。熟地黄15 g，枣皮10 g，菟丝子15 g，枸杞子15 g，女贞子15 g，鹿角胶10 g，黄芪15 g，仙灵脾12 g，仙茅10 g，金樱子15 g，淮山药20 g，当归15 g。每日1剂，水煎，分2次服。

二诊：21剂后患者腰背酸痛明显减轻，性功能增强，稍感神疲乏力，夜寐尚可，小便正常。舌淡，苔白，脉弦细。仍宗上方加减，以加强益气之功。处方：熟地黄15 g，菟丝子15 g，枸杞子15 g，女贞子15 g，鹿角胶10 g，黄芪20 g，党参15 g，枣皮10 g，金樱子15 g，淮山药20 g，当归12 g。每日1剂，水煎服。服上药30余剂后，患者诸症消除，复查精液常规示：精子活动率为70.4%，精子活力为a级精子25.27%、b级精子28.16%。后告其妻已成功受孕。

按语：肾为先天之本，主发育与生殖。肾脏精气的盛衰直接决定人体的生长发育，亦直接影响性功能和生殖功能。患者因禀赋不足，或房事太过、饮食劳倦等因素，致肾精耗伤，肾气败伤，则生精功能不足，故精少而无子。故治当益肾填精。生精汤是贺菊乔教授在五子衍宗丸的基础上加减化裁而成，方中熟地黄、菟丝子、枸杞子、女贞子滋补肾阴，填精益髓；仙灵脾、仙茅、鹿角胶补肾固精；黄芪、淮山药、当归健脾益气生血，以助后天生化之源而益肾精，补先天之精不足。本方益肾填精，补而不温，滋而不腻，可用于多数不育症患者。

医案三

李某，男，33岁，2009年6月21日初诊。婚后4年未育，夫妻同居，房事和谐，女方妇科检查正常。患者曾多次精液常规检查示正常。曾在多家医院诊治，应用中、西医治疗而无效。遂慕名求治于贺教授。就诊时症见：头晕目眩，四肢倦怠，少气懒言，舌质淡红，苔薄白，脉细弱。精液常规：精液量<1.2 mL，精子计数0.29×10^8个/mL，精子活动率为41.31%，精子活力为a级精子8.62%、b级精子14.27%。西医诊断：少精子症。

辨证分型：气血亏虚，精气虚弱证。

中医治法：健脾益气，养血生精。

处方用药：方用益气生精汤加减。黄芪15 g，党参15 g，白术10 g，薏苡仁20 g，淮山药20 g，茯苓10 g，当归15 g，熟地黄15 g，枣皮10 g，白芍10 g。每日1剂，水煎服。服药60余剂后，患者诸症消失，精液2次检测均正常。2010年7月其妻顺产一子。

按语：肾乃人体脏腑阴阳之根本，生命之根源，为先天之本。脾为后天之本，肾所藏先天之精及其化生的元气，有赖于脾气运化的水谷之精及其化生谷气的不断充养和培育。若患者劳累过度，或久病之后，损伤脾胃之气，则气血生化无权。气血生化无权则精血生化不足而致不育。益气生精汤以大量的健脾益气之药而治之，体现了培后天以养先天，使水有其源，木有其根，体现了"气化则精生"之理，故能育子。

【经验方选】

补肾活血汤：熟地黄15 g，枸杞子15 g，补骨脂15 g，巴戟天15 g，韭菜子15 g，半枝莲15 g，三七5 g，蜈蚣4g，枳壳10 g，三棱15 g，丹参15 g。功效：温阳补肾，活血化瘀。

按语：贺菊乔教授认为久病必瘀，怪病必瘀，难病必瘀，瘀久则虚，瘀去新生，故不可一味求补。若一味求补患者反而虚不受补，应通补兼行。荡涤败血，开通腑气，疏通经络，凡气血凝聚之处，皆能开之，故阴茎则举，疗效甚佳。补肾活血汤中补骨脂、巴戟天、韭菜子温补肾阳，熟地黄滋阴补血，使阳从阴血而化生；枸杞子滋阴和阳，使阳复有源；丹参、三七、活血化瘀，去瘀生新；枳壳理气止痛，气行则血畅；蜈蚣攻毒散结，通络止痛；半枝莲，取利水渗湿之功，防止温补过甚而至湿热产生。全方共奏温阳补肾、活血化瘀之功效。综观全方，药性平和，补而不滞，温而不燥，可使精盛阳强，瘀去脉通，如此标本兼治，故获良效。

秦国政

【学术思想】

秦国政教授认为男性不育症传统上多以肾之阴阳不足为立论，但随着人们生活水平、生存环境等客观因素的变化，"肾虚夹湿热瘀毒"已成为现代不育症的重要致病因素。

秦国政教授认为临床上对男性不育的治疗，通过辨证论治和辨病论治，在补肾、填精的基础上加以活血化瘀往往能使部分患者生精能力增强，提高治愈率。现代药理研究也表明，活血化瘀药物可改善组织供血和血液循环，减轻炎症反应及水肿，减少局部炎症的渗出，抑制纤维增生，促进腺组织的软化，改善组织缺血、缺氧，使睾丸、前列腺、精索静脉丛的血液循环改善，生精细胞功能得到重新调节，促进精子的产生及活力。秦教授常用于男科临证的活血化瘀药有川芎、桃仁、丹皮、赤芍、水蛭、川牛膝、丹参、泽兰、山楂、穿山甲、皂角刺、王不留行、三棱、莪术等。

秦国政指出应在辨证论治和辨病论治的前提下，结合问诊、体检及精液化验的结果和临床表现综合辨治。例如，若是肾囊筋瘤，即精索静脉曲张所致的男子不育，多是由先天不足，脾胃气虚，导致瘀血停滞阻于络道，临床多用益气活血法诊治；若是精液不液化所致男子不育，多由于湿热化火，阴津蒸熬成瘀成痰，临床常在滋阴降火的同时加用活血化瘀法；若是死精证多责之于湿热久羁，日久则败阻精窍，临床上以清热利湿与活血化瘀并举；若是不射精所致的男子不育，皆是由于精窍瘀阻，使精液不能顺利排出，临床上加用活血化瘀，使精窍通利；若是阳痿所致的男子不育，多由于情志不畅、郁怒伤肝、气机失调则血运受阻，或忍精不射、败精瘀阻，血瘀筋脉则宗筋失养，临床上多用疏肝理气、活血化瘀法。同时，秦国政教授强调患者应坚持连续服药，注意有关生活起居的调摄和精神调养，忌吸烟饮酒，综合调治，提高疗效。

【理论及用药经验】

秦教授以脾肾同治立论，每于生熟两地、制首乌、枸杞子、菟丝子、川续断等补肾之药中参以太子参、黄芪、黄精、炒麦芽之品健脾护胃，保证良好的运化生精之功能。同时，注重患者的本身体质与药的偏性之间的平衡。善于异病同治，常用部分妇科用药来治疗男科疾病。如用益母草、桃红四物汤等妇科调经药来活血化瘀，通络生精。此外，秦教授还善于根据精液化验的情况"辨精用药"，如无精子者加鹿茸、淫羊藿、枸杞子；精子活率低，活动能力不良者加蛇床子、巴戟天、菟丝子；死精、畸形精子多者加土茯苓、蚤休；精液中有脓细胞者加蒲公英、龙胆草、黄柏；精液成团块状者加泽泻、丹皮、天台乌药、当归、白芍。一般情况下，男性免疫性不育症病程冗长，长期服用中药稍有不慎即可伤及脾胃，祸端丛生，如苦寒过度，伤及脾肾之气，或壮阳过度伤及胃肾之阴，或服药时间不当而伤脾碍胃，因此倡导饭后服药（尤其早上）减少药物对胃肠道的刺激。

1. 多用子（籽）药

秦教授治疗男性免疫性不育症中多重视子类药物的应用。认为子（籽）药乃物之子，即药物种子。按功能类比能毓生命，以形象类比可促进精子形成，于是出现了以子生子的模式。历代文献不乏用子药治疗男性不育症之记载，尤其是《证治准绳》之"五子衍宗丸"为古今医家所撷，成为治疗男性不育症之经典方剂。五子衍宗丸单味药理研究证明，每一味药都有不同程度的兴奋中枢、强心，促进合成代谢，改善免疫功能和性激素样作用。

2. 防止用量偏重

秦师认为淫羊藿、蛇床子、肉苁蓉、枸杞子、仙茅等补肾壮阳药在治疗男性不育症中极为常用，但不可求功心切而用量过大。用量过大则弊多利少，因其暗耗真阴肾水，易导致脏腑气血偏盛偏衰，出现或加强阴虚征象；淫羊藿、蛇床子有类激素作用，长期过量服用反而会使体内雄激素浓度过高而抑制精子生长；仙茅、蛇床子等为有毒药物，长期过量服用可出现舌麻、眩晕、恶心呕吐等神经系统和消化系统中毒反应。过用苦寒之品，常引起患者腹泻、胃痛，不仅使药物吸收不良，而且降低患者的依从性。在临床治疗男性不育症中秦教授总是谨慎地使用每一味中药，用药中正、平和、轻清、灵动。每味药量根据患者的特点又有所不同，一般石菖蒲仅用 6~10 g 以引经通精窍；黄连、黄柏等苦寒泻火药也只用 6~10 g，而且中病即止，以防苦寒败胃伤阴；而对于弱精患者，黄芪可达 45 g，枸杞子 60 g，以加强益气养阴强精功能。

3. 汤剂与成药搭配

秦教授治疗男性免疫性不育症时多重视患者个体差异而服用适合患者自己的汤剂。但由于现代中药（人工栽培）质量的下降和中成药的个体针对性差，若只服汤剂和成药则效果不太显著，故常用汤剂与中成药搭配服用，以加强生精、强精之功。同时，若患者工作忙或其他原因不方便及时来诊或煎药，也可用中成药及时维持补肾生精的功能。根据目前实验研究和临床证实：黄精赞育胶囊和前列通瘀胶囊在改善精子活力和局部血液循环方面效果较好。

【辨证治法】

秦国政教授认为，辨病论治为中医诊疗疾病的基本方法，即根据四诊资料，辨认疾病的各自特征，确立相应的治疗方法。临床上常根据某一个或几个突出的特征做出"病"的诊断。辨病论治可以把握疾病的基本矛盾变化，有利于从疾病的全局考虑其治疗方法，与辨证论治相辅相成。临床上针对某一贯穿疾病始终的基本病理变化进行的治疗即为辨病论治，根据辨病论治原则选择有针对性的治疗方剂称为辨病用方。

秦教授对男性免疫性不育症的治疗有独到之处，认为贯穿男性免疫性不育症始终的基本病理变化为"脾肾两虚夹湿热瘀阻"，具体病因主要有：①命门火衰，精失温煦而凝集；②肾阴亏损，虚火内扰精室，灼精伤液而凝；③湿热下注，浸淫精室，精稠易凝；④肝气郁结，疏泄无能，冲任不和，精凝不育；⑤禀赋不耐，体质有异，精液易凝集不化。因而采用以补益脾肾为主、除湿清热化瘀为辅的方法辨病论治，辨病论治专方为"聚精助育抗免汤"，并根据实际情况随症加减。

通过西医检查方法能够明确病因者，在用中医药治疗的基础上，秦教授往往采用西药配合对因治疗，积极治疗引起抗精子抗体的常见疾病，如前列腺炎、支原体及衣原体感染等，消除导致抗精子抗体产生的原因，以期缩短抗精子抗体转阴的疗程和提高疗效。如一般前列腺炎及精囊炎常配合使用磺胺类及头孢类抗感染药物治疗，衣原体感染常配合使用多西环素、左氧氟沙星等药物治疗，支原体感染则根据药敏试验选用敏感药物治疗。衣原体或支原体因为具有交叉感染的特性，因此，秦教授非常注重夫妻双方的同查同治，在治疗期间注意防护避免交叉感染造成病情的拖延。

【医案举例】

医案一

张某，男，28 岁，干部，结婚 3 年不育。2006 年 4 月 3 日外院初诊，精液分析提示，a 级活动精子占 9%，b 级活动精子占 16%，予补肾填精类中药治疗 3 个月，精液分析见精子活率未见明显改善。遂于 2006 年 7 月 9 日到我院诊治，证见：平素偶感睾丸坠胀不适，精神常有抑郁，舌质紫暗边有瘀点瘀斑、苔薄黄、脉弦涩。体检：睾丸质地、大小正常，左侧精索静脉曲张，其他各项检查无明显异常。诊断：男性不育症。

辨证分型：肾虚精亏，瘀血内结证。

中医治法：补肾填精，活血化瘀。

处方用药：生黄芪 30 g，炙黄芪 30 g，生地黄 15 g，熟地黄 15 g，制首乌 10 g，炙黄精 15 g，益母草 10 g，太子参 30 g，续断 15 g，枸杞子 30 g，沙苑子 30 g，川牛膝 20 g，丹参 20 g，炮穿山甲 6 g，炒皂角刺 10 g，炒王不留行 10 g。

经随症加减服药 2 个月后，精液分析提示，a 级活动精子占 22%、b 级活动精子占 26%，精子活率明显改善基本达到正常范围。

按语：秦国政教授指出此病例是典型瘀证表现，单用补肾填精法难以奏效，遂在补肾填精的基础上予以活血化瘀药，用聚精汤加减。方中生、炙黄芪补中益气升阳，合生地黄养阴生精；熟地黄补血滋阴，益精填髓，共为主药；枸杞子、沙苑子、续断补益肝肾、生精为臣药；辅以制首乌补益精血，炙黄精滋肾补脾，太子参补气生精；川牛膝、丹参、炮穿山甲、炒皂角刺、炒王不留行活血化瘀。秦国政教授认为瘀血是在疾病过程中形成的一种病理产物，又可成为疾病的致病因素，血瘀学说也是中医理论的一个重要部分。该患者平素精神抑郁，肝失条达，肝气郁结，气滞血瘀，气血运行不畅，精子失于气血濡养而致弱精。加之肾虚易瘀，肾虚多瘀。所以在补肾填精基础上配伍活血化瘀药物标本同治，补虚佐以祛邪，但应注意使用活血化瘀的药物剂量一定要适量，过量则耗气伤血，易伤人体正气。秦教授将瘀证的相关理论灵活运用到男性不育症的诊治中可谓是一种创新。临床实践证明，男性不育症在辨证、辨病基础上佐以活血化瘀药常常能收到意想不到的疗效。

医案二

陈某，男，28 岁，2009 年 6 月 25 日初诊。患者诉已婚 4 年，夫妻同居未采取任何避孕措施，妻子未受孕，其配偶检查未发现异常。患者性欲可，性功能正常，平素体健，无任何特殊不适，纳眠可，二便调，舌质淡，苔薄白，脉弦。查体未见明显异常，查精液分析示：精液稀薄，液化时间 28 分钟，禁欲 4 天，精子密度 101.06×10^6/mL，精子活率为 35.82%，精子活力为 a 级精子 9.55%、b 级精子 12.37%，畸形率为 35%。诊断：男子不育症。

辨证分型：脾肾阳虚证。

中医治法：补肾健脾生精。

处方用药：自拟聚精助育汤加减：生黄芪 30 g，炙黄芪 30 g，生地黄 15 g，熟地黄 15 g，益母草 10 g，太子参 30 g，沙苑子 30 g，制首乌 15 g，炙黄精 10 g，枸杞子 30 g，续断 15 g，茯苓 20 g，鸡血藤 20 g，丹参 30 g，菟丝子 20 g，炒麦芽 30 g。嘱患者 7 剂水煎服，每日 1 剂，每周来诊。治疗期间注意饮食调理，忌烟、酒、可乐及辛辣油腻之品。加强体育锻炼，避免接触有害物质。

二诊时患者诉无不适。遂守上方连用 3 个月后复查精液分析示：精液稀薄，液化时间 32 分钟，禁欲 3 天，精子密度 389.14×10^6/mL，精子活率为 60.92%，精子活力为 a 级精子 18.39%、b 级精子 27.5%，畸形率为 32%。精液质量较前明显改善。再守前方中药继续服用 1 个月后患者诉其妻已怀孕。

按语：通过患者的精液分析，秦教授认为"肾为先天之本，主生长发育生殖"，肾精是化生精液的物质基础，肾精充足才能使精子保持正常的密度、活力、活率；"脾为后天之本，气血生化之源"，肾中精气亦有赖于脾所运化之水谷精微的培育和补养，才能不断充盈和成熟。脾与肾相互资助、相互促进，共同发挥作用，使精子保持正常的密度、活力、活率。

方中熟地黄、生地黄、枸杞子、制首乌等益肾填精，补肾阴之不足；沙苑子、菟丝子补肾中之阳气，使阴得阳助而源泉不竭，阳得阴化而生化无穷；炙黄精、益母草、炒麦芽健脾助运益后天化生之源以供养先天；生黄芪、炙黄芪、太子参、鸡血藤益气生血填精。诸药共用，脾肾同调，气血双补，标本兼治，共收补肾健脾、填精助育之功。

医案三

付某，男，32 岁，2016 年 3 月 15 日初诊。主诉：同房后未见精液射出 3 年余。现病史：多次同房后未见精液射出，但些许快感，曾在外院行性交后第 1 次尿液化验发现精子和果糖，诊断为逆行射精，因上学缘故，未予以重视及治疗。现结婚 3 年，欲求子，遂来我院就诊。患者自述既往读大学期间手淫后可见精液射出，但量偏少。现症见：性欲减退，伴勃起硬度不佳，双侧腹股沟及会阴部隐痛，腰酸，神疲乏力，健忘，纳可，眠差，二便调，舌暗红，苔白，脉沉细。既往史：糖尿病 3 年。查体：外生殖器未见异常。前列腺炎镜检卵磷脂小体（＋＋＋），白细胞 0～5 个/HP；血浆性六项（－），生殖器、泌尿系彩超未见明显异常。中医诊断为"精瘀症"。

辨证分型：肾虚血瘀，瘀阻精道证。

中医治法：益肾活血，疏通精道。

处方用药：益肾活血方加味。白芍 30 g，炒柴胡 10 g，桃仁 10 g，红花 10 g，当归 15 g，川芎 15 g，熟地黄 15 g，炒枳实 10 g，川牛膝 10 g，桔梗 10 g，丹参 30 g，枸杞子 30 g，麻黄 10 g，石菖蒲 10 g，地龙 10 g，淫羊藿 15 g，射干 10 g。7 剂，水煎服，每日 1 剂，每日 3 次，饭后温服，并嘱患者多运动，清淡饮食，忌久站久坐。

2016 年 3 月 21 日二诊：患者诉神疲乏力、睡眠改善，但仍有性欲减退，伴勃起硬度不佳，双侧腹股沟及会阴部隐痛，腰酸，近期因妻子生理期而未同房，纳可，二便调，舌暗红，苔白，脉沉细。予续前方加紫石英 30 g，蜈蚣 3 条助阳通络。21 剂，服法同前，并嘱患者放松心态、适时同房及做好较长时间服用中药的心理准备。

2016 年 4 月 10 日三诊：患者诉同房后在避孕套内见些许精液，色黄，且有射精抽搐感，勃起硬度较前改善，双侧腹股沟及会阴部隐痛，腰酸等症状消失，纳眠可，舌稍暗，脉细。继以前方加炒麦芽 30 g，炒白术 15 g，固护脾胃，21 剂，服法同前。

2016 年 5 月 1 日四诊：患者诉同房及手淫后发现精液量较前增多少许，色淡黄，有明显的射精感觉，纳眠可，舌红，脉细。继予前方 21 剂，巩固疗效，因患者有生育需求，嘱患者服药完后在当地医院检测精液常规。于 2016 年 5 月 25 日接患者电话告知，诉已成功留取精液标本，并完成精液常规检查。

按语：秦国政教授认为，对于逆行射精的治疗，要把握住本虚标实的特点，注重血瘀的病理变化。故在应用活血化瘀时，若邪实当祛邪活血；若正虚应扶正活血。在选用活血化瘀药物时，多用养血活血之品，少用破血搜剔之药，以免耗伤气血。熟地黄甘、微温，归肝、肾经，滋阴补血，益精填髓。《本草从新》谓之"滋肾水，封填骨髓，利血……诸种动血，一切肝肾亏，虚损百病，为壮水之主药"；淫羊藿辛、甘、温，归肝、肾经，能补肾助阳，《本草述》云"淫羊藿，《神农本草经》首主阴痿绝伤，《日华子本草》首言其疗'男子绝阳……谓之入命门，补真阳者是也……此味入肾而助元阳'"，即是补肾气；当归甘、辛苦、温，归肝、心、脾经，补血活血，《日华子本草》云其"治一切风，一切血，补一切劳，破恶血，养新血及主癥癖"。三者共为君药。桃仁活血祛瘀，红花祛瘀止痛，活血通经，川芎行气活血，枳实破气行滞，四者配伍活血行血，共为臣药。柴胡、白芍疏肝柔肝，桔梗为舟楫之品，能通调水道，可宣通肺气，引药上行，牛膝补肝肾，强筋骨，逐瘀通经，引血下行，直达病所，四药共为佐药。麻黄可通九窍，调血脉，使三焦宣畅无阻，气机疏通，精道通畅，精室自通，石菖蒲也可通九窍，麻黄配石菖蒲可通精窍，畅心神，地龙可通精窍，射干开通泄降，四药相配，助君臣活血调气通经窍，共为使药。中药药理研究，麻黄中麻黄碱、伪麻黄碱是肾上腺受体兴奋剂，可使交感神经节后纤维释放儿茶酚胺，能增强精道的平滑肌收缩，对射精有促进作用；石菖蒲中的挥发油类似氨茶碱，具有松弛平滑肌作用。诸药合用补肾而不滋腻，祛瘀不伤正气，既能升阳又能引邪下行，使气血调和，精窍通畅，标本同治，再依据病情变化结合中医辨体、辨证、辨病的模式在主体医治思路上进行加减调整。

【经验方选】

聚精助育抗免汤：生黄芪 30 g，炙黄芪 30 g，生地黄 15 g，熟地黄 15 g，炙何首乌 15 g，炙黄精 10 g，沙苑子 30 g，枸杞子 30 g，益母草 15 g，太子参 30 g，川续断 15 g，鸡血藤 30 g，丹参 30 g，菟丝子 15 g，乌梅 10 g，珍珠母 30 g，威灵仙 30 g，仙鹤草 30 g。

按语：秦国政教授治疗免疫性不育症以扶正祛邪为指导思想，扶正与祛邪同时进行，使得邪去而不伤正，将抗体清除的同时而不降低精子的活力与活率，不拘泥于细节，针对主要矛盾自拟聚精助育抗免汤。

此方适用于临床表现为免疫性不育伴有腰膝酸软、性功能减退、神疲乏力、大便溏稀，或伴有尿频、尿急、尿不尽感，舌淡红，苔白或薄白，脉沉弱或弦细，或无明显不适症状，仅表现为抗精子抗体阳性的患者。此症多属虚实夹杂或虚证，以脾肾亏虚为主，兼夹湿热瘀阻，宜健脾益肾、除湿清热化瘀。方中大量健脾益肾药之补药，能增强机体免疫力；鸡血藤、丹参、益母草养血活血，化瘀通络；威灵仙祛风除湿，通经活络；仙鹤草凉血解毒；乌梅、珍珠母滋阴涩精止遗，生津清热。

班秀文

【学术思想】

班秀文教授提出男子不育的辨证关键是肝肾不足，气血亏虚。

（1）肝肾在男子不育中十分重要。肾主封藏，藏精且封存元阴、元阳于内，为水火之脏；且肾为先天及生殖之本。其一，若肾气虚衰，肾精不足，肾阳火衰，或房事不节，耗伤精血，肾阳受损，致使肾精虚耗，任督二脉主一身之阴阳，阴阳二脉不通，精室失其濡养，男子之精自然虚而不足，故无法使女方受孕。关于肾之男子不育证型多为肾精亏虚、肾阳虚衰。其二，肝为风木之脏，藏血，内寄相火，喜疏泄条达而恶抑郁，为一身气机之枢纽，且足厥阴肝经绕阴器，其经气通行，濡养阴器，则男子生殖功能不受影响；若肝气郁滞，不能达于外，则男子生殖功能受到限制，关于此类肝之男子不育证型当疏肝理气，使肝经气血畅达，肝经之气濡养阴器，生殖功能则有望恢复。而肾藏精，肝藏血，寓精血互生，肾气旺盛阴精充盈，肝气调达舒畅，则性功能正常，生机蓬勃，阴阳合而能受孕，而肝肾阴虚则将使阴阳失调，精血难以互生，终致男子不育。此类证型治疗重在补肾填精、疏肝理气、调补肝肾、固护气血。

（2）论及气血，班老认为，气血同治同样重要。气与血可以温养四肢百骸，保养全身。气血的作用是相互的，气为血之帅，气行则血行；血为气之母，血能生气，血能载气。若因情志不畅或七情内伤致气机壅滞，条达不畅，致气血不和，气滞血停，自会对正常的生理功能造成影响，故班老认为治疗男子不育症，除补肾填精、疏肝理气、调补肝肾外，亦应同样重视气血同治。

【理论及用药经验】

班秀文教授治疗男子不育症用药的指导思想：补益肝肾，调养气血。

男性不育症虽然有很多类型需要辨证施治，但关键脏腑是主生殖之肾与主疏泄之肝。患者不仅有不育，同时也会出现男性功能异常。精液常规检查也往往会出现异常，或是精子总数太少，或是死亡精子太多，或是畸形精子太多。这与肝肾不足，气血亏虚有关。肾水所滋养之天癸关乎男子之生殖能力，且肾藏生殖之精，若无生殖之精，生殖功能自然无法达到正常之水准。这方面的问题，主要是肾精亏虚，应当补肾填精。内经曰阳化气，阴成形，若无气化，则无气交，则无男女之精交媾，故若此出现异常，则为肾阳不足；若无肝之疏泄有常，则生殖之精虽存，却无法排出释放，发挥其作用。肝肾同调，乙癸同源，使精血互生，亦保证着生殖功能的正常。除去此两种重要的脏腑外，在班老看来，气血调和亦十分重要，精血同源，无精则无血，血虚则精弱，无气则气化不能，疏泄固摄失常，精则为之所伤。气血通行不畅，则坏精阻于精道，如瘀血之存于脉中，使新血不生，瘀精存于精道，使正常之精难长。无论肝肾阴虚、肾阴不足或是气血亏虚，均可用活精汤加减补益肝肾，调畅气血。肾阳不足可用右归丸加减。

另外，在应用中医理论指导用药的同时，吸收现代药理学研究成果，六味地黄丸可改善下丘脑－垂体－性腺轴的功能。当归可促进小鼠血红蛋白及红细胞生成，当归及白芍有抗炎、抗血栓、抗氧化功能。鸡血藤总黄酮和鸡血藤中的儿茶素类化合物具有一定的造血功能。鸡血藤水提醇沉液能增加实验动物股动脉血流量，降低血管阻力，抑制血小板凝聚。水煎剂可降低动物胆固醇，对抗动脉粥样化病变；鸡血藤水提取物及酊剂有明显抗炎、抗病毒作用，并对免疫功能有双向调节功能。沙苑子能抑制二磷酸腺苷和胶原诱导的大鼠血小板聚集；降低大鼠血清总胆固醇、三酰甘油和低密度脂蛋白。两种药物作用有相似之处，此类功效可考虑应用于因血脂高、动脉粥样硬化等类似因素引发阴茎血供差导致生殖功能降低的患者。六味地黄丸功专滋补肝肾，三补三泄使得补泄兼备；当归、白芍养血活血，共入肝阴；枸杞子、桑椹子、女贞子、麦冬滋补肝肾精气，兼补气血；全方偏于补阴，和于《黄帝内经》"阳化气，阴成形"之说，诸药合用，共奏调肝益肾、畅达气血之功。

班秀文教授用药偏于平和、温补，常助以辛甘芳化、辛温通络之品，补益肝肾，调畅气血，在辨证准确、加减得当的情况下，总可以获得满意的疗效。

【辨证治法】

1. 肾虚精亏

此症临床常见神疲健忘，眩晕耳鸣，腰膝酸软，性功能减退，男子精少甚至阳痿不举。对于肾精亏虚者，班老主以填精固摄为法，班老认为肾之道乃"藏精"，而精为生命之本，只宜藏而不宜泄，多以五子衍宗丸加减运用。五子衍宗丸为补肾益精之方，主治肾虚精亏所致的阳痿不育、遗精早泄、腰膝酸软等，因方中含枸杞子、菟丝子、覆盆子、五味子、车前子共五子而得名。此方药性平和，具有益肾固精、藏而不泄的特点，为固肾培本之名方。兼见肾气虚者，班老常加补肾填精之品，如熟地黄、黄精、山药等；因肾精亏虚致不射精者，则补肾填精与养血通络同用，以五子衍宗丸合鸡血藤、当归、穿破石、路路通等通达之品，共奏养血生精、活血通络之功。

2. 肾阳虚衰

此证因肾阳虚衰，命门火衰，下元虚惫，无力温养所致，症状见性欲淡漠，神疲乏力，或畏寒肢冷，或阳痿、早泄，精冷，精子活力低者。对于肾阳虚衰者，班老以甘温益气、温肾壮阳为法，善用右归丸，并推崇张景岳之"善补阳者，必阴中求阳"之思想。故温养肾阳同时配以滋养肾阴之品，如女贞子、枸杞子、黄精、五味子、龟板胶、鹿角胶等。然一派滋补，需防滋腻碍脾，脾气不运则生化无权，故佐以辛甘芳化之品，如小茴香、合欢花、艾叶、荆芥、砂仁等辛温通行之品，意在补而不腻，滋中寓化。

3. 肝肾阴虚

此类证临床多见头晕耳鸣，腰膝酸痛，失眠多梦，五心烦热，潮热盗汗，遗精早泄，咽干颧红。对于肝肾阴虚患者以肝肾同治以生精化血为法。人体周身脏腑气血是否调和，经脉之循环运行，营卫之和谐及表里上下之通畅与否，均与肝气的疏泄条达有关。故班老注重肝肾同治，肝肾同补则生精化血。班老临证多年，发现久不育者求子之心切，常有肝气郁滞之嫌，治疗上应以"疏肝柔肝"为重，故而喜用"六经备治，而功专肝肾，寒燥不偏，而补兼气血"之六味地黄丸，佐以养肝平肝、疏肝解郁之鸡血藤、合欢花、合欢皮、柴胡、沙苑子等。若见性欲低下，口干口苦，头晕，兼或举而不坚，或不射精，脉虚细，舌中裂者，此为阴液大亏，需在滋肾养肝同时助以温通，可加乌药、淫羊藿、胡芦巴等药，寓温化滋养、阴阳固护之意。

【医案举例】

医案一

郑某，男，32岁，已婚，1988年5月22日初诊。病史：结婚4年，双方共同生活，迄今其妻不孕。性欲一般，时有头晕目眩，腰膝酸软，夜难入寐，寐则多梦，胃纳一般，大便干结，隔日一次，小便正常。脉象细数，90次/分钟，苔少，舌尖红。精液常规：灰白色量约3 mL，计数4000个/mL，成活率为10%，活动力差，死精子占90%，液化时间不正常。配偶妇科检查：无异常发现。诊断：男性不育症。

辨证分型：肝肾亏虚证。

中医治法：补益肝肾。

处方用药：熟地黄15 g，山萸肉10 g，山药15 g，牡丹皮10 g，茯苓10 g，泽泻6 g，麦冬10 g，当归10 g，白芍6 g，女贞子10 g，素馨花6 g，红花2 g。20剂，水煎服。

二诊：1988年6月12日。服药20天，精液常规示成活率为30%，死精占50%，液化时间正常，余无特殊，药见初效，续予前药加太子参15 g，小麦20 g，夜交藤20 g，旱莲草15 g。12剂，水煎服。

三诊：1988年6月27日。服药12天，复查精液常规示成活率为50%，死精占10%，活动力一般，计数已经接近正常。继用五子衍宗丸加味。

处方用药：菟丝子15 g，女贞子10 g，枸杞子10 g，五味子6 g，车前子6 g，覆盆子10 g，太子参15 g，当归10 g，白芍6 g，玉兰花6 g，红枣10 g。30剂，水煎服。患者身体康复，其配偶次月受孕。

按语：本案患者证属真阴不足，虚火内动，阴无以制阳，阳偏亢而损及阴精，致阴精亏竭之证，以壮水济火之法论治。方用功专肝肾阴虚之六味地黄丸，三补三泄，此方滋而不腻，调补肝肾，佐以麦冬、女贞子滋补肝肾阴精，补阳亢所伤之肾阴，又加滋补气血之当归、白芍、素馨花、红花以养血行气活血、柔肝疏肝。使所补之精得以畅行于经中。二诊患者病情已改善，守原法配伍益气生精、养阴滋补之品，增强补肾益肝滋阴养血之功。并加夜交藤、小麦补养心神，改善睡眠。终用益肾固精之五子衍宗丸，佐以太子参、当归、白芍、玉兰花、红枣益气养血、疏肝行气之品，填补肝肾阴精，使气血互生，阴阳同调，女贞子与旱莲草成二至丸之意，补养阴血，以善其后。

医案二

王某，男，26 岁。1989 年 12 月 1 日初诊。病史：主诉小便白浊、遗精4 年。4 年来小便常有白浊物排出，多在小便后出现，无痛感；伴见梦遗，每月遗精 7～10 次，腰膝酸软，头晕纳减，记忆力减退，自觉乏力、困倦，面色㿠白。诊查：舌淡，苔薄白，脉虚细。诊断：男性不育症。

辨证分型：气血亏虚，精关不固证。

中医治法：温补气血，固肾摄精。

处方用药：党参 15 g，茯苓 10 g，白术 10 g，当归身 10 g，白芍 6 g，熟地黄 15 g，桑螵蛸 10 g，五味子 6 g，益智仁 10 g，陈皮 3 g，肉桂 3 g，炙甘草 6 g。3 剂，水煎服。

二诊：1989 年 12 月 5 日。头晕减轻，白浊减少，精神好转。恐其滋腻，于上方去熟地黄加山茱萸 10 g 补益肝肾。34 剂，水煎服。患者小便白浊消失，梦遗减少至每月 4 次，精神较佳，记忆力恢复。1 年后追访疗效巩固。

按语：小便白浊，古人多责于体虚。如《诸病源候论·虚劳小便白浊候》认为："胞冷肾损，故小便白而浊也。"本例患者遗精年久，久病必虚，肾虚不能摄纳，故梦遗屡作，白浊随小便而出。气血亏虚则身倦乏力，头晕纳减，元气亏虚故不耐疲劳，记忆力减退，腰膝酸软。方中炙甘草、党参、白术、茯苓健脾益气，使气足得以摄精；陈皮行气，使补中有行，补而不腻；桑螵蛸、五味子、益智仁补肾温涩；更用辛甘温之肉桂温补经脉，引火归元，气得温则振，血得温则生，气血温通，顽症得复，故顽疾乃愈。

【经验方选】

活精汤：熟地黄 15 g，山萸肉 10 g，淮山药 15 g，牡丹皮、茯苓、麦冬、当归各 10 g，泽泻、白芍、素馨花各 6 g，女贞子 10 g，红花 2 g，枸杞子 10 g，桑椹子 15 g。功效：滋补肝肾，调养气血。

按语：方中以六味地黄丸功专滋补肝肾，三补三泄使得补泄兼备。当归、白芍养血活血，共入肝阴；素馨花、红花，活血通经，共奏活血养阴，补血兼有调血，且有柔肝疏肝之效；枸杞子、桑椹子、女贞子、麦冬滋补肝肾精气，兼补气血。全方偏于补阴，恐其过滞，兼带六味地黄丸中"三泄"使气机畅通，和于《黄帝内经》"阳化气，阴成形"之说。诸药合用，共奏调肝益肾、畅达气血之功。

贾金铭

【学术思想】

贾金铭教授认为肾虚与血瘀为男性不育的主要病机。肾为先天之本，肾主藏精，主生长发育和生殖，开窍于耳及二阴。其所藏的先天之精是生殖、发育的根本，精子的生成有赖于肾阴的滋养和肾阳的温煦；肾主命门之火是促进生殖、发育的动力；《黄帝内经·素问·上古天真论》曰："丈夫二八肾气盛，天癸至，精气溢泻，阴阳和，故能有子……七八肝气衰，筋不能动，天癸竭，精少，肾脏衰，形体皆极而无子耳。"天癸是一种促进生殖功能成熟的物质，能促使任脉通、太冲脉盛、调节精液的生成及排泄，从而使机体具有生殖能力。天癸的盈亏取决于肾气的盛衰，肾气盛则天癸至，肾气衰则天癸竭。现代医学认为，生殖系统的生长发育受内分泌系统所支配，肾本质的研究证实了中医的肾类似于下丘脑－垂体－性腺轴的作用。所以，肾气的盛衰实际上体现了机体主要内分泌的功能状态及体质的状况，当然也决定着生育能力的强弱，肾虚是男性不育的主要病理机制。

男性不育病程较长，多为久病，"久病必有瘀""怪病必有瘀"。禀赋乖异，精道不通，或跌仆损伤，或同房用力不当，导致瘀血内生，精道瘀阻；或因湿热之邪久恋化瘀，蕴阻精道；或久病入络，精室失养；或因忍精不泄，败精；或因情志不畅，气滞血瘀，阻滞精道而致精少；或七情不遂，肝气郁结，脉络不畅，最终导致气机不利，血行受阻，精失濡养，活力低下。所以，瘀血往往是在以往的慢性炎症、组织损伤基础上造成的血运不畅，局部组织失养。因此，瘀血是男性不育的另一个主要病理机制。

此外，贾金铭教授认为男性不育症的治疗应中西医结合，西医是建立在现代自然科学基础上的学说，它有客观、形象、具体的特点，其中与生育相关的器官组织的结构、微观病理非常明确，其对睾丸内的生精微环境中支持细胞、精原细胞及间质细胞的研究，精子发生、成熟及获能过程的研究等已达到相当水平的认识。近年来临床男性不育症发病的原因和机制出现了许多新的问题。首先，由于社会的进步，生活水平的提高，本病呈现出有别于过去不同的特征，如包括肾阳虚在内的各种相关体征比较明显的男性不育症已经非常少见，大多数患者除了不生育外没有任何其他症状，甚至舌苔脉象均无异常，无法根据传统的四诊获取有关疾病的信息，进而做出准确的诊断。另外，环境污染、生活节奏的加快等，构成了大量有关该病的新病因，传统的中医理论无法准确归纳其病因病机，而这些恰恰是西医的优势所在。

【理论及用药经验】

贾金铭教授认为不论是哪一种不育症，首先必须排除原发病症，无原发病的，按精液常规的结果分为少精症、弱精症、少弱精症。其中 a 级精子 < 25% 或 a 级 + b 级精子 < 25%、精液量 > 2 mL、密度 > 20 × 10^6/mL，为弱精症；密度 < 20 × 10^6/mL、精液量 > 2 mL，为少精症；a 级精子 < 25% 或 a 级 + b 级精子 < 25%、密度 < 20 × 10^6/mL，为少弱精症。如果无诱发因素的话，即被诊断为特发性弱精症、少精症、少弱精症。

对由原发病导致不育的患者进行辨证时，充分考虑原发病症的证候学特征。如由精索静脉曲张引起的不育症，根据其发病特征，病机主要为各种病因导致脾肾气虚，运血无力，不得畅达，停而为瘀，发为本病；寒凝肝脉或肝气郁结，均可使肝脉瘀阻，因"阴器"为肝之经脉所绕，故而发为本病。

对于原发病症所导致的不育症，在治疗少精症、弱精症、少弱精症的同时，更重视原发病症的中西医结合治疗，如因内分泌疾病引起的不育，若是性激素水平较低则在组方加强其温肾助阳作用的同时，适当补充十一酸睾酮胶丸等药物直接调节体内分泌变化；由精索静脉曲张引起的不育，在加强益气通脉或疏肝解郁通脉以改善精索静脉血液流通的同时，对曲张较明显者推荐用精索内静脉高位结扎术等方法以改善生精环境。

贾金铭教授治疗不育症常选用当归、桃仁、红花、丹参、延胡索、牛膝、赤芍、王不留行等活血化瘀中药（现代研究发现三棱、地龙、益母草等药物有杀精作用，故一般不用）。对于精液白细胞较多（> 5 个/HP）、黏稠度高（拉丝 > 2 cm）及液化时间长者（> 30 分钟），一般有感染存在，中医辨证下焦湿热，应配伍黄柏、黄连、苍术等以清利湿热。对于精子存活率低下（< 75%）、精子密度低者（< 20 × 10^6），均提示睾丸功能不良或内分泌异常，可选用熟地黄、黄精、女贞子、山茱萸、炙何首乌、覆盆子等以滋补肝肾，稍佐以菟丝子、桑螵蛸等补阳益阴之品（蛇床子有杀精作用，

补骨脂有类雌激素样作用，故一般不用）。对于精子活动率低下（＜60%）和活力较差的弱精症，当偏重于温补肾阳。在以上滋补肝肾的基础上配伍菟丝子、桑螵蛸、肉苁蓉、淫羊藿、鹿角胶等药；对于精子凝集、抗精子抗体阳性或其他免疫学试验阳性者，均提示不育存在免疫学原因，免疫性不育也可用以上活血补肾药物治疗。需特别指出的是，在男性不育症不同病因发病率调查中发现，精索静脉曲张所致不育的发病率最高，对该类不育症应首先采取手术治疗。术后半年至1年睾丸造精功能达最高峰，随后将下降，因而根据患者配偶的受孕条件合理安排手术时间配合以中医药治疗是治疗此类不育症的关键。

【辨证治法】

贾金铭教授认为弱精症为肾虚精亏、命门不足所致，表现为雄性激素水平下降，使附睾、精囊、前列腺等附属性腺功能水平下调，进而导致精浆成分（如肉毒碱、α-糖苷酶、果糖及酸性磷酸酶）的变化，影响了精子的成熟、获能过程，如由附睾产生的肉毒碱与精子成熟、运动能力的获得密切相关。因此治疗上以活血化瘀、温补肾阳为主，常用菟丝子、桑螵蛸、肉苁蓉、淫羊藿、鹿角胶、仙茅、诃子肉、巴戟天等温补肾阳之品，配合补气药黄芪、太子参等。

少精症为气虚血亏，血脉瘀阻，肾精亏虚所致，表现在睾丸供血障碍，生精微环境缺乏营养的供给，使间质细胞、支持细胞功能受阻，甚至生精上皮损伤，精原干细胞不能正常的增生和分化，使精子产生减少。因此，活血化瘀、滋补肾阴为少精症的主要治法，常用熟地黄、黄精、女贞子、山茱萸、制何首乌、覆盆子等以滋补肾阴，稍佐以菟丝子、桑螵蛸等补阳益阴之品。同时根据现代药理学研究，淫羊藿具有促进精液分泌的作用，苍术具有促进上皮细胞分裂的作用，临床上可随方选用。

少弱精症为肾虚血滞、阴伤津亏，为上述两种病症的复合作用。

【医案举例】

高某，男，32岁，因婚后5年不育伴勃起不坚2年余，于2000年9月26日就诊。患者婚后性生活正常，婚后未采用避孕措施，诉配偶妇科检查正常，但配偶一直未怀孕。近2年，出现勃起硬度不足，仅能勉强插入、射精无力，诉夜间仍有勃起、硬度尚可，偶有腰酸，会阴湿冷，劳则乏力，食纳可，大便调，舌质暗淡、苔白，脉沉迟。患者婚前有长期频繁手淫史。体检：第二性征正常，睾丸、阴茎发育正常。外院查性激素水平正常。国际勃起功能评分（IEF-5）：18 分。阴茎海绵体注射试验（IC1）：前列腺素 E_1 10 pg/mL 注射后 15 分钟阴茎呈 90°勃起能维持 25 分钟。精液分析：精子活率 17%、其他基本正常。中医诊断：不育，阳痿。

辨证分型：肾阳亏虚，脉络瘀阻证。

中医治法：温补肾阳，活血通络。

处方用药：熟地黄 20 g，山茱萸 15 g，黄精 20 g，枸杞子 15 g，女贞子 15 g，肉苁蓉 15 g，淫羊藿 10 g，鹿角胶 4 g（烊化），菟丝子 15 g，桑螵蛸 20 g，当归 15 g，赤芍 10 g，桃仁 10 g，红花 10 g，丹参 15 g，川牛膝 15 g。

用 14 剂后，患者自觉会阴湿冷好转。上方去鹿角胶，加王不留行 15 g，继服 14 剂后，诉勃起不坚明显改善。连用 2 个月后，复查精液分析时精液检查正常，嘱再服 3 个月以巩固。2 个月之后，告其妻已怀孕。

按语：本例患者婚后 5 年一直未育，长期手淫病史，证见勃起硬度不足，勉强完成性生活，射精无力，腰酸，会阴湿冷，易疲劳乏力，舌质暗淡、苔白、脉沉迟，当属肾阳亏虚，患者早年长期手淫，必会损伤阴茎血络，形成血脉瘀阻。治以温补肾阳，活血通络。方中肉苁蓉、淫羊藿、鹿角胶、菟丝子、桑螵蛸专补肾阳，熟地黄、山茱萸、黄精、枸杞子、女贞子滋补肾阴，使肾阳生化有源，是谓"善补阳者，必于阴中求阳，则阳得阴助而生化无穷"，当归、赤芍、桃仁、红花、丹参活血通络，牛膝引药下行。全方共奏温补肾阳、活血通络之效。阳虚症状改善后，去鹿角胶，加入王不留行，增强活血通络之功。

【经验方选】

益精方：菟丝子 20 g，熟地 20 g，桑椹 20 g，桑螵蛸 20 g，肉苁蓉 20 g，韭菜子 20 g，仙灵脾 15 g，黄精 15 g，五味子 15 g，玉竹 12 g，苍术 12 g，当归 9 g，红花 9 g，气虚者酌加黄芪、党参各 15 g，白术 12 g，血瘀甚者酌加赤芍 9 g，阴虚者加枸杞子、首乌各 12 g，阳虚者酌加巴戟天、金樱子各 15 g。功效：活血养血，补肾生精。

按语：纵观全方，以当归、菟丝子为君，以红花为臣辅助当归养血活血化瘀，以熟地、桑椹、桑螵蛸为臣辅助菟丝子以补肾填精，同时以仙灵脾、肉苁蓉、韭菜子为臣温肾助阳以壮肾气，佐以五味子收敛、苍术燥湿健脾，方中诸药大多入肝肾经，可自行为使引余药入肝肾经，共奏活血养血、补肾生精之功，从而促进精子生成、改善精子活力。

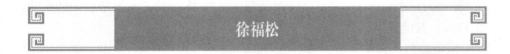

徐福松

【学术思想】

徐福松教授是现代中医男科创始人与奠基人之一，为我国男科学的普及和提高做出了重要的贡献，在治疗男性不育症方面经验丰富。

徐福松教授论治不育症明辨虚实，虚则补之，实则泻之；在虚证中，论阴阳有阴虚、阳虚之别，论脏腑有在肾在脾之异，论气血有气血多寡之分。实证中，因气滞、湿热、痰浊、瘀血、瘟毒不同治疗有别，气滞者当疏肝通络，湿热下注应清利湿热，痰浊阻滞应化痰泄浊，瘀血为患应活血化瘀，瘟毒之邪下注应清热解毒。虚多实少者如精液量过少症、少精子症当补益为主，兼祛其邪，实多虚少者如脓精症当清热利湿解毒，少佐养阴之品；虚实夹杂如精液不液化、精子过多症、免疫性不育当标本同治、消补兼施。虚实不同，预后不一：如无精液症有虚有实，实证大多难治，虚证尚可治疗；无精子症有虚有实，虚为肾虚精竭，实为邪阻精窍，前者难以逆转，后者或有生机。

精子精液异常是不育之重要原因，对于精子精液异常所致不育，徐福松教授治疗思路如下。①精浆异常和精子异常，以精子异常为主：精液不液化及脓精症常因生殖道炎症引起，如炎症未影响精子质量与形态，甚至产生抗精子抗体，可暂不与处理。无"精子异常"，说明精子已经适应生殖道炎症之"内环境"，若用大量抗生素治疗炎症，精浆质量改善，反而导致精子异常，舍本逐末，得不偿失，临床上每见生殖道炎症但精子质量正常患者生儿育女之案例。②精子数量与质量异常中，以精子质量异常为主：精子质量的优劣，是决定精子能否与卵子结合的关键，临床上，只要不是精子质量发生异常，受孕的机会依然很多。因为一定数量的"合格"精子中，肯定有冲锋陷阵的"夺冠"者。③精子质量（形态）与精子自身免疫，以精子自身免疫为主：大约10%不育症男子出现抗精子抗体，且有逐年上升之势。血清和精浆出现抗精子抗体阳性，是产生于人体内部的精子自身免疫，可导致精子凝集和精子制动，直接影响精子质量。

徐福松教授认为不育与性腺炎症有密切关系，许多"隐性炎症"患者常常无主诉症状，临床不应放弃对性腺炎症的诊查，排除或确认性腺炎症应被列为不育症的常规检查项目之一。治愈这些性腺炎症，为精子精液恢复正常创造了条件。对此有较为成熟的治疗经验，其要点是：慢性前列腺炎以补肾固精、分清渗浊治之，药用萆薢汤加减；慢性精囊炎以滋阴降火，凉血止血治之，药用二至合大补阴丸加减；慢性附睾炎以疏泄厥阴，补益中气法治之，药用枸橘汤合补中益气汤加减。

【理论及用药经验】

徐福松教授诊治不育，辨证采取八法，收效颇佳。一是补肾填精法，为最常用治法，用于睾丸偏小松软、性功能减退、腰膝酸软、神疲乏力、面色少华、脉细者，常用自制验方聚精汤。二是滋阴降火法，用于死精症、畸精症、少精症、弱精症、精液不液化症、高密度精子症、免疫性不育症等伴形瘦体薄、夜盗汗、红绛舌、光剥花苔者，以知柏地黄丸合五子衍宗丸为宜。三是脾肾双补法，用于少精症、弱精症、精液不液化症者，常用方为水陆二仙丹（丸）。四是清热利湿法，用于无精子症、少精症、死精症、畸精症、精液不液化症、精液量过多、高密度精子症、免疫性不育症等精液精子异常者，用自创萆薢汤灵活变通治之。五是豁痰祛瘀法，用于无精子症、精液不液化症及高密度精子症等精液异常，用加减红白皂龙汤治之。六是疏肝通结法，用于无精子症、畸精症、死精症等，以逍遥丸加减治疗。七是酸甘生津法，用于精液不液化症、精子密度过高等，用自创验方乌梅甘草汤治疗。八是肺肾同治法，用于少精症、弱精症、免疫性不育症、无精子症等精液异常，用苍耳子散合玉屏风散加减治疗。

徐福松教授治疗不育症用药中正平和，轻清灵动，一般每味药量仅10~12 g。如用石菖蒲引经通精窍仅2 g之微，意在轻可去实。又如黄连、黄柏、栀子、龙胆草等苦寒泻火药，每味只用3~5 g，中病即止。脏腑用药以补肾为要，首重滋阴，如生熟地、鳖甲、龟板之属，且补肾之中，参以党参、茯苓、薏苡仁、黄精之属脾肾同治。心肾同治之用黄连、肉桂，肝肾同治之用何首乌、枸杞子，脾肾同治之用金樱子、芡实等。

治疗不育症，切忌妄投苦寒或温热之品。苦泄过度，一则败胃，引起胃脘疼痛，恶心呕吐；二则伤阳，导致性欲淡漠，阳痿不举，同时影响精子质量。温肾壮阳过激，容易导致生殖道充血、水肿，不仅加重炎症，而且阴精被灼，影响精子数量和质量。临床常用广木香、公丁香药对，健脾温中，散寒止痛，可免长期用药苦寒伤阳败胃。

【辨证治法】

治疗精液酸碱度异常时，在辨证论治基础上，如偏酸者，可适当加入海螵蛸、煅龙骨、煅牡蛎等碱性中药；偏碱性者可适当加入五味子、白芍、乌梅等酸性中药，这对中和精液酸碱度，提高中医治疗率有一定意义。精液量过少症应补肾为主旨，并根据瘀血及湿热多寡，疏通精道；精液量过多的病机多为阳虚不化，气虚不固。精液量虽多，但质地清稀，精子数少且活力差，治以温化为主；亦有过食肥甘辛辣酒腥，痰湿化热，聚于精室，湿热与精液交融，精液量虽多，但质地稠厚，常伴有脓精及精液不液化，精子活力差，治以清化为主。精液量过多症可以采用分段射精的方法治疗，也可采用宫腔内人工授精（IU）方法治疗。精液黏稠不液化者，痰浊之征象也，滋阴清热、清利湿热治其本，化痰除湿治其标，临床上约 90% 精液不液化患者伴有前列腺炎，在治疗精液不液化症时，应强调重视前列腺炎症的治疗。精液清冷之症虚证、寒证居多，治疗要点是温肾阳、散阴寒。

少精子症临证多定位脾肾二脏，立脾肾双补大法，于法外兼理气血，寓有静中有动之机；弱精子症，常为不足之症，温补肾阳为最常用治法，运用时不忘滋阴，"善补阳者必于阴中求阳"，若患者因生活节奏快，思想压力大，郁火多，饮食多辛辣导致"阳常有余，阴常不足"之情况，则应滋阴重于补阳，且补中有通，补而不滞。畸形精子症患者根据肾阴虚及肾阳虚的不同，分别予以温补肾阳及滋阴降火，近年来湿热下注为患有增加趋势，治以清利湿热。抗精子抗体阳性不育病位首在肝肾，次在肺脾，临床见肝肾阴虚湿热证，治以滋阴降火，清利湿热，方用六味二碧散加减，方中生地黄、枸杞子、白芍、鳖甲、知母、牡蛎、碧桃干滋阴补肾，泽泻、碧玉散、茯苓、车前子清热利湿，丹皮清热。见肺脾气虚易感证，治以补肺健脾，理气清肠，方用参苓香连汤加减，方中人参、白术、茯苓、黄芪、怀山药、薏苡仁健脾益气，广木香、益元散、黄连理气导湿，鸡内金、芡实、菟丝子补肾化浊。

【医案举例】

医案一

刘某，男，37 岁，结婚 8 年不育。查精液量多，质地清稀，精子活力低下。余无明显异常，临床多以弱精子症治疗，效果不彰。此后多次提及精液像水样而引起注意。后来检验医师发现，患者射精后无凝固过程，于是直接做精液常规检查，提示精液清冷。考虑患者形体较瘦，精神不振，面色苍白，伴有阳痿早泄，平时怕冷，舌淡苔薄白而润，脉沉细弱。命门火衰无疑，急以二仙汤加减治之。诊断：精液清冷。

中医治法：补肾助阳。

处方用药：淫羊藿 15 g，仙茅 15 g，熟地黄 12 g，当归 10 g，桂枝 6 g，山茱萸 10 g，炙黄芪、黄精各 15 g，鹿角胶 10 g，枸杞子 15 g。

15 剂后性功能增强，射精有力，精液稠厚，畏寒肢冷减轻。后又合用本院制剂聚精丸，前后共 100 余剂。查精液常规正常。

按语：患者婚后 8 年不育，患者精液稀薄呈水样，精神不振，面色苍白，平素畏寒，查舌脉示舌淡苔薄白而润，脉沉细弱。证属命门火衰，治以补肾助阳之二仙汤加减，方中淫羊藿、仙茅、桂枝、炙黄芪、鹿角胶补肾助阳，以补其本，熟地黄、当归、山茱萸、黄精、枸杞子滋阴补肾，使肾阳生化有源，正如《景岳全书》中所述"善补阳者，必于阴中求阳，则阳得阴助而生化无穷"二诊患者诸症均有改善，加用自制丸药，缓收全功。

医案二

刘某，男，30 岁，1987 年 4 月 5 日初诊。婚后 3 年不育，1 年前在某医院检查精液，乳白色，质稠，精子计数 98×10^6 个/mL，活动率为 70%，活动力尚好，精子畸形率为 75%，服温补肾阳之品半年不效而转我院。腰酸不适，耳鸣，口干，舌淡，苔少津有裂纹，脉细弦数。为肾阴亏损，生精乏源。治当滋阴补肾，兼去相火。知柏地黄丸合五子衍宗丸化裁。诊断：畸形精子症。

中医治法：滋阴补肾，兼去相火。

处方用药：知母 9 g，黄柏 6 g，生熟地各 12 g，茯苓 15 g，怀山药 10 g，山萸肉 10 g，丹皮 10 g，泽泻 10 g，女贞子 10 g，枸杞子 10 g，菟丝子 10 g，五味子 10 g，车前子 10 g，覆盆子 10 g，川牛膝 10 g。每日 1 剂，水煎服。

1987 年 5 月 18 日二诊：上药服 30 余剂后，腰酸耳鸣之症大减，口亦不干，舌淡苔薄，脉细。精液复查活动率为 40%，活力好，畸形率为 50%，计数 50×10^6 个/mL，再守前方加淫羊藿 15 g，杜仲 10 g。

1987 年 6 月 16 日三诊：经服上药近 30 天后，无特殊不适，舌淡苔薄，脉弦缓。精液复查：量 2 mL，灰白色，活动力良好，活动率为 70%，计数 30×10^6 个/mL，畸形率为 35%。嘱服成药六味地黄丸，每次 8 丸，每日 2 次，并配服聚精丸，每日 2 次，每次 10 g。2 个月后，其妻已孕 50 天。

按语：本例患者屡服温补之品无效，证见腰酸耳鸣，口干，舌淡苔少津，脉细弦数，此滥服温补之品，伤及肾阴，当治以滋阴补肾，兼去相火，方用知柏地黄丸合五子衍宗丸加减，方中熟地、山茱萸、怀山药滋滋肾阴为主，泽泻利湿浊，牡丹皮泄相火，茯苓渗脾湿，是谓"三泻"；知母、黄柏降相火，泻肾火，女贞子、枸杞子、菟丝子、五味子、车前子、覆盆子补肾填精。诸药合用，共奏滋阴补肾，兼降相火之功效。二诊，患者前症均减轻。加用淫羊藿、杜仲，增强精子活力。三诊改服六味地黄丸，缓慢调养，巩固疗效。

医案三

黄某，男，32 岁，1999 年 5 月 17 日初诊。结婚 5 年余，3 年前生育一女，欲生二胎时却已 2 年多未育。平时嗜烟酒，自觉肢体乏力，尿道及会阴部不适感。精液检查：外观微黄，黏稠，成活率为 40%，活动力弱，计数 30×10^6 个/mL，液化时间 2 小时，精液总量 5.5 mL，脓细胞（＋＋＋）。舌暗苔白腻，脉沉细而数。诊断：脓精症。

中医治法：清热化湿解毒。

处方用药：金银花、连翘各 30 g，蒲公英、紫花地丁各 15 g，滑石 20 g，黄柏 12 g，当归、白芍、生地黄、天花粉各 15 g，甘草 10 g，穿山甲 10 g，皂刺 10 g。水煎服，上方连服 15 剂，自觉尿道及会阴部不适感解除。精液复查脓细胞（＋），计数 50×10^6 个/mL，颜色仍微黄，成活率为 55%，液化时间正常，量约 3 mL。原方再服 14 剂后，自觉症状解除，复查精液则脓细胞消失，舌苔薄白，脉沉缓。前方再服 10 剂以巩固疗效。

按语：本例患者精液检查中脓细胞＋＋＋，精液色微黄，黏稠，提示脓精症，舌暗苔白腻，脉沉细而数，提示患者目前存在瘀、湿、热，治以清热化湿解毒，方中金银花、连翘、蒲公英、紫花地丁、滑石、黄柏、生地、花粉以清热化湿，皂角刺、穿山甲活血祛瘀，服药 15 剂后，患者精液检查示脓细胞减少，但上证仍存，继服原方 24 剂后诸症消失。

【经验方选】

（1）萆菟汤。组成：萆薢 10 g，菟丝子 10 g，茯苓 10 g，淮山药 10 g，石菖蒲 3 g，沙苑子 10 g，车前子 10 g，生草梢 3 g。功效：补肾导浊，消补兼施。主治：慢性前列腺炎所致不育。

按语：本方系萆薢分清饮合菟丝子丸化裁而成。一以补肾，一以导浊，合而用之，为消补兼施之妙方。方中菟丝子补阴、萆薢治湿为主药，治湿而不伤阴，补阴而不腻湿；沙苑子固精，山药固肾，则菟丝子益肾填精之功益胜；茯苓渗湿，车前子导湿，则萆薢分清渗浊之力更宏；石菖蒲豁痰宣窍，甘草梢和中解毒，兼引诸药直趋精室；又茯苓配菟丝子，有茯菟丹之意，意在固精兼渗湿；车前配菟丝子，为王旭高之法，专导败精之流注。全方组合缜密，配伍精当，临床验之，询有良效。

（2）聚精丸。组成：熟地黄 10 g，何首乌 10 g，沙苑子 10 g，当归 10 g，黄精 20 g，党参 10 g，薏苡仁 20 g，茯苓 10 g，紫河车 10 g，淫羊藿 10 g，枸杞子 15 g，续断 10 g。功效：滋肾填精，补脾助运。主治：脾肾两虚所致不育。

按语：方中熟地黄、紫河车、何首乌、枸杞子等益肾填精，补肾中阴精不足；沙苑子、淫羊藿补肾中阳气，使阴得阳助而源泉不竭；党参、茯苓、黄精、薏苡仁健脾助运，益后天化生之源以供养先天。诸药共用，脾肾同治，共收滋肾化源、填精助育之功。在改善生精功能，提高精液质量，特别是增加精子活动力方面显示出良好的效果。前期的研究表明，聚精丸能通过改善男性不育症的性激素水平，抑制生精细胞和精子的凋亡，增加精子密度；能通过改善精子头部 DNA 完整性来改善精子的活动率。

郭 军

【学术思想】

郭军教授认为"肾虚、肝郁、脾虚、血瘀"是男性不育症的基本病机。

肾藏精，主生殖，肾的精气盛衰直接关系到人的生殖功能和生长发育，肾所藏之精的亏虚是造成不育症的根本原因，也是采用补肾益精法为主治疗不育症的依据；肝肾同司下焦，肝藏血，肾藏精，精血相生，乙癸同源，肝血不足则肾精亏乏，继则水亏火衰，另外肝主疏泄，调控生殖之精的贮藏排泄，肝郁则精不行；脾为后天之本，气血生化之源，而肾中之精属先天之精，除直接有赖于脾胃化生的水谷精微，还接受脾胃之外的其他脏腑之精而藏之，各脏腑之精又是脾气散精所转化而成，因此，脾胃功能对肾精的盛衰与否起着直接和间接的双重作用；"久病必有瘀"，瘀血往往在以往的慢性炎症、组织损伤基础上造成血运不畅，局部组织失养，甚至遗留硬结，引起不育。

【理论及用药经验】

郭军教授治疗男性不育症常以肾虚立论，男性不育症首先是由肾精亏耗所引起，治宜补肾生精，方予桑椹汤，药用桑椹、桑寄生、枸杞子、熟地黄、女贞子补肾填精、滋养肾阴，为生精提供物质基础；淫羊藿、仙茅、肉苁蓉、菟丝子鼓动肾气，阳中求阴，提高生精功能。若湿热侵袭则应扶本清源，对于脾肾两虚招致湿热的治疗应标本兼顾，一方面健脾补肾使体内水液正常运行，截断湿邪产生的源头；另一方面则通过清热利湿将已经产生之湿热祛除，方予扶本清源方，药用菟丝子、肉苁蓉、山药、白术、茯苓、泽泻、盐炒车前子、黄柏、沉香。方中菟丝子、肉苁蓉补肾助阳益精，山药脾肾双补兼顾气阴，白术、茯苓同山药健脾之余还可除湿，泽泻下调水道同茯苓引未蓄之湿热，盐炒车前子清热利湿，黄柏制膏粱之热，灭扰动之阴火，沉香补肾壮阳，且诸药借助沉香芳香乃能入里。

情志不快则易发肝郁，本病久治不愈，本虚标实，治疗需疏肝活血以保证肝气条达，疏泄有度，祛除死精败血，而后补肾养血，健脾益气，使新生之精血源源不绝。方予疏肝固本汤，药用柴胡、白芍、制香附、当归、红花、淫羊藿、菟丝子、覆盆子、炒白术、茯苓。方中柴胡、制香附疏肝理气、清肝经郁火，白芍养血去恶血生新血，敛三阴之阴，当归养血活血，同红花共通下焦血分，淫羊藿兴阳同时，补阴助阳，菟丝子、覆盆子温补下元、填精生髓，炒白术、茯苓以淡渗分消浊湿，健脾益气。

肝藏血，若肝失疏世，气血运行不畅，瘀血阻滞阴器，致睾丸缺血缺氧，使精子生成障碍，瘀血阻滞精道，精脉瘀阻，精子成熟受阻，治宜活血祛瘀、滋阴补肾，方予归芎活血汤，药用当归活血养血，川芎活血理气，鸡血藤辅助当归活血补血，丹参活血，且"一味丹参，功同四物"，水蛭、王不留行增强活血通络之力，配合枸杞子、肉苁蓉补肾填精，大队活血药与补益药为伍，祛瘀不伤正，瘀去则精自活。

痰湿内生，也易侵扰精室，痰之生本于肾气之寒，脾气之弱，故治痰必当治脾肾之二经，健其脾气、补其肾气则痰可祛除。"痰"多为病理产物伴随各个证型中，如脾肾两虚者，水液不能正常运行则易形成痰湿，故以扶本清源方配伍化痰祛湿之品，痰重于湿者可配伍陈皮、法半夏等，通过辛温消散治疗痰湿成郁日久；湿重于痰者且湿气显著者，则可配伍藿香、佩兰等可直接祛湿之品；对肝气郁结，气运行受阻，津液受其影响则无法正常输布，瘀浊则化为痰湿，当以疏肝固本汤配伍行气化痰之品，如桔梗、砂仁等；还需注意在使用滋补药时防止滋腻碍脾胃而助痰，反之，当发现患者脉濡、滑，舌苔厚腻等痰湿症状时则需要先祛邪即健脾化痰，再扶正即补肾健脾等。

【辨证治法】

郭军教授认为特发性男性不育症以肾脾两虚为本，为体内湿热形成奠定基础，患者久病无子嗣，肝气不畅则郁结，气血津液运行不通则夹瘀血湿热等有形实邪。另外，怪病多从痰论治，特发性男性不育症虽是现代医学的定义，但因无法应用现代手段明确病因，故可归纳为"怪病"范畴，辨证论治之时，可考虑祛湿化痰等。故对于特发性男性不育症治法注重补泻兼施、扶正祛邪、补益脾肾为主，对于湿热、痰湿、瘀血则清热祛湿化痰、活血化瘀等。畸形精子症病因多责之虚、瘀、湿热、痰湿，肾虚、血瘀、湿热、痰湿构成畸形精子病变的核心病机，其关键在于肾精不足、瘀血阻道、湿热下注、痰湿困阻。因临床上少、弱、畸精子症往往同时并见，故治疗时不应仅局限于畸形精子数量的降低，而要通过提高精子数量与活力，间接治疗畸形精子症，郭军教授强调精子数量、活力与畸形率应同时治疗，不可偏执一端，以达"虽不专主于畸而治畸"。对于弱精子症，郭军教授认为肾精是产生精子的重要物质，而肾气是推动精子活动的主要动力，所以肾气虚为弱精子症的主要病因，而临床上多与湿、瘀、滞等实证夹杂，故治疗上重视补气、健脾、除湿、益肝等方法的综合运用。实则泻之，虚则补之，使阴阳互调，从而有效提高精子质量。在针对多个病因联合用药的同时，郭军教授指出应重视生活方式的干预，加强职业防护，积极治疗全身性疾病，重视夫妻同治、生活同调的新模式。

【医案举例】

医案一

患者，男，30 岁，2017 年 8 月 16 日初诊。患者因"婚后 1 年未育"就诊，诉婚后 1 年夫妻性生活正常，性生活频率 2 ~ 3 次/周，勃起硬度及射精正常，妻子生殖功能检查未见异常，但始终未育。刻下症：患者精神欠佳，胸闷喜叹息，晨起后口干，腰膝酸软怕冷，眠差多梦，纳差，小便色黄，大便正常，每日 1 行。查体：阴毛分布正常，阴茎发育正常，睾丸大小左侧 13 mm，右侧 16 mm；双侧附睾正常，双侧输精管及精索无明显异常。舌质红，苔薄白，脉弦细。辅助检查：2017 年 8 月 16 日精液分析提示精液量 2.3 mL，pH 7.3，精子密度 $20.22 \times 10^6/\text{mL}$，PR 12.36%，PR + NP 20.46%，内分泌检查无异常发现。前列腺液常规：白细胞 5 ~ 8 个/HP；卵磷脂小体（＋＋＋）/HP。淋球菌、支原体、衣原体（－）；抗精子抗体（－）。诊断：男性不育症。

辨证分型：肝郁肾虚证。

中医治法：疏肝理气，补肾健脾。

处方用药：疏肝固本汤加减。淫羊藿 10 g，菟丝子 12 g，覆盆子 10 g，柴胡 10 g，白芍 10 g，制香附 12 g，郁金 12 g，红花 12 g，薄荷 10 g，炒白术 15 g，茯苓 15 g，酸枣仁 20 g。并嘱饮食规律，每周 1 ~ 2 次有氧运动。14 剂，水煎服，每日 2 次，每次 200 mL。

二诊（2017 年 9 月 1 日）：患者精神状态改善，胸闷喜叹息较以前减少，晨起后口干现象消失，仍腰膝酸软，怕冷，寐差多梦，纳差，二便正常，舌红苔薄白，脉弦。原方酸枣仁用量至 30 g 以加强养心安神之功，加盐杜仲 10 g 以温补肾阳。14 剂，水煎服，每日 2 次，每次 200 mL。

三诊（2017 年 9 月 13 日）：患者精神佳，诉腰膝酸软、怕冷有所缓解，睡眠已正常，舌淡红，苔薄白，脉平。辅助检查：精液常规显示密度 $27.35 \times 10^6/\text{mL}$，PR 20.15%，PR + NP 30.50%，效不更方。14 剂，水煎服，每日 2 次，每次 200 mL。

四诊（9 月 30 日）：患者诉腰膝酸软、怕冷症状已消失，舌淡红，苔薄白，脉平。上方酸枣仁用量减至 20 g，30 剂，水煎服，每日 2 次，每次 200 mL。

患者半个月后复查精液常规显示密度：$35 \times 10^6/mL$，PR 32.30%，PR + NP 43.50%。效不更方，继续服用上方。

按语：患者肝气郁结，失于疏泄，则精神欠佳，胸闷喜叹息，晨起后口干，眠差多梦，肾气亏虚则腰膝酸软，怕冷，肝郁肾虚长此以往影响及精子质量，因此用补肾疏肝之法调理，以补肾药中加入疏肝之品，使肝气得以疏泄肾气得以补充，以提高精子质量。

医案二

患者，男，33 岁，2012 年 9 月 27 日初诊。婚后未避孕未育 3 年。就诊时腰酸乏力，耳鸣如蝉，阴囊潮湿，小便黄，舌质淡红，苔黄腻，脉细滑。查睾丸大小正常，排除其他不育因素。平素性生活正常，妻子检查未见异常。查精液常规示 pH 7.8，量 1.8 mL，质稠，液化时间 >1 小时，密度 $15 \times 10^6/mL$，前向运动精子比率为 29%，畸形率为 97.8%。

辨证分型：肾虚湿热证。

中医治法：滋补肾精，清利湿热。

处方用药：桑椹汤加龙胆煎加减。桑椹 15 g，桑寄生 10 g，枸杞子 10 g，女贞子 10 g，淫羊藿 10 g，肉苁蓉 10 g，龙胆 10 g，薏苡仁 15 g，蒲公英 15 g，白花蛇舌草 10 g，知母 10 g，黄柏 10 g。水煎服，每日 1 剂。

2012 年 12 月 28 日二诊查精液示：pH 7.6，量 2.4 mL，液化时间 30 ~ 60 分钟，密度 $53 \times 10^6/mL$，前向运动精子比率为 37%，畸形率为 95.1%。守方继服 2 个月，随访告知其妻已怀孕，后顺产一男婴。

按语：临床上少、弱、畸精子症往往同时并见，故治疗时不应仅局限于畸形精子数量的降低，而要通过提高精子数量与活力，间接治疗畸形精子症。医家往往以苦寒解毒之品降低精子畸形率，视畸形率降低的百分率为疗效标准，忽略了精子数量在其中的作用；正常形态精子中，前向运动的精子数量越多，受孕概率越大。所以，郭教授强调精子数量、活力与畸形率同时治疗，不可偏执一端，以达"虽不专主于畸而治畸"。

医案三

患者，男，30 岁，2012 年 4 月 22 日初诊。患者诉婚后 7 年不育。婚后同居，性生活每周 2 ~ 3 次，未避孕，妻子妇科检查无异常。刻诊：头晕目眩，神疲乏力，口燥咽干，失眠多梦，腰膝酸痛，耳鸣，舌红、少苔，脉细数。男科检查，睾丸容积：左睾 10 mL、右睾 11 mL；其他（－）。精液分析：乳白色，量 2.5 mL，60 分钟不液化、黏稠度高，pH 7.5，计数 98×10^6

个/mL，活率为 60%，活力为（a 级精子 + b 级精子）15%，畸形率为 85%。

辨证分型：肝肾亏虚证。

中医治法：清热活血，补益肝肾。

处方用药：益肝行精汤加减。熟地黄 12 g，山茱萸 12 g，知母 9 g，黄柏 9 g，牡丹皮 9 g，柴胡 12 g，枸杞子 12 g，覆盆子 12 g，乌梅 12 g，当归 12 g，赤芍 15 g，白芍 5 g，川楝子 9 g，炙甘草 10 g，三棱 12 g，莪术 12 g。水煎服，每日 1 剂。

复诊（2012 年 5 月 21 日）：精液液化，精子活力为 23%。头晕目眩、口燥、耳鸣缓解，夜寐稍安；舌红，脉细数。治法益气滋阴，补肾生精。原方去黄柏、三棱、莪术，加黄芪 12 g，龟甲 10 g，30 剂。

患者继服药后，复查精液正常，半年后妻子怀孕。

按语：中医学认为"精血互化"，肝血不足可导致精化失源；且"肝寄相火"，具有鼓动阴器、启闭精窍而主司精液走泻的作用，故肝肾失养可致精子活力降低。益肝行精汤中柴胡、白芍、当归疏达肝气，同枸杞子、覆盆子合用养血和血柔肝，使精血互化；配以少量川楝子疏肝泄热，以知母、黄柏、虎杖清热利湿，同时配三棱、莪术活血以清体内之瘀滞。患者服后瘀热之象缓解，继而合以黄芪、龟甲益气养阴以巩固疗效。

【经验方选】

六五生精汤：知母 10 g，黄柏 10 g，熟地 15 g，山药 15 g，山茱萸 15 g，茯苓 20 g，丹皮 15 g，菟丝子 30 g，五味子 10 g，枸杞子 20 g，丹参 10 g，红花 10 g。功效：清虚热，滋肾精，平阴阳，化瘀血。

按语：六五生精汤由经典名方知柏地黄丸合五子衍宗丸化裁而来，合方的使用依据一为病机，二为证候，合方后拓宽了相合方剂的使用范围，单一方剂的不足得到了弥补，更适应患者的体质与病症。五子衍宗丸是治疗男性不育症的名方，枸杞子、菟丝子补肾益精，覆盆子、五味子固肾涩精，方中诸药互相配合，可收滋肾填精补髓之功。知柏地黄丸主治肾阴不足，虚火上炎之证，《医方论》说："此方非但治肝肾不足，实三阴并治之剂，有熟地之滋补肾水，即有泽泻之宣泄肾浊以济之；有萸肉之温涩肝经，即有丹皮之清泻肝火以佐之；有山药之收敛脾经，即有茯苓淡渗脾湿以和之。药只六味，而有开有合，三阴并治，洵补方之正鹄也。"郭军教授在临床中将两方合用加减之后的六五生精汤，除原方组成药物之外，还佐以活血化瘀与清热解毒的药物，如丹参、红花等，清补兼施，则虚热清，阴阳平，肾精足，肾气充，全方补肾而不腻邪、祛邪而不伤正，标本兼治，临床疗效更加显著，优于原方。

宾 彬

【学术思想】

宾彬教授辨治男性不育，力求诊断明确，定位定性清楚，辨病与辨证相结合，既充分发挥现代医学诊断准确的优势，又发扬中医辨证论治的特色，中西医结合优势互补。在辨证论治方面，宾彬教授提倡将"脾肾并重，气血并调"作为男性不育治疗的重要原则，并在治疗上强调夫妻同治的重要性，在考虑男方因素时亦不忘了解女方情况，在药物治疗的同时对患者进行行为治疗指导，使临床疗效得到进一步提高。不仅如此，宾彬教授一直遵循"治未病"的思想，对患者日常生活保健也提供了众多可行性较强的方法。

【理论及用药经验】

宾师临床上注重辨证论治，辨病与辨证相结合，把"脾肾并重，气血并调"作为男性不育治疗的重要原则。依据精子生长发育赖于肾精充盈、气血充盛，又肾为先天之本，主藏精、生殖和生长发育，生殖之精（有形之精）乃肾精（无形之精）所化，而脾为后天之本，气血生化之源，又精血可以互化，脾运健旺，肾精得脾运化之精微不断补充才能保持盈满，生殖之精也才得以化生的理论思想，提出对不育症的治疗必须同时兼顾脾肾气血，才能收到好的疗效。重视现代医学的诊断，从生精细胞、睾丸、附睾、精囊、前列腺、尿道等多部位进行分析，然后根据病因病理，对男性不育做出准确的诊断与治疗，在辅助不育症的治疗上作用不可小视。

宾师强调夫妻同治在不育症治疗中的重要性。在临床经过周期治疗的男性患者，精子密度与活力已有很大改善，均能达到正常的实验检验指标，但仍有不能使女方怀孕的，这时宾师常常要考虑女方的身体情况和疾病因素。

通过观察月经周期及监测排卵情况后，指导女方在月经周期的第2周（排卵期）开始服用调经促孕、补肾填精的中药，以增加受孕的概率。注重男女同治的诊疗方法，让多数的不孕不育夫妇均能生育健康的子代。

总之，论治不孕不育症，一定要审证严密，详分标本虚实，以补虚为主，标本兼顾，做到"无盛盛，无虚虚，而遗人夭殃，无致邪，无失正，而绝人长命"。

在用药上，"用药中正，以和为贵"，这是宾师常常叮嘱学生的。宾师认为，正常情况下，一个生精周期大约需要3个月的时间，抓住这个生理特点持续用药，只有平和的药方才能连续应用这么长的时间而不产生任何偏颇，宾师的临床经验方强精煎（菟丝子、枸杞子、鹿角霜等）的应用是很好的实证。

强调"滋腻燥热，少用慎用"。用药偏于滋腻，用药时间长，则不免会影响脾胃的运化，有碍后天气血精微物质的化生，不利于肾精的生成而最终使阴精不足；用药偏于燥热，过用温补，长时间应用也会耗伤正气，使阴精亏损，达不到治疗的目的。

临床上注重辨证施治，合理准确用药。治疗男性不育提倡"疏泄腺体，畅通精道"，认为"男子之阳，以通为用"。临床上有很多患者未见前列腺炎及其他附性腺疾病，宾师在以补肾填精为主的基础上，时常灵活加减应用具有活血通络、清热利湿的药方（如益母草、王不留行、当归、薏苡仁、川芎、石菖蒲等）及具有疏通功效的中成药（如前列通瘀胶囊）。宾师认为前列腺是男性的一个重要的附属性腺，同时与男性的生殖有很密切的关联，前列腺液直接影响精液的液化情况，从而影响精子的活动力。

因此，临床上注重对前列腺等附属性腺的疏通，不仅能够治疗不育合并的前列腺炎，而且能保持精道畅通，使精液充足、精子的密度增加、精子的活力提高，使受孕的机会大大增加。

"精少重子，精弱重气"是宾师多年来治疗不育症的经验总结，宾师把这点作为治疗少弱精子症的一个重要原则，临床应用每获良效。具体来讲就是对精子数量少（精子密度<20%）的不育症患者要重用子类药，如菟丝子、枸杞子、五味子、沙苑子等；对精子活力不足（a级精子<25%或a级+b级精子<50%）的患者要重用补气类的药物，如黄芪、党参、白术等。宾师通过长期观察发现，子类药能促使精子的生成，从而增加精子的密度，而补气一类的药物能明显增强精子的活力。

当治疗取得一定成效时，宾师又常常指导患者一些行之有效的种子经验——房中术。宾师总结了16个字"适时行房，条求女乐，小腹加温，抬臀吞咽"。适时行房指的是要在女性的排卵期性生活适当增加，以增加受孕的概率，而非排卵期适当减少性生活的次数，以提高精子的密度；务求女乐指的是尽量在女方性高潮时射精，这样就能增加受孕的概率；小腹加温是宾师在进行精液检查时总结出来的，精子生存的正常温度（人体内）是35℃，但是当检查精液的平台温度升高至37℃时，精子的活力却增加了，根据给精子短暂加温而精子活力提高的现象，所以小腹的适当加温能够提高女方的受孕率；抬臀吞咽是在射精时和射精后的一段时间要使女方的臀部抬起些，使精液池覆盖宫颈，以利于精子进入子宫，而吞咽动作能使子宫形成负压，利于精子的进入，便于精卵的结合而受孕。

遵循中医"治未病"的理论思想，为把疾病控制在发生阶段或者防范疾病进一步加重，又因为男性不育症的周期较长，受生活各方面因素的影响也较多，因此，宾师对日常的生活保健也非常重视。宾师强调不育患者尤其应注意以下几个方面：①治疗男性不育症要有恒心，事贵有恒，如果不能持续用药，既浪费钱财，也得不到好的治疗效果，也就容易失去求嗣信心；②性生活要适度规律，患者精子活力、精子密度都比常人的差，所以平时的性生活要有节制，在排卵期适当增加性生活次数，隔天1次，以增大受孕概率，规律的性生活也能使男性的身体始终保持在自然的状态，健康的身体条件才能为孕育子嗣奠定基础；③抛弃不良的生活习惯，很多不良的生活习惯对精子质量的影响都是不利的，如作息时间不规律、精神过度紧张、经常洗桑拿浴、抽烟、酗酒等，都是不育症发病概率高的重要影响因素；④远离放射（辐射）源，临床上询问病史时，有很多患者因为从事特殊的职业而经常接触有害的物质，这些毒物对精子的健康都是不利的；⑤不私自滥用有害药物，因为居民购药方便和自主买药的现象普遍，且很多患者大多不明白药物不良反应，在此情况下服药，就容易造成对睾丸的损伤，使睾丸生精能力及精子的活力受到负面的影响，因此患者需要应用药物时一定要去正规医院就医，在医生的指导下安全用药；⑥注重日常的饮食调养，精子发生发育的过程需要很多微量元素、维生素、能量等营养支持，所以在均衡饮食的基础上，要多吃富含锌（牡蛎肉、牛肉、牛乳、鸡肉、鸡肝、蛋黄、贝类、坚果仁等）、氨基酸（鳝鱼、泥鳅、海参、墨鱼、蚕蛹、虾等）、维生素（大多数存在于新鲜蔬菜及水果中）的食物；⑦适当运动，适度的运动能增强体质，增加性器官的供血量，改善生殖器官的血液循环，从而增强睾丸的生精功能。

【辨证治法】

宾师认为，男性不育的病机常常表现为本虚标实，脾肾两虚（少精、弱精症）为本，湿热瘀（生殖系统炎症、前列腺炎及嗜食辛辣烟酒导致精子活力低下、死精症、精液不液化），或者毒虫（长期接触辐射源、支原体、衣原体等异生生物感染）所染为标。因此，治疗上要补虚与泻实兼顾，以健脾养血、补肾生精为主，辅以清热化湿、养血活血、祛瘀等法。辨病与辨证相结合，临床上依据脾肾两虚、气血不足兼有湿热瘀毒虫等理论，辨证论治，在改善睾丸生精功能，促进精子生成，提高精子质量上常能取得满意效果。

【医案举例】

医案一

黄某，男，34岁，2016年11月5日初诊。主诉：婚后同居未避孕3年余未育。患者诉平素偶感疲倦乏力，余无明显不适，从事煤气搬运外送工作，嗜好吸烟多年。外院曾查精液常规提示"少精子症"，其妻子因诊疗"不孕症"于2016年7月行宫腹腔镜手术，女方自述经妇科排查后未见明显妇科异常。刻诊：舌淡，苔黄稍腻，舌下络脉迂曲明显，脉沉。专科体格检查：双侧睾丸体积约15 mL，附睾、精索静脉未触及明显异常。查精液提示：精液量3.6 mL，精子浓度3.0×10^6/mL，精子总数10.8×10^6个/mL，PR 0%，精子总活力（PR + NP）4%。尿常规、性激素、阴囊彩超均未见明显异常。西医诊断：少弱精子症。中医诊断：不育症。

辨证分型：脾肾两虚兼湿热瘀阻证。

中医治法：脾肾并补，清热利湿，化瘀通精。

处方用药：强精煎加减30剂。枸杞子、续断、党参、当归各10 g，黄芪20 g，六神曲、夏枯草各10 g，败酱草30 g，益母草、生牡蛎各30 g（先煎），水蛭4 g，皂角刺6 g，炒王不留行10 g，大血藤15 g，水煎煮，分2次温服。

二诊：2016年12月10日。患者述服药期间未见异常，平时同房后有乏力感，服上方后症状稍改善。刻诊：舌淡，苔白稍腻，脉沉。查肝肾功能无异常，复查精液常规：精液量 7.0 mL，精子浓度 52.7×10^6/mL，精子总数 368.9×10^6 个/mL，PR 8.7%，PR + NP 22.5%。原方加用紫河车 4 g，30 剂，煎服法同前。

三诊：2017 年 2 月 3 日。服药后疲倦较前改善，上方 30 剂服毕，当地购买二诊药物继续服 1 个月。刻诊：舌淡，苔白略腻，脉沉迟。复查精液常规：精液量 6.2 mL，精子浓度 24.9×10^6/mL，精子总数 115.0×10^6 个/mL，PR 29.0%，PR + NP 50.7%。给予强精煎原方加减 10 剂（菟丝子、枸杞子、党参各 20 g，续断、巴戟天、鹿角霜各 10 g，白芍、当归、白术、茯苓各 10 g，酒萸肉 6 g，川芎 6 g，六神曲 10 g），煎服法同前。

2017 年 6 月电话回访，患者述三诊后带药回原籍地，药毕守方，当地取药继续服至 2017 年 4 月，后因其妻怀孕，自行停药。

按语：患者年四八，筋骨当隆盛之年，然重劳力为业，平素耗气为甚，劳倦内伤，则脾肾相对不足，故偶见疲倦乏力，舌淡脉沉；脾肾两虚，水行不畅，结合岭南气候，兼有烟草嗜好，火热互蕴，湿热内生，则见苔黄稍腻；湿热实邪瘀阻为甚，脉络不畅发于上则可见舌下络脉迂曲，阻于下则精道不畅、精室不通，故见精清量少。因此，患者脾肾两虚为本，兼有湿热瘀阻，治法以健脾补肾、清热利湿、化瘀通络为基础。

初诊患者瘀象明显，考虑精室瘀阻以致排精不畅，重用"通"法，给予祛除"痰、湿、瘀"等标实之邪，配合"化瘀通精"促进精子排出，方选强精煎配合化瘀散结之法，用药配合大血藤补血活血，败酱草清热解毒，水蛭、皂角刺、王不留行化瘀通精，夏枯草化痰散结。二诊精液体积及精子浓度均明显提升，精子活力较前改善，治疗有效，结合行房后劳倦加重，上方加用紫河车 4 g 补气养血益精，改善疲倦。三诊精液量、精子浓度、精子总活力维持正常水平，宜着重提高精子正常形态并维持精子活力，治法以"精弱重气"为指导，选取强精煎原方并增强温补阳气之力，予加巴戟天、鹿角霜温补肾阳，酒萸肉肝肾同补，白术健脾益气。

在治疗本案少、弱精子症中，脾肾并补、促进生精贯穿整个治疗过程，选药上遵循"用药中正，以和为贵"的原则，优先选用子类及草本药材，以平补为主，需大补精血时少佐血肉之品，且不同阶段通精、活精各有侧重，清补通利相结合共同改善患者精液质量，提高患者生殖能力。

医案二

黄某，男，39 岁，2011 年 12 月 27 日初诊。病史：婚后未避孕同居求嗣 1 年余未果。平素性事尚可，每周 1～3 次性生活，女方月经规律，妇科诊查未见异常。曾多次在当地人民医院检查精子常规，结果显示精子数量极少，活力低，曾服药（具体药物不详）未见明显改善。患者本人无明显不适，纳寐可，二便调。舌质略红，苔腻，脉细。查体：第二性征发育正常，睾丸大小、质地未及异常，附睾未及异常，精索静脉未见曲张。辅助检查：前列腺液常规示 pH 6.8，白细胞（＋＋＋），卵磷脂（＋＋）。性激素各项正常。精液常规：体积 1.2 mL，大于 60 分钟不完全液化，pH 7.8，密度 3.12×10^6/mL，精子活力为 a 级精子 1.79%、b 级精子 14.16%、c 级精子 13.30%。性激素检查回报各项指标正常。西医诊断：少、弱精子症，慢性前列腺炎。中医诊断：不育症。

辨证分型：脾肾两虚兼湿浊瘀阻证。

中医治法：补肾健脾，利湿通络。

处方用药：强精煎加减。黄芪 10 g，益母草 15 g，菟丝子、枸杞子、五味子、党参、续断、当归各 15 g，神曲 10 g，生牡蛎 30 g，薏苡仁 20 g，皂角刺、王不留行、萆薢、夏枯草、车前子各 10 g。15 剂，水煎服，日服 1 剂，分 2 次温服。

2012 年 1 月 12 日二诊：服药后无明显不适，偶有射精不适感，舌质淡红，苔略腻黄，脉细。复检精子：体积 4.2 mL，液化程度 30 分钟完全液化，pH 7.8，浓度 4.92×10^6/mL，精子活力为 a 级精子 25.0%、b 级精子 19.44%、c 级精子 6.32%。继续守原方治疗，带药 30 天。

2012 年 2 月 16 日三诊：诉行房射精时较快，余无明显不适，舌质淡红，苔薄黄，脉细。复检精液：3.5 mL，20 分钟完全液化，pH 7.3，精子浓度 51.95×10^6/mL，精子活力为 a 级精子 50.26%、b 级精子 17.67%、c 级精子 13.16%。强精煎加减：黄芪 10 g，益母草 15 g，菟丝子、枸杞子、五味子、党参、续断、当归各 15 g，神曲 10 g，生牡蛎 30 g，薏苡仁 20 g，煅牡蛎、煅龙骨各 30 g，皂角刺、王不留行、丹参、橘核各 10 g，带药 30 剂，服法如前；建议女方检测排卵。之后一直未来复诊，后电话随访，得知已当父亲。

按语：大多数不育患者症状表现不明显，但在生化指标上往往具有特异性变化，而少弱精子症之变化为精子活力下降或精液中精子的浓度较低，而这一类症状不明显的不育症，当以精室辨证为主，男子之精室，藏蓄精液，"满则溢泻"，施精成孕，育成胚胎。《医经精义》中载："精室，乃气血交会化精成胎之所。"精室存有形与无形之说，有形之说即精室当包括睾丸、附睾、精囊和前列腺等；无形之说即精室当囊括与男子生殖相关的诸多器官组织，同时"精室当为奇恒之腑"这一观点目前已得到许多男科学者共鸣。宾彬教授强调脾肾两虚、湿浊瘀阻是少弱精子症的基本病机，故在症状不明显时，可直接应用基本病机以辨病为主、辨证为辅的方式对少弱精子症进行治疗。宾彬教授在治疗此病时多以强精煎加减，以求补肾健脾，利湿通络。方中黄芪、党参健脾益气，神曲和胃化腻，菟丝子、枸杞子补肾，续断补肝肾而行血，加之牡蛎敛精，五味子涩精，益母草、当归、王不留行活血，薏苡仁、萆薢、车前子泄湿浊，皂角刺有走窜之性以致补而不滞，夏枯草可制热药而使全方不致过温，脾肾得补、精室活力增强、湿浊得泄，肾中清明而精生，精室旺相而精强，故收良效，三诊因患者射精过快而加用煅龙牡以收涩，复加丹参、橘核以气血两通，以防精室瘀阻，终收奇效。

医案三

何某，男，32岁，2015年1月24日初诊。婚后未避孕同居求嗣2年未果。夫妻性生活正常，女方月经规律，妇科诊查未见异常。曾多次在外院检查精子常规，结果显示精子数量极少，或未发现精子。患者本人常觉阴囊坠胀，纳寐可，二便调。舌淡，苔薄白，脉沉细。既往有支原体感染史，现已治愈。查体：第二性征发育正常，睾丸大小、质地未见异常，左侧精索迂曲、增粗。辅助检查：精子常规示精液体积0.7 mL，12分钟完全液化，pH 6.8，离心沉渣后未发现精子；精浆果糖：1.5μmmol/L，中性α-葡萄糖苷酶：一次射精15.5 mU。B超示：左侧精索静脉曲张Ⅱ度，右侧附睾囊肿，双侧睾丸鞘膜积液。外院查性激素：卵泡刺激素、催乳素、雌二醇正常，黄体生成素偏低。中医诊断：不育症。西医诊断：无精子症。

辨证分型：脾肾两虚证。

中医治法：补肾健脾，活血通络。

处方用药：强精煎加减。黄芪、益母草各30 g，菟丝子、枸杞子、五味子、党参、续断、当归各15 g，神曲10 g，生牡蛎30 g，皂角刺、丹参、橘核、王不留行各15 g，红花6 g，水蛭5 g。10剂，水煎服，日服1剂，分2次温服。

2015年2月4日复诊：诉阴囊坠胀感较前明显缓解，无其他明显不适，纳寐可，二便调，舌淡，苔薄白，脉沉细。复查精子常规：精液体积1.5 mL，18分钟完全液化，pH 7.3，浓度25.7×10⁶/mL。PR 6.8%，PR中

VSL > 35.0 μm/s 占 2.9%，非向前运动精子数（NP）占 11.7%。按上次方案治疗，带药 30 剂。嘱患者忌饮酒、食辛辣刺激食品，忌滥用补品。2015年 4 月 10 日，因患者诊治他疾而遇，得知其妻子已孕。

按语：本患者有明显精子质量下降，患者精液量少，且 pH 偏酸性，且有精索静脉曲张病史。患者有阴囊坠胀感而无他症状，故当以基本病机用辨病为主、辨证为辅的方式对少弱精子症进行治疗。而结合患者精索静脉曲张病史，多当考虑瘀阻，故宾彬教授在强精煎的基础上加入了大量活血药，方中黄芪、党参健脾益气，神曲和胃化腻，菟丝子、枸杞子补肾，续断补肝肾而行血，加之牡蛎敛精，五味子涩精，益母草、当归、丹参、王不留行、红花、水蛭活血，橘核、皂角刺有走窜之性以致补而不滞，脾肾得补、精室活力增强、瘀阻亦得通，肾中清明而精生，精室旺相而精强，瘀阻通畅而精出，故收良效。

【经验方选】

强精煎是根据历年文献记载治疗男性不育症出现较高频次药物，并结合广西中医药大学第一附属医院男科多年临床经验总结出来的治疗男性不育症的协定方。肾为先天之本，主藏精，其所藏的先天之精是生殖、发育的根本，精子的生成有赖于肾阴的滋养和肾阳的温煦。脾为后天之本，主运化水谷，化生精血。两者相互资助，共促生殖。故男性不育，病因在脾肾，主要为肾精亏损，命门火衰，气血两虚，又多兼有湿热下注，精道瘀阻。中医辨证多分为肾虚型、痰湿型、血瘀型及湿热型。临床上，大多数患者常常为几种证型的复合。所以，补肾健脾为男性不育症的治疗根本，时又佐以清热利湿、化瘀通窍之法。基本组方：菟丝子、枸杞子、五味子、紫河车、鹿角霜、川续断、党参、黄芪、当归、益母草、牡蛎、生麦芽十二味药组成。

按语：方中菟丝子、川续断、枸杞子、紫河车、鹿角霜、五味子补肾生精，党参、黄芪健脾益气，牡蛎固精，益母草兼具活血、清热、利湿之功而一物多用，当归活血养血，生麦芽消食助运。诸药合用，温而不燥，补而不腻，有补肾健脾，兼活血养血、清热利湿作用，共奏生精强精之功。

黄海波

【学术思想】

　　黄海波教授认为男性不育症主要的病因为精液异常，主要表现为精子或精浆的异常，是许多疾病或多种因素造成的结果，而非一种独立性疾病。其病情繁杂疑难，病程迁延。临床常表现为精子减少或增多、无精子、精子畸形、精子动力异常、死精、血精、精液量减少或增多、不液化等。根据《黄帝内经》中所记载的以肾为中心的生育观，肾为先天之本，是生长、发育、生殖之动力。肾中精气的盛衰，主宰着人体的生长、发育及生殖功能的成熟和衰退。《黄帝内经·素问·六节脏象论》云："肾者主蛰，封藏之本，精之处也。"黄海波教授认为男性不育症脏腑辨证、以肾虚为主，脾虚肝郁为辅，为湿、热、痰、瘀相互搏结所致。①肾虚为主：肾主藏精育嗣，肾精不足，肾气亏虚则会出现精液异常或性功能障碍而致不育。②脾虚肝郁为辅：黄海波教授认为精液异常不仅责之于肾，还与脾、肝密切相关。由于现代男性多饮食不节，过食肥甘厚腻，导致湿热内生，困阻脾胃，加之生活工作压力及罹患不育反复治疗失败所造成的焦虑与抑郁引起情志内伤，肝郁乘脾，导致肝郁脾虚。③湿、热、痰、瘀相互搏结：脾失健运，痰浊内生，肝气郁久化热，甚则化火伤阴，暗损肝肾。气郁日久，必致瘀阻，若瘀阻与痰浊互结，则易引致痰瘀阻络，足厥阴肝经循少腹，绕阴器，若痰瘀结于肝经则致精道瘀积。再者不洁性交者感染湿毒之邪，伏于精道，引致败精留内，出现阴囊湿痒，小便短赤，尿频急痛，尿道有分泌物，口苦口干，舌红苔黄腻，精液黄稠，液化不良，死精子较多，精液中有白细胞或脓细胞等下焦湿热症状。

　　此外，黄海波教授在诊治不孕不育症时重视男女同治，提出全面发展的中医生殖科的学术观点。《广嗣纪要》就有"五不女、五不男"的记载。在排除女方因素之后，针对具体病因，辨证施治，在诊治过程中，除注重用药外，还应给予患者必要的心理疏导及健康指导。在条件成熟时根据女方月经周期情况予以必要的性生活指导，以提高受孕概率。

【理论及用药经验】

黄海波教授认为男性不育主要责之于正虚。在治则上，强调以扶正为主，尤以补肾填精为首要，辅以疏肝调脾，同时注意祛除湿、热、痰、瘀之邪，并注重情志调摄心理疏导，以提高精液质量，提高孕育能力。根据病因病机，黄海波教授在治疗用药方面亦有以下特点。一是针对肾阳亏虚或兼有脾虚者，黄海波教授多运用自拟成方"黄氏增精丸加减"。基本药物组成：雄蚕蛾、鹿茸、淫羊藿、鹿角胶、炮附片、菟丝子、沉香、石斛、牛膝。方中含有温补肾阳及滋养肾阴之药，如淫羊藿、炮附子等。方中雄蚕蛾为君药，常用剂量 15～30 g，据患者不同情况，可渐增，最大量可至 60 g，且未见不良反应。现代药理研究表明，补肾壮阳药有类性激素作用，含锌量很高，能增加睾酮水平、兴奋性功能，改善精子质量，对大鼠垂体－性腺轴影响显著，对由内分泌引起的男性不育症有效。另外，黄教授认为肾阳虚证不宜单纯重用补阳之品，而忽视中医理论中的"阴阳互根"之论。因肾为水火之脏，内寓元阴元阳，阴阳中任何一方的偏衰都必将导致阴损及阳或阳损及阴。所以上方在补阳药的基础上，配伍滋阴之品，如石斛、龟板胶，体现了"善补阳者，必于阴中求阳，则阳得阴助而生化无穷的理论"。二是针对肾阴不足，黄海波教授多运用自拟经验方"黄氏嗣育丸加减""益肾补精散加减"。黄氏嗣育丸基本药物组成：生地黄、茯苓、雄蚕蛾、鹿茸、淫羊藿、龟甲、山萸肉、肉苁蓉、牡丹皮、穿山甲、黄柏、橘核、沉香。益肾补精散基本药物组成：鹿茸、淫羊藿、菟丝子、黄精、五味子、女贞子、人参、紫河车。上方仍选雄蚕蛾补肝益肾为君药，但较肾阳虚证中用量宜少，方中又配伍少量淫羊藿、鹿茸以温肾助阳，可谓是"善补阴者必于阳中求阴，则阴得阳升而泉源不竭"。全方做到滋阴顾及阳气，壮阳不伤阴精，体现了阴阳互根互用、异病同治，临证加减的学术思想。

【辨证治法】

根据《黄帝内经》中所记载的以肾为中心的生育观，肾虚是男性不育的主要病理机制。黄海波教授在临床诊疗中多以肾虚为主立论辨治不育。治疗原则上强调应以补肾填精为要，疏肝调脾为辅，即益肾的同时注意祛除湿、热、痰、瘀之邪，并辅以饮食、情志调摄等。

1. 扶正尤以补肾填精为要

肾有阴阳之分，所以临证需首辨阴阳。肾阳不足者温肾助阳，肾阴虚损、虚火旺盛者清热育阴。肾阳虚者多因先天禀赋不足或房事失节，损耗肾精；或素体阳虚，命门火衰；或虚劳伤肾，以致真阳不足，阴寒内生。临床表现为婚后不育，伴有身体倦怠，畏寒肢冷，腰膝酸软无力，精神萎靡，面色㿠白或黧黑，或性欲减退，阳痿早泄，大便溏泻，甚则五更泄泻，小便清长，舌质淡或胖嫩，苔薄白，脉沉细或沉迟。常用代表方为黄氏增精丸。关于肾阴虚证，黄教授通过临床观察发现，随着时代发展，社会生活节奏变快，人的压力加大，精神处于紧张状态，情绪烦躁不安，而致情志失调，使当代男性不育人群结构也发生了质的变化，这些原因常导致多数不育者呈现"阳常有余，阴常不足"的体质。其表现多为肾阴虚损、虚火旺盛证候，故呈现生殖道炎症、免疫功能下降，造成正虚邪恋，虚热内扰。虚中又夹实邪，如湿热蕴结肝经，秽浊停聚精室或血瘀气滞，经道阻塞血不养精，均是导致精子质量异常的重要原因。常用代表方"黄氏嗣育丸加减""益肾补精散加减"。

2. 肝脾肾同治

黄海波教授认为精液异常与肝、脾胃关系密切。肾与肝有肝肾同源，肾与脾有先天后天等关系。脾胃为后天之本，气血生化之源，脾胃亏虚，气血生化乏源，不足以补益先天，亦可导致男子精血亏损，而致不育，且肝脾失调，容易酿生湿、热、痰、瘀，导致精道瘀积。故黄海波教授在益肾的同时，常常兼顾肝脾二脏，常以鹿茸、雄蚕蛾、鹿角胶、龟甲等血肉有情之品壮阳益阴，益肾健骨；以淫羊藿、肉苁蓉、黄精、石斛、怀牛膝等行肾脾同治、肝肾同治。

3. 注意祛除湿、热、痰、瘀之邪

针对湿、热、痰、瘀之邪所致不育，黄教授根据不同情况喜用"除湿化痰获子方""健脾化痰液化汤""复精子汤""清热利湿生精汤""桃红四物汤"等经验方或成方。复精子汤是黄海波教授的经验方，方中以柴胡、橘核、荔枝核、路路通、穿山甲、桃仁、红花、牛膝等理气活血化瘀；祛邪不忘扶正，以黄芪、菟丝子、淫羊藿、雄蚕蛾等补肾填精。俾精血同源，血行瘀去，使外肾（睾丸）得以濡养，血转化为精，则生育有望。

【医案举例】

医案一

李某，男，32岁，公务员，2011年5月18日初诊。主诉婚后5年未育，女方常规检查正常。男方精液常规：色灰白，黏稠度稀，量2.5 mL，液化能力一般，pH 7.3，计数38×10^5个/mL，活动力不良。自诉自觉婚后1年逐渐房事淡漠，精神不振，腰膝酸软，畏寒肢冷，眩晕耳鸣，记忆力减退，小便清长，夜尿频多，性欲淡漠，偶有遗精，脉沉细迟，舌淡苔薄白。诊断：男性不育症（弱精症）。

辨证分型：肾阳不足证。

中医治法：补肾助阳、助育强精。

处方用药：方以黄氏增精丸加杜仲、川断、桑寄生、石斛各30 g，共研细末，炼蜜为丸，如梧桐子大，每日3次，每次12 g，黄酒送服。30天后复检精液：计数65×10^5个/mL，活动力好转（Ⅲ级精子占15%）。房事淡漠、精神不振、腰膝酸软、畏寒肢冷等阳虚失养、失摄症好转。效不更方，继服1个月。药后患者腰膝酸软，畏寒肢冷等症减轻，再查精液：活动率为77%，活动力良好（Ⅲ级精子达到38%），其他各项指标渐趋正常。继服上方，同时告知女方调经并监测卵泡发育情况，当卵泡接近成熟时开始，隔日同房1次，共3次。3个月后电话告知其妻怀孕，次年喜生一子。

按语：黄氏增精丸是黄海波教授的经验方，适用于肾阳虚型精液异常不育。肾阳为全身脏腑、经络、形体、官窍生理功能活动正常的基础。正如《类经图翼》载："天之大宝，只此一丸红日，人之大宝，只此一息真阳。"肾阳亏虚，温煦不足、鼓动无力则见上症。方中据《黄帝内经》"精不足者，补之以味"理论，以鹿茸、雄蚕蛾等血肉有情之品壮阳益阴，益肾健骨；肾为先天之本，脾为后天之源，且肝肾同源，故以淫羊藿、肉苁蓉、黄精、石斛、怀牛膝等肾脾同治、肝肾同治；取子类药物能毓生命之理故以韭菜子、枸杞子、覆盆子等促精子形成、助育强精。诸药合用，达到了肝脾肾兼顾、补疏并举之功。

医案二

龚某，男，35岁，公交司机，2008年7月5日初诊。主诉结婚4年不育。婚前有手淫史，婚后性欲亢进，性交频繁。女方查无异常。男方第二性征正常，双侧睾丸体积偏小，弹性差，双侧输精管稍有结节，查为无精子症。精液常规：精液量 1.5 mL，液化良，无精子。自述睾丸时痛，内外生殖器查无异常。现症见：手足心发热，烦躁，两颊红赤，口干咽燥，失眠盗汗，头晕耳鸣（测体温、血压均正常），常梦遗。舌红苔薄黄，脉细数有力。诊断：男性不育症（无精症）。

辨证分型：阴虚火旺证。

中医治法：滋阴清热，健脾利湿，活血化瘀。

处方用药：黄氏嗣育丸加荔枝核 10 g，山楂核 10 g，金银花 20 g。复诊诉睾丸疼痛消失，手足心发热、烦躁、两颊红赤等症状明显好转，精液化验：每高倍视野有少许活动精子。效不更方，继服上方 3 个月。三诊诉前症减轻明显，复查精液：精子计数 0.8×10^6 个/mL，精子活力为 a 级精子 5%、b 级精子 20%，活动率为 50%。上方再服 3 个月。于 2009 年 5 月告知妻子怀孕，次年平安产一子。

按语：黄氏嗣育丸为黄海波教授自拟的具有滋阴清热、益肾生精、健脾利湿、活血化瘀功效的经验方。方中据《黄帝内经》"精不足者，补之以味"之理，以鹿茸、雄蚕蛾等血肉有情之品壮阳益阴，益肾健骨；精血喜动恶滞，湿、热、瘀等均可影响肾的气化功能，而致影响精血生成。

医案三

李某，男，35 岁，家居设计师，2010 年 5 月 15 日初诊。主诉：婚后同居 5 年，性生活正常，未避孕未育。其妻多次妇科检查正常。男方外生殖器检查正常，精液多次检查为无精子，曾多处求医无效，情绪悲观。自诉上高中时睾丸被同学踢伤，睾丸肿痛多日，经输液好转。现症见：神情烦闷不舒，胸胁胀满，善太息，腰部酸痛，小腹胀痛不适，心烦眠差，情绪急躁，小便黄，大便偏干，舌红质紫暗边有瘀点，舌下静脉曲张，苔薄黄，诊脉沉弦略数。平常工作压力较大，生活极不规律。初步诊断：双侧输精管阻塞（经输精管造影确诊）。

辨证分型：肝郁气滞，血行瘀滞证。

中医治法：疏肝理气，活血化瘀，通络生精。

处方用药：复精子汤加减，3 个月为 1 个疗程。

二诊：神情烦闷不舒，胸胁胀满，善太息等症稍减。复查精液，精液量 2.1 mL，精子密度：11×10^6/mL，液化稍差，精子活力为 a 级精子 14%、b 级精子 22%，活率为 43%。上方加雄蚕蛾 15 g，淫羊藿 10 g，菟丝子 10 g，牡蛎 30 g，再服 1 个疗程。

三诊：诸症改善明显。精液检查：密度：$26 \times 10^6/mL$，液化正常，精子活力为 a 级精子 25%、b 级精子 35%，告知患者在服用上方的同时，女方监测卵泡发育情况，当卵泡接近成熟时开始，隔日同房 1 次，共 3 次。2 个月后电话告知其妻怀孕。

按语：患者有神情烦闷不舒，胸胁胀满，善太息，舌红质紫暗，以及结合病史及输精管造影等确诊为肝郁气滞，血行瘀滞型不育。复精子汤是黄海波教授的经验方。《丹溪心法》云："气血冲和，万病不生，一有怫郁，诸病生焉。"方中以柴胡、橘核、路路通、穿山甲、桃仁、红花等疏肝理气、活血化瘀以恢复气血和调之态；生理上精血同源、精血互生，病理上精血、血瘀也必然存在互相影响、互为因果的关系。故在理气活血的基础上加黄芪、菟丝子、淫羊藿、雄蚕蛾等补肾填精。

【经验方选】

（1）黄氏增精丸。基本药物组成：雄蚕蛾、鹿茸、淫羊藿、鹿角胶、炮附子、沉香、石斛、龟板胶、肉苁蓉等。

按语：黄氏增精丸是黄教授依据中医学理论，筛选具有补肾壮阳生精药理作用的中草药，自行研制的治疗男性不育症的有效方剂，适用于肾阳虚型精液异常。肾阳为人身诸阳之根本，是生命活动的原动力，具有温煦机体、激发性欲、促进精子前向运动的作用。肾阳亏虚，温煦不足，激发不能，鼓动无力，则见上症。据《黄帝内经》"精不足者，补之以味"理论，方中以鹿茸、雄蚕蛾等血肉有情之品壮阳益阴，益肾健骨；以淫羊藿、肉苁蓉、黄精、石斛、怀牛膝等肾脾同治、肝肾同补；取子类药物能毓生命之理以韭菜子、枸杞子、覆盆子等促精子形成。全方合用，达到了肝脾肾兼顾，补而不滞之功，体现了张景岳"善补阳者，必于阴中求阳，则阳得阴助而生化无穷；善补阴者，必于阳中求阴，则阴得阳升而泉源不竭"之理。

（2）黄氏嗣育丸。基本药物组成：生地黄、茯苓、雄蚕蛾、鹿茸、淫羊藿、龟板、山茱萸、肉苁蓉、牡丹皮、穿山甲、黄柏、橘核、沉香等。

按语：嗣育丸中雄蚕蛾补肝益肾为君药，雄蚕蛾味咸，入肝肾经，《明医别录》曰其"主益精气"，但其性温，较肾阳虚证中用量宜少；方中又配伍少量淫羊藿、鹿茸以温肾助阳，可谓是"善补阴者必于阳中求阴，则阴得阳升而泉源不竭"；生地黄苦寒，清热凉血，养阴填精；龟板滋阴潜阳，山茱萸微温质润，性温而不燥，补而不峻，既补肾益精，又温肾助阳，为补益肝肾之要药；牡丹皮归肝肾经清热凉血，且活血行瘀。穿山甲通经达络，活血散瘀；黄柏味苦性寒，《黄帝内经》云"肾欲坚，急食苦以坚之，用苦补之"；沉香温肾纳气益精，调中；茯苓健脾化湿，培后天养先天，古云"补肾而不补脾，则肾之精何以遂生也"。嗣育丸中补肾生精与活血养血药物相配伍，可改善睾丸和附属性腺的内环境，促进精子生成。诸药合用，滋阴清热益肾、健脾活血，以达生精助育之效。

戚广崇

【学术思想】

戚广崇教授认为，临床上治疗男性不育症应尽量做到"辨病、辨因、辨证"相结合，然后再进行治疗。如感染性不育患者，多为湿热证，以清热利湿法效果显著。精索静脉曲张性不育多与瘀血密切相关，符合"青筋暴露，非筋也，现于皮肤者血管也，血管青者，内有瘀血也"的观点，故治疗大法当以活血化瘀为主，随症加减。若精血同源，血行瘀去，外肾（睾丸）得以营养，血转化为精，则生育有望。

免疫性不育多为感染引起，但有不少患者已不能查出感染病因，或感染已痊愈，但血睾屏障的损伤尚未修复。解脲支原体或沙眼衣原体检查阳性者，治疗则以清利湿热为主，如无感染则用以活血化瘀为主的方法治疗。治疗免疫性不育完全可以用中药代替治疗，可以取得较好的效果，且没有糖皮质激素类药的副作用。

无精子症治疗前要分辨无精子是由睾丸生精功能障碍、输精管道堵塞引起还是垂体－下丘脑病变引起，然后再进行辨证分型论治。如果是睾丸生精功能障碍者，治以补肾强精为主，佐以活血化瘀或益气养血；输精管道不畅者，治以活血化瘀为主，佐以理气通络；而对垂体－下丘脑病变引起的不育，则视其有余、不足，给予化痰、活血、益肾、养血，分别治之。

不射精症又分为性知识缺乏、性交方法错误所致，以及频繁自慰、对正常阴道内性交所产生的刺激感不足、快感不强烈所致两大类。戚广崇教授认为对两类不射精症的治疗应区别对待，前者治疗相对容易，大多仅需性知识指导，稍加中药调理即可痊愈。后者除性知识指导外，尚需性心理调护、中药等综合治疗。不明原因男性不育症患者临床上无明确病因，也无其他体征，戚广崇教授根据传统医学"肾藏精""肾主生殖"的理论，多采用补肾强精的方法缓缓图治，常常能取得较好的疗效。

【辨证治法】

1. 补肾强精法

该法适用于因禀赋素弱、肾气不足或房事不节、早婚、大病、久病损伤肾精所致者，一般可分为以下三类。

（1）肾精不足：以肾精不足为特征，除不育外，偶可有头晕目眩，神疲肢倦，腰膝酸软，小便清频，或者遗精、滑精等症。舌苔薄白或薄腻，舌质淡胖，脉细。治宜补益肾精。方用自拟强精冲剂（制黄精、制首乌、仙灵脾、炒蜂房、淡苁蓉、鹿角片等组成）、金匮肾气汤或附桂八味汤。还可选用五子衍宗丸、金刚丸、七宝美髯丸、青娥丸等。日服 3 次，每次 8 g；或补肾强身片，日服 3 次，每次 5 片。这些处方多以菟丝子、苁蓉、仙灵脾、补骨脂、杜仲等补肾药为主，均有补益肾精的作用。

（2）肾阳衰微：以精虚有寒为其特征，除不育外，常表现为头晕目眩，精神萎靡，面白无华，形寒畏冷，神疲嗜睡，腰酸膝软，夜尿频多、清长，情欲淡薄，甚或阳痿、滑精，舌苔薄白或腻，舌质淡胖，边有齿痕，脉沉细而迟。治宜温肾补精。方用赞育丹，或用龟龄集、参鹿补片、大菟丝子丸、右归丸等，这些药均有温肾补精之功效。

（3）肾阴亏损：以精虚阴亏为其特征，除不育外，常表现为头目眩晕，两耳鸣响，口干舌燥，面易烘热，潮热盗汗，腰膝酸楚，心烦失眠，甚或遗精、早泄，舌苔少或剥，舌质红，脉细数。治宜养阴填精。方用六味地黄丸，或用左归丸，若阴虚火旺症状较为明显者，可选用知柏八味汤或大补阴丸。

2. 益气健中法

该法适用于因饮食失节，精神情志失调，病后衰弱，劳累过度，损伤脾气而致气血生化无权者。因精由血化，脾虚则精血生化不足而致不育。又有中气不足和脾阳不振之分。

（1）中气不足：以消化吸收功能减退为其特征，除不育外，常表现为头昏目眩，面色不荣，疲乏无力，胃纳不馨或食后脘腹不舒，形体消瘦，甚或腹泻便溏，舌苔薄白，舌质淡红，边有齿痕，脉濡。治宜健脾益气以生化精血。方用补中益气汤治之，或选用六君子丸，均有健脾补中之效。

（2）脾阳不振：为中气不足的进一步发展，常涉及肾阳。其特点是脾虚有寒较为明显，除一般中气不足症状外，还可见面色㿠白，神疲嗜睡，形寒肢冷，少气懒言，甚则脘痛喜按，泄泻清谷，舌苔薄白或薄腻，舌质淡胖，脉沉细。治宜温中健脾。方用理中汤或附子理中汤。若脾肾阳虚症状较明显者，可用脾肾双补丸、四神丸等药。脾虚气血生化乏源，亦可见气血不足之症，此时可酌情选用八珍汤、十全大补汤、归脾汤。如气血脾肾俱虚者，则可选用河车大造丸进行治疗。

3. 养血填精法

该法适用于因失血过多，新血一时未及时补充，或脾胃运化功能失调，以致生血不足者。精血同源，互为资生，精失化源、肾精不足而致不育症，以血虚为其特征，除不育外，常表现为面色萎黄，头晕目花，形体衰弱，神疲肢倦，少气懒言，夜不安寐，爪甲色淡，舌苔薄白，舌质淡，脉细。治宜补血填精。方用归脾汤或四物汤加味。血虚精亏有瘀者，可用补血填精活血法，方用戚广崇教授自拟的金不换胶囊（由三七、首乌等组成）。

4. 暖肝散寒法

该法适用于素体寒重，或感受风寒湿邪，肝脉气血凝滞不行，致疝病、致阴囊收缩影响肾精产生而致不育者。以寒滞肝脉为其特征，除不育外，常表现为面色苍白或面青，畏寒肢冷，少腹并睾丸坠胀疼痛，或阴囊收缩受寒加重，得热缓解，苔薄白，舌质淡红，脉沉伏或弦紧。治宜暖肝散寒。方用暖肝煎、天台乌药散等。患者多见斜疝、鞘膜积液等症。

5. 活血通精法

该法适用于因禀赋不足，肝肾两亏或跌打损伤，脉络失于营养，瘀血积聚，血行不畅，损伤肾精而致不育者。以瘀血内结为其特征，除不育外，常表现为睾丸或腹股沟作痛，有时牵引少腹，甚则刺痛，有时可见肾囊坠胀，青筋暴露，盘曲甚者，触之若蚯蚓团，苔薄白，舌有瘀点，脉弦涩。治宜活血、祛瘀、通络，方用戚广崇教授自拟的通精冲剂（由紫丹参、莪术、川牛膝、柴胡、生牡蛎、生黄芪等组成），或血府逐瘀汤，也可选用大黄䗪虫丸、失笑散等进行治疗。若血瘀肾虚症状明显者，方用自拟理精冲剂（由地鳖虫、当归尾、川断、狗脊、川牛膝、莪术、肉苁蓉、鹿角霜等组成）。

6. 燥湿化痰法

该法适用于平素嗜食膏粱厚味，致脾虚不能运化水湿，停聚而为痰湿，阻于下焦而致不育者。陈士铎云："痰多者，湿多也，湿多则精不纯。"此类不育症以痰湿内阻为其特征，常表现为形体肥胖，面部虚浮，头晕目眩，胸闷泛恶，心悸或伴有阳痿、早泄，舌苔白腻，舌质胖。治宜燥湿化痰，方用平胃散合二陈丸。戚广崇教授认为痰湿化则精纯肾旺，故能治疗不育。

7. 清利精室法

该法适用于因肾气不足，湿热之邪乘虚而入，内扰精室而致不育者。以湿热下扰精室为其特征，除不育外，常表现为口苦乏味，小便黄赤、频数，甚或尿痛，余沥不净，阴囊湿痒，便时漏精、遗精或阳痿，舌苔薄黄腻，舌质红，脉滑数。治宜清利精室湿热。可选用龙胆泻肝汤，亦可选用滋肾通关丸或五淋丸、三妙丸进行治疗。急性前列腺炎及精囊腺炎患者多常用此法。

8. 疏肝解郁法

该法适用于因情志不舒，恼怒伤肝，致使肝气郁结，疏泄失常，血气不和则宗气衰者。《黄帝内经·灵枢》云"恐惧不解则伤精"，故成不育。以肝气郁结为其特征，除不育外，常表现为精神抑郁或性情急躁，胸胁胀满不舒，少气太息，临阵阳事不举或举而不坚，舌苔薄白，舌边略红，脉细弦。治宜疏肝理气。可选用逍遥散，亦可选用柴胡疏肝散，肝气条达，气血冲和则易得子。

【医案举例】

医案一

宋某，男，30岁，农民，1983年1月19日初诊。婚后五年，经中西医多方治疗，至今尚未生育。同房时有早泄现象，曾先后四次做精液常规检查均提示精子活动率低，最近一次检查提示75%为死精，且活动力较差，精子计数0.8×10^8 个/mL。时感头晕神疲，腰酸膝软。外生殖器检查示：阴茎、输精管、睾丸、附睾等无明显异常。舌苔薄白，舌质淡红，脉细，辨为肾气不足证，拟补益肾气。附桂八味丸日服3次，每次8 g。服至3月23日，自觉早泄现象好转。复查精液，活动率已上升为50%，计数达1.9×10^8 个/mL。予原方续服。不久其妻怀孕，于1985年1月30日产一女婴，母女均安。

按语：附桂八味丸即金匮肾气丸肉桂易桂枝，熟地易生地而成，加强了温肾填精的功效。方中六味滋养肾阴,桂附温补肾阳。肾藏精主生殖,肾虚则藏精无能,生殖无望。而八味丸为补肾之代表方,用于治疗少精及死精所致的不育症常能取效,戚广崇教授常常运用此方治疗长久难愈的男性不育症,疗效可观。

医案二

金某,男,31岁,营业员,1984年12月31日初诊。结婚3年4个月尚未生育,性生活正常。多次检查精液常规均异常。初诊当日复查精液常规:精子计数8.6×10^6个/mL,活动率为75%。曾经中西药治疗多时无效。有流行性腮腺炎史。外生殖器检查:左侧精索静脉轻度曲张。平时感到腰脊酸楚,神疲肢倦,苔薄白,舌质淡红,脉细弦。证属肾精亏损,治拟补肾强精,佐以活血通络。给予强精煎加紫丹参15 g,怀牛膝15 g。服28剂后复查精液常规,精子计数上升为16.4×10^6个/mL,活动率为80%。原方续服至1985年3月29日,精子计数已上升为62.5×10^6个/mL,活动率为60%。共服药6个月后其妻怀孕,后足月生育一男孩。

按语:强精煎主要由补肾强精中药组成,方中炒蜂房、淫羊藿、鹿角片、肉苁蓉、锁阳、沙苑子具有温阳补肾填精之功;根据精血同源,补血即补精的观点,加用当归、熟地黄、黄精等药。诸药合用,能补养先天,使肾精渐足,而后生育。

医案三

赵某,男,31岁,工人,1983年7月8日初诊。结婚已2年余尚未生育。性生活正常,精液常规检查提示:精子数约10^7个/mL,活动率为10%,活动力弱,有大小头畸形,量1 mL,经用激素等治疗未效。平素易头晕目眩,神疲肢倦,腰脊酸楚。外生殖器检查阴茎、输精管、睾丸、附睾无明显异常。舌苔薄白,舌质淡红,脉濡,肾虚阳弱。拟温阳益肾。天雄丸主之,日服3次,每次5 g。服至8月3日复查精液常规,计数已上升为2.4×10^8个/mL,活动率上升为40%,形态正常,量3 mL。原药继服至11月其妻停经怀孕,后足月平安产一男孩。

按语:天雄丸由天雄、白术、桂枝、龙骨四药组成,出自《金匮要略》。书中有方无论,《方药考》认为:"此为补阴摄阳之方,治男子失精,腰脊冷痛。"方中天雄以熟附块代之,温肾壮阳;白术健脾,脾健则生化有源,可以后天补先天;桂枝温阳化气,气化则能生精;龙骨能摄精以归肾。前人多用于无梦遗精。戚广崇教授常用此方为底方,用以治疗男子不育症。

【经验方选】

（1）通精冲剂：由紫丹参15 g，莪术15 g，川牛膝15 g，柴胡10 g，生牡蛎30 g，生黄芪20 g等组成。睾丸偏坠、胀痛不舒、脉弦等肝经郁滞者，加橘叶、橘核各10 g，荔枝核15 g，小茴香10 g；阴囊湿痒、小便黄赤、舌苔黄腻等湿热者，加车前子15 g，知母10 g，黄柏10 g；阴囊睾丸下坠不收、神疲肢倦、脉细等气虚者，加党参10 g，白术10 g；形寒畏冷、睾丸处阴冷、脉沉迟等阳虚者，加熟附子10 g，桂枝10 g；口干舌红、五心烦热、脉细数等阴虚者，加生地黄15 g，白芍10 g，炙鳖甲10 g。

按语：中医学认为精索静脉曲张多因先天禀赋不足，脉络畸形扭曲过长，以致血行不畅，瘀血积滞，旧血不去，新血不来，血瘀又可引起气滞，而气为血帅，气滞又可加重血瘀，气滞与血瘀互为因果，外肾（睾丸）失于营养而致血不生精，肾不藏精，故难以生育。戚广崇教授运用活血化瘀为主的方法治疗精索静脉曲张合并不育症，自拟经验方通精煎，并改良剂型研制成通精冲剂。方中丹参、牛膝为活血化瘀之要药，具有祛瘀破积通精之功，使瘀血去而新血生；柴胡能疏肝解郁理气，黄芪益气补虚，两者相伍，既可去滞，又可益气助血运行。诸药配合相得益彰，共奏活血祛瘀、理气养血、通精生精之效。

（2）理精消抗汤：紫丹参15 g，桃仁10 g，当归10 g，川牛膝10 g，柴胡10 g，黄芪15 g，淫羊藿10 g，生牡蛎30 g，甘草5 g。并随症加味：伴尿急尿痛、小便黄赤、阴部湿痒、舌质红、苔黄、脉滑数或弦数，以及湿热下注者，酌加黄柏10 g，白花蛇舌草30 g，萆薢15 g，车前子10 g；精索静脉曲张、阴囊坠胀、气滞血瘀甚者，酌加莪术10 g，王不留行10 g，荔枝核15 g；性欲减退、精少阳痿、肾虚精亏者，酌加菟丝子10 g，枸杞子10 g，熟地12 g，蜈蚣2条。

按语：肾为先天之本，藏精，主生殖。肾气能激发和推动机体组织器官的生理活动，有类似于现代医学中"下丘脑-垂体-肾上腺皮质"系统的功能，对免疫功能起到稳定调节作用。免疫性不育亦与肾密切相关，且以肾虚为本。若先天禀赋不足，肾精亏虚，免疫功能失常，则易于产生抗精子抗体，而致肾精失藏，发为不育。根据"虚则补之"的治则，在遣方用药时勿忘益肾强精。方中紫丹参、桃仁、当归、川牛膝，既可活血化瘀，疏通脉络，又能养血濡精，使瘀血去，新血生；柴胡疏肝理气，黄芪益气补虚，固护藩篱，二者相合，既能理气和血，又可益气行血；牡蛎软坚散结，固阴强精；淫羊藿补肾壮阳，不仅对垂体－性腺系统的功能具有促进作用，而且具有免疫调节功能；枸杞子滋阴益肾，其提取物枸杞多糖对免疫有双向调节作用；黄柏、白花蛇舌草、萆薢、车前子等清热解毒利湿，这些药物一方面对生殖道有较强的抗菌消炎作用；另一方面能抑制异常的免疫反应。甘草调和诸药，且具肾上腺皮质激素样作用，能抑制炎症反应及免疫抑制作用。诸药配合，契合病机，相得益彰，共奏理气活血、养血益肾、通精消抗之效。

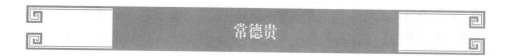

常德贵

【学术思想】

常德贵形成了"精生、情生在肾，勃起在肝"的学术思想，重视"肝"和"肾"的功能分工；认识到少弱精症主要病机为肾虚、血瘀、湿热，与肝肾精血不足、脾虚湿胜、湿瘀阻络有关，肾虚、血瘀、湿热为其主要病机，确立了补肾填精、益气养血、化瘀利湿的治疗方法，形成了精液迟缓液化症"血瘀精凝"的病机理论。该病古人未有记载。其发现精液不液化症表现为精液液化时间延长，黏稠度增高，甚或凝集成块，有如血之凝固；然精血同源、精血可互化，故精之凝集与血之瘀滞多互为因果，相互转化，形成了"血瘀精凝"的病机理论，"从瘀论治精液不液化症"进一步详尽论述了本病的治疗规律。以"活血化瘀、清热化痰"为基本治法，形成院内制剂"溶精胶囊"，并对该制剂从精浆纤溶酶系统及蛋白水解酶系统的角度进行了生化酶学研究。

【理论及用药经验】

常德贵教授认为，如《黄帝内经·素问·上古天真论》中所云"肾者主水，受五脏六腑之精而藏之"，又因肾为气之根，对于久病之人，肾气自然不足，而肾脏精气的盛衰直接决定人体的生长、发育及衰老，亦直接影响性功能和生殖功能。故久病之人必虚，虚的最终结果就会导致血瘀之证，所以当用补肾活血之法。在临床中常德贵教授认为许多男科疾病病程较长，多虚多瘀，故以补肾活血法治疗，效果颇佳。常用五子衍宗丸合当归芍药散加减治之，给予五子衍宗丸补其肾精以治其本，当归、川芎、丹参活血通络。

【辨证治法】

对于无证可辨型畸形精子症，根据微观辨证与辨病论治，常教授确立补肾养阴法治疗无证可辨型畸形精子症，并创制养精汤作为专方治疗畸形精子症之无证可辨型。对于少弱精症脾肾两虚型患者，常教授认为此病属虚劳，治疗宜先后天并调，方以半夏泻心汤合六味地黄丸加减。对于病程较长的患者，常教授认为其病之人多虚多瘀，故以补肾活血法治疗之，效果颇佳。常用五子衍宗丸加当归芍药散加减治之。

【医案举例】

医案一

刘某，男，40岁，IT职业。初诊：结婚10余年，婚后同居，未采取避孕措施2年余，不育。女方检测未见异常。查精液常规示：精子总数11.26×10^6个/mL，总活力（PR＋NP）20%、前向运动（PR）1.67%。诊断为男性不育（少弱精症），多方治疗无效，特来求诊。述素体疲乏，急躁易怒、心烦，腹胀喜按、纳呆，寐差、难入睡，大便溏。观舌苔白润，脉濡。

辨证分型：少弱精症（脾肾两虚证）。

中医治法：属虚劳，治疗宜先后天并调。

处方用药：半夏泻心汤合六味地黄丸加减。半夏30g，山药15g，山茱萸12g，茯苓10g，泽泻15g，干姜12g，党参15g，黄连3g，黄芩10g，炙甘草6g，大枣6枚。共7剂，每日1剂，水煎，早晚分服。

二诊：7剂后，纳增，身乏力好转。证同守方，继服14剂，无腹胀，精神好转，余未见异常。

三诊：继以强精片脾肾双补，1个月后查精液常规精子总数：35.68×10^6个/mL，总活力（PR＋NP）63.52%，前向运动（PR）42.26%，病情向愈。

按语：本案患者职业IT，长期久坐、饮食不调，损伤脾胃；素喜熬夜，耗神伤津。因虚致病，因病成劳。脾胃为后天之本，气血生化之源。患者体虚已久，单用补肾之法则滋腻碍食，故先调中焦之升降，脾胃健运，则布精微于五脏六腑、四肢百骸。如此脾胃健运则气血生化有源，后天之本得以培护，先天之本与后天之本相辅相成，相互滋生助长，使精血同生，脾肾共健，使得顽疾向愈。

医案二

患者，男，35 岁，工程师，2017 年 11 月 30 日初诊。主诉：婚后 4 年正常性生活未避孕未育。女方检查正常，查精液常规：精液量 2.5 mL，pH 7.3，液化时间正常，完全液化。精子形态学分析：正常形态占 1%。患者无特殊不适，纳眠可，二便调，舌淡红，苔薄白，脉缓。西医诊断：畸形精子症。中医诊断：无嗣。

辨证分型：无证可辨型。

中医治法：补肾养阴。

处方用药：养精汤。熟地黄 20 g，当归 10 g，山茱萸 15 g，赤芍 15 g，菟丝子 30 g，淫羊藿 20 g，巴戟天 20 g，枸杞子 15 g，黄柏 20 g，红藤 20 g，芡实 15 g。14 剂，水煎服，2 日 1 剂。

二诊：患者未诉不适，舌脉同前。上方去淫羊藿、巴戟天，加仙茅、肉苁蓉各 20 g，14 剂，服法同前。

三诊：3 个月后复查精子形态，正常形态占 3.6%，连服半年后，妻子怀孕。

按语：本案患者无特殊不适，仅在实验室检查时发现畸形精子多，常教授以守补肾养阴大法，患者坚持服药，终于成功令妻子怀孕。整个诊治过程，常教授坚持辨精与辨病结合，强调辨病，从中医理论角度认识和把握疾病的本质性病机，在此基础上，以专病专方，临床才能取得根本疗效。另外，畸形精子症患者往往需要长期服药，只有把握正确的病机，才不会因暂时的取效不捷，怀疑药不对症而频改其方，功亏一篑。

医案三

汪某，男，46 岁，已婚。初诊：婚后同居，性生活规律，未采取避孕措施 4 年余，不育。女方检查未见明显异常。多方求医治疗无效，遂来就诊。查精子形态学分析，正常精子形态百分率：0.5%（正常≥4%），前向运动力：11.37%（正常≥32%），精子 DNA 碎片率：20.1%（正常为 0 ~ 15%），诊断为畸形精子增多症。自诉头昏、耳鸣，腰痛，性欲低下，射精潜伏期 < 1 分钟，射精无力，纳眠可，大便干结，舌淡苔薄，舌质偏暗，脉弦紧。

辨证分型：肾虚血瘀证。

中医治法：补肾活血。

处方用药：五子衍宗丸合当归芍药散加减。菟丝子 15 g，枸杞子 15 g，覆盆子 15 g，五味子 10 g，车前子 15 g，当归 10 g，芍药 15 g，川芎 10 g，泽泻 15 g，茯苓 10 g，白术 10 g，丹参 10 g，阳起石 10 g，酒仙茅 15 g，淫羊藿 15 g。上药水煎服，2 日 1 剂，每日 2 次，服药 7 剂。

二诊：耳鸣、腰痛好转，药已对症，遂守原方，加龙鹿丸共服，增其补肾之效。

三诊：1 个月后查精子形态学分析，正常精子形态占 2.9%（正常 ≥ 4%），前向运动力为 41.37%，精子 DNA 碎片率为 17%，病情向愈。

按语：男性不育症可能是多种因素综合造成的结果，而在各种影响人类精子发生的因素中，精子 DNA 的损伤所致畸形精子增多作为一种新的精子功能评价指标受到越来越多的关注。同时，现代医学研究认为，活血化瘀可以改善睾丸、附睾功能及精子发生的微生精环境，促使缺陷精子得以修复成正常精子，同时可改善前列腺、精囊腺等附属性腺功能。本例患者年龄偏大，且多方求医，病程拖延，久病及肾，久病多虚，气虚推动无力则血瘀；肾虚则清窍失养，故耳鸣头昏；腰为肾之府，肾虚故腰痛；肾精充裕则性欲旺盛，房事和谐，肾亏血瘀，脉络不通，血流不畅，故阴茎易疲软，性欲下降。肾为先天之本，脾为后天之本，先天不足，后天失养，疏泄失常，故大肠失于濡养，大便干结。针对此病予以五子衍宗丸补其肾精以治其本，当归、川芎、丹参活血通络，茯苓、白术健脾补气，滋养后天。诸药合用，先后天同养，故使病情向愈。

【经验方选】

养精汤：熟地黄 20 g，当归 10 g，山茱萸 15 g，赤芍 15 g，菟丝子 30 g，淫羊藿 20 g，巴戟天 20 g，枸杞子 15 g，黄柏 20 g，红藤 20 g，芡实 15 g。功效：补肾养阴。

按语：根据微观辨证与辨病论治，常教授确立补肾养阴法治疗无证可辨型畸形精子症，并创制养精汤作为专方治疗畸形精子症之无证可辨型。方中熟地养阴填精，当归辛润入脾，养血守中，流通阴气，运行周身，赤芍清热养阴，活血祛瘀，三者合而为君，共奏活血益精、滋阴补肾之功。巴戟天既益元阳，复填阴水，又能健脾开胃；菟丝子滋补肝肾，益气强阴；枸杞子添精固髓，滋阴兴阳；三者共为臣药，君臣相配，使先天得养，后天得固，气血得行，阴阳互用，阳动以化气，阴静而成形。山茱萸、淫羊藿、黄柏为佐药，山茱萸益阴补髓，生水固精，佐熟地以济其填精增髓之力；淫羊藿温补命门，助阳益肾；黄柏平肝降肾中相火，使全方补泻兼施，滋而不腻，补而不滞。红藤散瘀通络，行血理气；芡实益肾滋阴，且能健脾祛湿，共为使药。诸药配伍，补泻兼施，以养肾阴为主；肝脾肾兼顾，以补肾为主，阴阳互根，补中有通，补中有清。

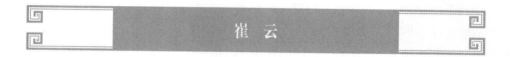

崔 云

【学术思想】

崔云教授对不育理解深刻，尤其对免疫性不育认识独到。他认为免疫性不育属于中医不育、无子范畴，对于引起男性免疫性不育之病因病机，古今各家众说纷纭，如《黄帝内经·素问·上古天真论》曰："丈夫二八，肾气盛，天癸至，精气溢泻，阴阳和，故能有子。"肾为先天之本，肾藏精，主生殖，肾精的盛衰与否直接与"精气溢泻"而繁衍后代有关。本病病因之本为肾虚，肝实是其重要条件，基本病机不外虚实两端，且虚实夹杂。虚者责之于肾气亏虚，实者责之于肝经湿热、肝经血瘀，故认为肾虚肝实、虚实夹杂是其基本病机。也有人认为本病乃先天禀赋不足，肾气不充，体虚易感；房事不节，耗损肾精，肾虚机体抵抗力下降；饮食不节，湿热内生；情志抑郁，气机不畅，肝失疏泄，或外伤瘀血内阻，气机阻滞。崔教授则认为本病与湿热内蕴、瘀阻精道、肾精不足、阴虚火旺等有关。湿热内蕴为嗜食肥甘、湿热内生，或不洁性交、湿热内侵、损伤精室（道）而致，瘀阻精道与跌仆损伤、手术误伤或湿热内蕴日久化瘀有关。肾精不足为湿热内蕴或瘀阻精道日久及肾，肾不能藏精、生精。阴虚火旺表现为湿热内蕴，日久伤精耗液，精失所养。故崔云教授认为本病与瘀、湿有关，湿热痰瘀为本病病机核心。

【理论及用药经验】

崔云教授认为，由于男性免疫性不育患者多无典型症状，辨证也只能是湿热内蕴、精道瘀阻、肝郁化火、肾阴不足等，投以清热利湿、清肝泻火、滋阴补肾等，往往疗效不理想。从辨证论治角度看，本无可厚非，但仅从"证"去辨识，缺乏对不育这种病的针对性，故效果当然不甚理想，尤其在无证可辨但精液常规又严重异常的情况下，辨证结合辨病，同时与酶联免疫吸附法检测抗精子抗体（AsAb）微观辨证相结合，在辨证论治的基础上选择针对性的治则和方药，才能提高疗效。

用药经验：崔云教授提出气血失和、湿瘀互结是本病的辨证要点，活血化瘀是治疗关键，采用滋补肝肾、清热利湿、活血化瘀为治疗大法，自拟脱敏煎治疗，取得了满意疗效。药用：淫羊藿 15 g，枸杞子 15 g，女贞子 20 g，黄芪 30 g，丹参 20 g，桃仁 10 g，红花 6 g，川芎 10 g，黄芩 10 g，防风 10 g，虎杖 15 g，徐长卿 15 g，川牛膝 15 g。方中淫羊藿、枸杞子、女贞子、黄芪补肾益气，药理研究证明补肾益气药具有免疫调节作用，能显著提高精浆免疫抑制物活性，提高人体免疫功能，有利于 AsAb 消除。其中淫羊藿温阳补肾，能调整肾上腺皮质激素对下丘脑 - 垂体 - 肾上腺轴的抑制；女贞子可增强细胞表面受体活性，促进 T 细胞活动，发挥免疫作用；丹参、桃仁、红花、川芎、川牛膝活血化瘀，活血化瘀药可调节机体血液循环，特别是微循环，加速抗原抗体复合物的代谢，调节免疫功能，不仅能消除已形成的抗体，而且能抑制新的抗体产生，其中川牛膝既可补肾又能引药下行，提高人体免疫功能；黄芩、虎杖、徐长卿清热利湿药不仅对生殖系统有较强的抗菌消炎作用，还能抑制异常的免疫反应；防风祛风，乃风能胜湿之意，且为风药之润剂，无伤正之弊，另防风有提高机体免疫功能抑制变态反应的作用。全方共奏清热利湿、活血祛瘀、补肾益气之功，因而能够清除导致 AsAb 产生的因素，达到恢复生育的目的。崔云教授强调，用药时，应根据具体情况加减。患者若素嗜烟酒，湿热之象显著，则佐以萆薢、石菖蒲、车前子、茯苓等药物，或伍以龙胆泻肝汤加减。若情绪低落，心情抑郁，善太息者，伍以四逆散加减。火旺加白花蛇舌草 20 g，黄连 5 g，连翘 15 g；阴虚加黄精 15 g，二至丸 20 g；阴虚兼有热象加功劳叶 15 g；瘀滞加延胡索 10 g，鸡血藤 30 g，生山楂 30 g；瘀热加水牛角 20 g，地榆 15 g。

【辨证治法】

1. 活血化瘀，补益肝肾

肾乃人体先天之本，藏精，内寄真阴真阳；肝乃将军之官，主疏泄条达人一身之气机。"精血互生""肝肾同源",又为母子关系,相互影响。崔云教授认为,该症的发病与肝肾两脏的功能状态关系密切,如先天禀赋不足,肾气不充,或性事过频,房室所伤,伤肾耗精,精不生血,肝血亏虚,以致筋脉失养,脉络不和而发病,且久病入络,气滞血瘀,脉络瘀阻。临床常表现为阴囊青筋显露,坠胀疼痛,腰膝酸软,失眠多梦,左侧睾丸软小,阳痿,不育。舌暗红,苔薄腻,脉弦细。治以活血化瘀,补益肝肾。方用通精煎加减:丹参 20 g,白术 15 g,山药 20 g,川牛膝 15 g,当归尾 15 g,桃仁 10 g,鸡血藤 30 g,柴胡 10 g,生牡蛎 30 g,菟丝子 20 g,生黄芪 20 g。每日 1 剂,水煎服,早、中、晚 3 次分服。

2. 温经通络,散寒导滞

足厥阴之脉绕循阴器,抵少腹,肝主宗筋,阴器乃筋脉所会。崔云教授认为,该症的发病亦与寒滞肝脉密切相关,如久居湿地,或冒雨涉水,或房事后感寒,寒湿之邪内侵,凝滞肝脉,筋脉失养而发病。临床常表现为:阴囊坠胀不适,睾丸阴冷酸痛,青筋暴露,精液异常,少精、弱精症,左腹股沟酸胀,胸闷嗳气,舌暗,苔薄,脉沉细。治以温经通络,理气散寒导滞。方用当归四逆汤加减:当归 15 g,丹参 20 g,桂枝 12 g,通草 5 g,赤芍 15 g,元参 10 g,红花 8 g,乌药 12 g,小茴香 8 g,桔梗 6 g,细辛 3 g,大枣 10 枚。每日 1 剂,水煎服,早、中、晚 3 次分服。

3. 化瘀通络,活血止痛

崔云教授认为,该症的发病总由血瘀为患,瘀血既是一种病理产物,又作为一种致病因素而存在,贯穿于该病的始终。如强力举重,经久站立,或阴部创伤,致筋脉受损,或饮食不节,过食醇酒厚味,损伤脾胃,湿热内生、下注,均可致血络瘀滞而发病。临床常表现为阴囊青筋暴露,盘曲成团,睾丸坠胀、疼痛,伴面色晦暗,精液异常,死精、少精、弱精症,舌质暗,苔薄,舌底脉络瘀阻,脉弦。治以化瘀通络,活血止痛。方用桃红四物汤加减:桃仁 10 g,红花 8 g,当归 15 g,元胡 10 g,熟地 15 g,白芍 25 g,川芎 8 g,川牛膝 15 g,丹参 15 g,鸡血藤 30 g,大枣 10 枚。每日 1 剂,水煎服,早、中、晚 3 次分服。

【医案体例】

医案一

彭某,男,33 岁,已婚,2019 年 1 月 14 日初诊:婚后 3 年余(未避孕）未育。性生活每月 3～4 次，女方 30 岁，月经规则，妇科检查未见异常。患者体健，既往无生育史。体型稍胖，诉平素疲劳乏力，易汗出，性欲尚可，纳寐可，二便可，舌偏淡、舌边有浅齿痕，苔白腻，脉弦细而涩。查体：无殊。辅助检查：生殖系统彩超、精浆生化及精液支原体、衣原体等检查均无异常。精液常规：体积 2.5 mL，完全液化，pH 7.3，浓度 20.8 × 10^6/mL，前向运动精子为 35.5%，总活力为 54.5%，精子总数 52.0 × 10^6 个/mL；精子形态分析：正常形态为 5.5%。抗精子抗体检查阳性。西医诊断：男性免疫性不育症。

辨证分型：肝脾不和，湿瘀互结证。

中医治法：调肝理脾，活血利湿。

处方用药：当归芍药散加味。当归、生白芍、茯苓、生白术、徐长卿、丹参、黄芩各 15 g，川芎、防风、泽泻、绵萆薢各 10 g。

2019 年 1 月 28 日二诊：患者诉神疲乏力感明显好转，汗出如常人，余无不适，舌脉同前。复查精液常规示：体积 3.5 mL，完全液化，pH 7.7，浓度 32.2 × 10^6/mL，前向运动精子为 37.5%，总活力为 58.0%，精子总数 112.7 × 10^6 个/mL；精子形态：正常形态占 16.5%。抗精子抗体（±）。前方去黄芩，加五味子 10 g，续断 15 g。

2019 年 2 月 11 日三诊：患者诉神疲乏力感明显好转，汗出如常人，余无不适，舌脉同前。复查精液常规示：体积 3.5 mL，完全液化，pH 7.7，浓度 32.2 × 10^6/mL，前向运动精子为 37.5%，总活力为 58.0%，精子总数 112.7 × 10^6 个/mL；精子形态：正常形态占 16.5%。抗精子抗体（±）。前方去黄芩，加五味子 10 g，续断 15 g，14 剂。

2019 年 2 月 25 日四诊：诉身体无不适，复查抗精子抗体，后期均以此方微调继续治疗，并嘱其继续备孕，算好男方排精期、女方排卵期，以提高受孕率。

2019 年 7 月 4 日来诊时告知其妻已妊娠。

按语：崔师指出，男性免疫性不育症多与"湿、瘀"有关，其病机核心为气血失和、湿瘀互结，治法上以疏通为主，通调水道。活血散瘀，以达消除抗精子抗体之效果。方中当归、川芎养血止痛，芍药泻肝木、利阴塞，三药合用以和血疏肝、益血之虚；又佐白术健脾燥湿，茯苓渗湿以利小便，泽泻泻其所积之旧水，三药合用以运脾胜湿，除水之气。诸药配伍，既疏瘀滞之血，又散郁蓄之水。而徐长卿、丹参、黄芩、防风等药则取自崔师自拟方"脱敏煎",其中,徐长卿具有显著的免疫调节和抗炎作用;丹参活血化瘀而通精窍,寓"引流"之意,使邪有出路;黄芩与徐长卿、绵萆薢等清热利湿药配伍,不仅可对生殖道产生较强的抗菌消炎作用,还可抑制异常的免疫反应;防风可祛风胜湿,为风药之润剂,且无伤正之弊,具有改善人体免疫功能以抑制变态反应之作用。全方共奏肝脾同调、利湿散瘀、补肾益气之功,在兼顾患者体质调理的同时又可调节机体免疫力,固本而清源,标本同治,以达恢复生育之目的。崔师总结,男性免疫性不育症在治法上尤以"通"为要,精道得通,抗体方可消除。而当归芍药散不仅可通过"肝脾同调"改善患者体质,调节其免疫功能,尚可养血活血以化瘀、健脾利水以化湿,对于男性下焦精室络脉的疏通亦具有显著的作用,故本方与"脱敏煎"巧妙配伍后即可对本病的治疗起到独特的疗效。

医案二

王某,男,31岁,已婚,2019年3月15日初诊。婚后(未避孕)未育2年,性生活正常,频率1～2次/周,女方29岁,妇科各项检查无异常。患者既往体健,无生育史。平素生活作息不规律,工作压力较大。诊见体型肥胖,阴囊时有坠胀不适感,两侧少腹部偶有胀痛,易神疲乏力,近来两胁部胀闷不舒,纳食欠佳,寐可,小便可,大便偏软,舌质淡、舌边有齿痕、苔白腻,脉细弦。查体示:第二性征发育正常,左侧阴囊胀大下垂,可扪及蚯蚓状静脉团,平卧时团块可消失,睾丸及附睾等未见异常。实验室检查:精液常规示精液量1.2 mL,pH 7.3,精子浓度12.4×10^6/mL,前向运动精子为32.3%,总活力为48.9%,精子总数14.9×10^6个/mL。精子正常形态为5.9%。精浆生化未见异常。血抗精子抗体(AsAb)阴性。解脲脲原体、人型支原体均呈阴性。彩超见左侧精索静脉走行迂曲增粗,宽2.7 mm,乏氏动作后宽3.3 mm,未见明显反流。右侧精索静脉未见明显曲张。超声提示:左侧精索静脉轻度曲张,盆腔前列腺、精囊、阴囊及输精管等未见明显异常。西医诊断:男性不育症,左侧精索静脉轻度曲张。

辨证分型:肝脾不和,血水瘀滞证。

中医治法:调肝理脾,活血化瘀。

处方用药:当归、生白芍、茯苓、生白术各15 g,川芎、泽泻、甘松、乌药、制香附各10 g,生谷芽、生麦芽各60 g,生山楂、绞股蓝各30 g。

2019年3月29日二诊:阴囊坠胀感较前缓解,两胁胀闷不舒及少腹部胀痛感减轻,胃纳转佳,前方去生山楂,加丹参、虎杖各15 g。

2019 年 4 月 12 日三诊：诸症基本缓解。前方去甘松、乌药，加女贞子、枸杞子各 15 g，仙鹤草 30 g。续服 14 剂后复查精液常规：精液量 1.6 mL，pH 7.4，精子浓度 26.1×10^6/mL，前向运动精子为 45.3%，总活力为 60.5%。精液形态为 9.6%。此后均以上方为基础加减继续调理，并嘱其妻继续备孕，计算好排卵期，以助于提高受孕概率。

2019 年 10 月 5 日来诊时告知其妻已成功妊娠。

按语：精索静脉曲张性不育多因先天禀赋不足，肝肾虚损，气血失和肝经瘀滞，络脉不通，以致肾囊坠胀而青筋暴露。其基本病理变化为精室血络瘀阻、血不化精。然崔师指出，临床仍有较多患者因饮食不节、起居无常而伤及脾胃，脾失健运，酿生湿浊，蕴结于精室而瘀滞络脉，以致睾丸微循环运行障碍而影响生精功能，导致精液质量下降而不育。该例患者体型肥胖，而"肥人多痰湿"，其体内的痰湿瘀浊胶着于下焦精室络脉，致精室生精功能及输精管通行障碍；又该病位与肝经紧密相关，痰湿浊瘀阻滞于肝经血络，肝失条达，枢机不利，精室开阖失司，故精液施泄失常。崔师认为，当归芍药散不仅具有肝脾同调、血水同治之效，尚可健脾养血以资后天之源，后天气血充盛则先天之肾精充足，即"精气溢泻，阴阳和，故能有子"。方中生麦芽、生谷芽、绞股蓝益气健脾以助运水谷，使后天之精化生有源，以提高精子数量；生山楂善入血分，为化瘀血之要药，化瘀血而不伤新血，且生山楂与绞股蓝相伍可化浊降脂以减少脂肪堆积；甘松、乌药、制香附疏肝理气止痛。全方药简效专，清补兼施，使精室开阖得常、精窍得通。

医案三

患者，男，35 岁，公司职员，于 2018 年 6 月 3 日初诊。主诉：患者婚后 4 年来未避孕未育，性生活较为规律，性欲可，生活和谐，性生活频率正常；曾有高温、油漆接触史，无其他放射性、有毒物接触等理化因素影响，否认"睾丸外伤史"，平素性情多急躁易怒，易受外界影响而出现情绪波动，善太息，劳累后时有睾丸坠胀不适。查体：男性第二性征明显，生殖器无畸形，左侧精索静脉曲张 I 度，舌质暗红，可见散在瘀斑，苔薄腻，脉细涩。辅助检查：B 超示左侧精索静脉曲张明显，左侧附睾回声不均，稍增粗，少量鞘膜积液，双睾丸质地与回声均匀，右侧附睾无异常。查血清抗精子抗体（+）。精液培养＋药敏：阴性。常染色体、Y 染色体检测无异常。精液常规示：精液量 1.3 mL，精液 pH 7.1，精子浓度 80×10^6/mL，PR 1.3%，PR＋NP 22.0%，精子总数 10.4×10^9 个/次射精；精子形态染色分析：正常形态精子率为 0，异形形态率为 100%。精浆生化示：精子抗体混合凝集试验 8%（参考值 <10%），精浆弹性硬蛋白酶定量试验 708 ng/mL，精液白细胞过氧化物酶染色 1.9×10^9/mL。西医诊断：男性不育症，少弱畸形精子症，精索静脉曲张。中医诊断：筋瘤。

辨证分型：肝郁肾虚，络脉瘀阻证。

中医治法：补肾疏肝，活血通络。

处方用药：拟通精灵加减。柴胡 10 g，三七粉（吞服）3 g，炒蜂房、煅牡蛎（先煎）、煅龙骨（先煎）、鸡血藤各 15 g，虎杖 20 g，徐长卿 10 g，蝉衣 5 g，五加皮 10 g，枸杞子、菟丝子各 30 g，当归 15 g，生地榆 20 g。14 剂，水煎服，早晚分服。

二诊：患者服药后睾丸坠胀消失，舌质仍可见暗红，舌边少量瘀斑，苔薄腻，脉象较前和缓而有力。治拟前法。拟前方合当归芍药散、四物汤加减：前方加炒川芎 5 g，白术 9 g，炒白芍 12 g，生地 15 g。14 剂，水煎服，早晚分服。

三诊：患者无明显不适，见舌质淡暗，苔薄白，脉象稍弦有力。精液常规示：精液量 2.6 mL，精液 pH 7.2，精子浓度 20.0×10^6/mL，PR 21.3%，PR + NP 32.0%，精子总数 50.2×10^8 个/次射精；精子形态染色分析：正常形态精子率为 3%，异形形态率为 97%。精浆生化示：精子抗体混合凝集试验 4%（参考值 <10%），抗精子抗体（－），精浆弹性硬蛋白酶定量试验 296 ng/mL，精液白细胞过氧化物酶染色 1.3×10^8/mL。方用一贯煎合二至加减：北沙参 15 g，枸杞子 30 g，生熟地各 20 g，当归 10 g，炒白芍 12 g，炒川芎 5 g，麦冬、炒丹皮各 10 g，丹参、虎杖各 15 g，大枣 30 枚，女贞子、墨旱莲各 10 g。14 剂，水煎服，早晚分服。

四诊：患者无睾丸胀痛，无其他不适症状，舌质淡暗，苔薄白，脉稍弦。治拟前法，前方继用 14 剂。五诊：患者无不适症状，舌脉同前诊，复查精液常规示：精液量 28 mL，精液 pH 7.2，精子浓度 31.5×10^9/mL，PR 36.7%，PR + NP 54.7%，精子总数 88.2×10^9 个/次射精。精子形态染色分析：正常形态精子率为 3.4%，异形形态率为 96.6%，头部缺陷率为 77.8%。嘱其放松心情，调摄情志，正常备孕。治拟前法，此后数诊均以前方微调，先后给予六味地黄丸丸剂、左归丸汤剂等加减治疗。加减调治 9 个月余，患者告知其妻成功妊娠。

按语：少弱畸形精子症病因较多，外伤、感染、局部手术误伤等是常见原因，患者一般无特殊异常症状，多因出现不育或胎停而就诊；精索静脉曲张致不育症是少弱畸形精子症原因之一，往往因症状不明显而被忽视，本案患者彩超提示左侧精索静脉曲张，左侧附睾增粗，少量鞘膜积液，病程久者因瘀而致精道阻滞，故以活血化瘀佐通络之法为基本治法。结合患者体质，崔教授采用阶梯法治疗，从血伤精病、精血同病两个方面分阶段治疗。该患者症以睾丸坠胀，善太息，瘀血症状为表现；病位在睾丸及睾丸后，病属少弱畸形精子症、精索静脉曲张；体质属肝肾不足夹血瘀，证以精血同病并见。崔教授融合"症（精）—病—体—证"模式，该患者由于肝郁肾虚，络脉瘀阻导致精道阻塞，血伤精瘀，发为少弱畸形精子症。第一阶段以活血化瘀通络法，改善症状。第二阶段，以辨精施治，针对该病精血瘀浊，以精血同治，治疗精子形态的异常，肝肾不足夹血瘀证候，以和解养血、调精导浊为法。第三阶段以肝肾同治法，补益肝肾，以一贯煎合二至丸改善肝肾阴虚体质。第四阶段，辨证结合辨体，阶段性辨证治疗，标本缓急，通瘀以活血方通精道，解毒导浊，以虎杖、生地、生地榆清热凉血，精浆生化提示存在生殖道感染，又以当归芍药散、四物汤调和气血，以左归丸、六味地黄丸补肾填精而缓缓图之。

【经验方选】

液精煎：丹参 30 g，川芎 10 g，泽兰 15 g，五加皮、川牛膝各 10 g，虎杖 30 g，黄柏 10 g。湿盛加川萆薢，热甚重用黄柏，久病配用丹参，气血两虚加当归、党参、黄芪，精液中有白细胞加马鞭草。每日 1 剂，煎汁分 3 次服。兼有慢性前列腺炎者并用保留灌肠 2 次，每次 20～30 mL。主要功效为活血祛瘀，清利湿热。

按语：崔云教授认为，精液不液化与血液黏度增高关系密切。血液黏度增高、红细胞电泳时间延长、红细胞压积升高，可能是精液不液化的重要因素之一。其机制可能与"内结为血瘀"有关。"液精煎"中丹参等活血祛瘀中药，能降低血液黏稠度，加速血液循环，增加毛细血管网数和微循环张力，以及降低毛细血管脆性。对液精煎组患者经活血祛瘀药物治疗发现，通过对血液黏度等的调节能缩短精液液化时间；黄柏、虎杖等有较好清利湿热作用，其作用可能是与活血祛瘀中药一起抑制生殖道感染及前列腺病变，使前列腺分泌的精液液化因子（蛋白水解酶、纤溶酶等）增加，以促进精液液化。

崔玉衡

【学术思想】

崔玉衡教授认为男性不育主要病机在于肾，肾藏精，主生长发育和生殖。人的生殖能力，取决于肾精和肾气的盛衰。肾气分阴阳，阳化气，阴成形。肾阳具有温煦、推动、兴奋、宣散的作用。肾阴不足，则精子量少；肾阳亏虚，则精子活动力低下。肾精不足，阴阳亏损，使精液稀薄，精子量少，活动力低下，而致弱精症。故治疗应以滋阴补肾填精为基础，重点在于温补肾阳，充分激发精子活动力，阴阳相合，故能生子。"肾藏精，主生殖"是传统中医的核心理论，《黄帝内经》对男性的生殖生理有比较系统的论述，并且首次提出了以"肾"为轴心的生殖理论，《黄帝内经·素问·上古天真论》云："肾者，精之处也""丈夫二八肾气盛，天癸至，精气溢泻，阴阳和，故能有子……八八肝气衰，筋不能动，天癸竭，精少，肾脏衰，形体皆极……而无子耳。"可知肾与生殖密切相关。精可分为先天之精和后天之精，肾为先天之本，与先天之精关系尤为密切。先天之精即禀受于父母的生殖之精。《黄帝内经·灵枢·决气》云："两神相搏，合而成形，常先身生，是谓精。"肾藏先天之精，构成胚胎（受精卵）的原始物质。受精卵是由精子与卵子结合而成，而精子是精原干细胞分化而来，这与"肾者，主蛰，封藏之本，精之处也"相契合。肾气的盛衰决定生育能力的强弱，而肾藏精突出了肾在不育症中的重要地位并指出运用温阳补肾填精法在不育症治疗中的作用。应用补肾填精法治疗不育症是以《黄帝内经·素问·阴阳应象大论》"形不足者温之以气，精不足者补之以味"理论为依据补肾填精法的方药，以甘润、甘温原味之药或血肉有情之品填补精的不足，为药物疗法与食物疗法的配合。精气是构成人体的基本物质，也是人体生长发育及各种功能活动的物质基础。故《黄帝内经·素问·金匮真言论》说"夫精者，生之本也"。肾藏精，精化气，通过三焦，布散到全身。促进机体的生长、发育和生殖功能，故男性在婚前的不良行为和婚后的性欲过度均容易导致肾精亏损影响精液的数量、精液的活动率。东汉张仲景认为男子精气虚亏而精冷不温是导致不育的主要病因病机。其所著《金匮要略·血痹虚劳病脉证并治》有"男子脉浮弱而涩，为无子、精气清冷"的记载。朱丹溪有谓"有精虚精弱不能成胎者"，清代陈士铎《辨证录》对男性不育亦有"精空""精少"之论断，其治疗原则为"精少者填其精"。补肾填精法治疗男性不育症向来为历代医家所重视，在历代文献资料中均占有重要地位，是改善生殖功能、治疗不育症的根本大法。

【理论及用药经验】

崔玉衡教授认为弱精证之人临证多见性欲减退，或阳痿早泄，射精无力，腰酸腿软，神疲乏力，多因先天禀赋不足或素有手淫恶习，导致肾气虚弱，久则命门火衰，精血耗散，发为不育。故治疗弱精症，多从补肾阳、生精血入手。五子衍宗丸由五味子、枸杞子、车前子、菟丝子、覆盆子组成，被誉为"古今种子第一名方"，然其补阳之功略有不足。在此基础上加用蛇床子、仙茅、淫羊藿、肉苁蓉、韭菜子等甘温补益、温肾壮阳之品，同时加用沙苑子、金樱子、桑椹子等益肾固精之品。诸药合用，温补与收涩相兼，补阳与益阴同用，圆融辨证，主次分明，用于临床可收阴阳调和而有子之效。另鹿茸属血肉有情之品，甘咸资肾，禀纯阳之性，入丸散中，则补肾助阳之功更强，宜少量开始，视临床症状缓缓增加，以防阳升风动，伤阴动血。

【辨证治法】

崔玉衡教授认为弱精症可根据肾藏精这一理论来进行治疗，以补肾填精为治疗大法，代表方为补肾生精汤，此方根据五子衍宗丸加减化裁而来。五子衍宗丸被誉为"古今种子第一方"，主要成分为五味子、枸杞子、车前子、菟丝子、覆盆子，用五种种子类药物来补肾填精，然五子衍宗丸补肾填精之力尚余，补助肾阳之功稍弱，弱精症者多表现为肾阳不足，见疲劳乏力、性欲下降、射精无力等阳虚症状。崔玉衡教授在五子衍宗丸补肾填精的基础上加入蛇床子、仙茅、淫羊藿、肉苁蓉、韭菜子等温补肾阳之品。若早泄重者，加用锁阳、煅龙牡以加强收涩固精之功；有瘀血征象者，加赤芍、牡丹皮、路路通、穿山甲以活血化瘀；伴有精液不液化者，多为湿热之象，故加知母、黄柏等清热利湿之品。

【医案举例】

医案一

患者，男，31 岁，2014 年 12 月 7 日初诊。主诉：婚后 4 年未育。素有手淫恶习，婚后 4 年未育，配偶检查体健，患者性交后第 2 天腰部酸困难忍，平素自觉性欲淡漠，神疲乏力，记忆力差，畏寒怕冷，舌质淡，苔薄白，脉沉力差。精液常规检查示：精子活率为 41.6%，精子活力为 a 级精子 0%、b 级精子 16.31%；液化时间 30 分钟。中医诊断：不育症。西医诊断：弱精子症。

辨证分型：肾阳不足证。

中医治法：补肾助阳生精。

处方用药：补肾生精汤。菟丝子 15 g，枸杞子 15 g，覆盆子 15 g，桑椹子 15 g，女贞子 15 g，韭菜子 15 g，金樱子 15 g，五味子 10 g，车前子 15 g，蛇床子 10 g，肉苁蓉 15 g，熟地黄 10 g，仙茅 6 g，淫羊藿 15 g。

服药期间忌烟酒，共服用 15 剂，自觉临床症状明显改善，改用隔日 1 剂，2 个月后复查精液常规：精子活率为 73.6%，精子活力为 a 级精子 36.2%、b 级精子 18.4%；液化时间 40 分钟。上药加鹿茸，改为丸剂口服，嘱其正确掌握性交时间，待氤氲之时，抓住时机，一举中的。经过 3 个多月的治疗，2015 年 4 月患者告知其妻已怀孕。

按语：本例患者性交后腰酸不适，平素性欲淡漠，神疲乏力，畏寒怕冷，诊其脉沉力差，已属肾阳虚无疑，治以温肾益精之补肾生精汤加减。方中菟丝子、韭菜子、仙茅、淫羊藿、蛇床子、肉苁蓉补肾壮阳，正对其本；熟地黄、桑椹子、枸杞子、女贞子具有滋阴补肾生精，取阴中求阳之意；金樱子、五味子、覆盆子益肾固精。待症状改善后加鹿茸，改用丸剂口服，其意有二：①病情较长，难以速效，需缓慢调养，取其丸者缓也之意；②减鹿茸温燥之性，以免操之过急，导致阳升风动，伤阴动血。

医案二

凌某，男，34 岁，职工，因结婚 8 年未生育子女，遂于 2014 年 3 月 15 日就诊。患者述结婚 8 年未生育子女，女方检查未有器质性病变。凌某平时感到头昏耳鸣，腰膝酸软，怕冷，记忆力减退，夜间入睡差，全身无力，舌淡苔白，脉沉细迟弱。曾多处求医未见效果，故前来就诊。通过询问病史考虑为肾精亏虚引起的不育，要求一周内不要同房，进行精液化验。实验结果精子成活率低于 50%，现在症：头昏耳鸣，腰膝酸软，怕冷，记忆力减退，性冷淡，舌淡苔白，脉沉细迟弱。中医辨证：肾精不足。婚后精伤髓减，耳为肾之外窍内通于脑，肾精损耗，髓海空虚，不能上濡清窍而无根之火上浮，引起耳中轰轰有声其人昏昏，故头昏耳鸣，记忆力减退；腰为肾之府，肾主骨主下肢，肾气损伤则腰膝酸软，神疲乏力。舌淡苔白、脉细迟弱、性冷淡均为肾精不足之证。中医治则：补肾填精。方药：仙灵脾 10 g，巴戟天 10 g，熟地 15 g，砂仁 10 g，菟丝子 15 g，覆盆子 15 g，车前子 15 g，女贞子 15 g，五味子 10 g。5 剂，水煎 600 mL，早、中、晚各 200 mL，1 个疗程后复查精液常规，恢复正常。半年后女方怀孕，一年后生一女儿。

按语：本例患者婚后 8 年未育，平素头昏耳鸣，腰膝酸软，怕冷，记忆力减退，夜寐差，全身乏力，舌淡苔白，脉沉细迟弱，证属肾阳虚，治以温肾壮阳，补肾填精之补肾生精汤加减，方中仙灵脾、巴戟天、菟丝子补肾壮阳，以补其阳，熟地、女贞子以滋肾生精，覆盆子、五味子益肾固精，砂仁、车前子是补中有泻，补而不滞。

【经验方选】

补肾生精汤：菟丝子 15 g，枸杞子 15 g，桑椹子 15 g，覆盆子 15 g，女贞子 15 g，韭菜子 15 g，金樱子 15 g，五味子 10 g，车前子 15 g，蛇床子 10 g，肉苁蓉 15 g，熟地黄 10 g，仙茅 6 g，淫羊藿 15 g。

早泄重者，加用锁阳、煅龙牡；有瘀血征象者，加赤芍、牡丹皮、路路通、穿山甲；精液不液化者，加知母、黄柏等。

按语：方中菟丝子、韭菜子、仙茅、淫羊藿、蛇床子、肉苁蓉具有补肾壮阳的功效，用于治疗肾阳不足，命门火衰，精寒不育；桑椹子、枸杞子、女贞子具有滋阴补肾生精的功效，且与前述补阳药物合用，合阴中求阳之意"善补阳者，必于阴中求阳，则阳得阴助而生化无穷"；金樱子、五味子、覆盆子益肾固精，服之可养精蓄锐；车前子泻肾中虚火，与前诸药相伍，涩中有同，静中有动，补而不滞，且《名医别录》中云其可"养肺强阴益精，令人有子"；熟地黄善滋补肾阴，填精益髓，为补肾养阴之要药。诸药合用，共奏补肾填精、益气助阳、种嗣衍宗之效。

崔学教

【学术思想】

崔学教教授通过研究《黄帝内经》精气神的理论，认为男性不育症的主要病机是"肾虚肝郁"，其次多见于"瘀毒阻滞"。"肾虚"多为先天禀赋不足，天癸储备不足，冲任二脉难以盛通，导致男精的生成及成熟障碍。西医多见于器质性生精功能障碍，如临床上性染色体异常、先天性小睾症等。肝主疏泄，亦主藏血，阴茎的正常勃起取决于气血渗注于下元宗筋脉络，所谓宗筋充则阴茎纵。"肝郁"，一方面因肝血不足，宗筋失养，软而不起，致使阴阳交合不能，不孕不育；另一方面由于生活中繁重的工作压力、沉重的经济负担，以及求子心切等均可影响男性的心理健康，长期情志抑郁可致肝气郁滞不畅，郁而化火，火灼伤精，致精稠不化，造成不育。"瘀阻"多指肾精无法外泄，西医常见于附睾输精管结核、附睾精索炎、射精管开口堵塞、先天性输精管缺如等。"毒聚"可见于有害性的微生物对人体生殖系统的损害，如附睾炎、病毒性睾丸炎、附睾结核等。

崔学教教授善于将中医的"肾"分为内肾、外肾探讨，内肾是指西医学解剖学上的肾脏，涵盖与体内的水液代谢、尿液排泄及与性、生殖功能有关的器官。外肾即睾丸，外肾的功能与男性性功能、生殖能力关系最密切。外肾为主产生的物质与功能中医学称为先天之精，即禀受于父母，是构成人体的原始物质，是人类生育繁衍的决定因素。先天之精异常或不足则可能造成不能或难以治愈的不育，如性染色体异常、先天性小睾症等。同时崔教授注重先天之精与后天之精共同调理，先天之精与后天之精是相互依存、彼此促进的。肾主藏精，主人体生长发育与生殖。任何干扰肾的先天或后天因素都可能对生殖之精造成影响。

【理论及用药经验】

崔教授辨治男性不育症用药灵活，多种治法并行，多以补虚药、收涩药、清热药、活血化瘀药、理气药、利水渗湿药为主。

1. 单味使用规律

菟丝子为种子类药物，崔教授认识到其液多且浓而不腻，其液浓似精，结合中医以形补形理论，认为其具有补精作用，精少者尤为适宜，且气味甘平，平补肝肾，肝肾不足者适宜。补阴药物中崔教授较多用桑椹，桑椹药性较平和，可将本品作为食品或熬膏适量服用，其性寒，对脾虚泄泻患者应配伍健脾药使用。淫羊藿又名仙灵脾，药性温而不燥，具有较强辛散温通筋骨作用，临床常用于肾阳虚衰型伴肢体麻木者。枸杞子为药食同源之品，为常用平补肝肾中药，肝肾亏虚者可以每日嚼服或者在食物中加入少量枸杞。白芍，味苦酸，性微寒，治疗男性不育症患者加用以养肝阴、调肝气、平肝阳。蒲公英为男科常用清热药，可改善不育患者畸形精子情况，提高精子活力，性寒，以每剂 10～20 g 为佳。

2. 药对使用规律

对崔教授临床的处方用药进行数据分析，常用药对为槐花—白术、荔枝核—橘核、泽兰—萹蓄、白芍—蒲公英、肉苁蓉—牛大力、桑椹—杜仲 6 组，其药效分析如下。①槐花—白术：槐花味苦性微寒，升中有散，功擅凉血清肝；白术补气健脾，为补脾第一要药。两药一温一寒，临床经验用于精索静脉曲张患者，可促进静脉血液回流。②荔枝核—橘核：两药都是种子药物，具有引经作用，特别适合于男性不育患者。荔枝核味甘性温，善走血分、入肝经，具有行气散结、散寒止痛之功；橘核苦平、性沉降，入足厥阴经，功专行气散结止痛。二药合用，主入肝经，通达少腹，具有行气止痛散结功效。③泽兰—萹蓄：泽兰活血利水不伤正；萹蓄功专利水。两药一起加强活血利水功用，尤其适用于湿热瘀阻型患者。④白芍—蒲公英：白芍柔肝止痛，蒲公英清肝达郁，二药一补一泻，一清一敛，相互协同奏效。两药药性较平和，适用于大部分人，其中以畸形精子多或精子活动力异常者为佳。⑤肉苁蓉—牛大力：肉苁蓉阴阳双补，善养精血，阴阳双补之药；牛大力补肺气、舒经络，为药食两用之品。二药肺肾同补，金水相生，是崔教授临床用药的经典组合。⑥桑椹—杜仲：桑椹能滋阴补血，为甘寒之品；杜仲补肾强志，味甘性温，擅疗肾虚腰痛。二药寒温并用，阴阳双补，使补而不燥，滋而不腻，临床多以 2∶1 药量搭配，桑椹用量多为 20～30 g，杜仲用量以 10～15 g 为佳。

现代药理研究显示，菟丝子可增强性腺功能，对下丘脑-垂体-性腺轴功能有兴奋作用。肉苁蓉能促进阳虚动物 DNA 合成，提高人绒毛膜促性腺激素与黄体生成素受体特异结合力。鹿角霜能增强性腺功能，使雌性小鼠子宫增大，使雄性大鼠前列腺及精囊增重，对男女性功能衰退者均有效。另外，还应随症加减，肾阳虚者，加淫羊藿、锁阳、巴戟天；阴虚者，加女贞子、旱莲草、白芍、五味子；睾丸细小或不饱满者，加党参、熟地黄、天冬、砂仁。

【根据病因辨证治法】

崔学教教授临床根据不同原因引起的不育症辨证论治，但又多主要考虑肝肾脏腑功能失调为主辨治，处方多随症用药、灵活多变。

1. 精索静脉曲张引起的不育症

精索静脉曲张属中医学"筋瘤"范畴，因精索静脉回流受阻，引起睾丸生殖功能降低，精子质量下降。中医临床多辨证为肾精不足，筋脉瘀阻。崔教授在治疗上常采用升阳益气行瘀、补肾益肝填精之法，基本处方的主要药物有黄芪、菟丝子、桑椹子、覆盆子、关沙苑、枸杞子、槐花、丹参、荔枝核、升麻、柴胡、桃仁。睡眠不佳者加五味子、金樱子，滋肾固精，宁心安神；肾阳虚损者，加锁阳、淫羊藿。

2. 慢性前列腺炎引起的不育症

对于慢性细菌性前列腺炎，善于结合现代医学手段，在中医辨证治疗的同时选用敏感抗生素控制细菌感染。对于非细菌性前列腺炎，抗生素治疗无明显疗效者，中医治疗有其显著优势，临床中辨证施治多为以下几种类型。①湿热阻络型：治宜清热解毒，化瘀通络。基本处方：土茯苓、蒲公英、槐花、丹参、荔枝核、萹蓄、瞿麦、败酱草、泽兰。加减：合并下腹、会阴痛者，加三棱、莪术、蒲黄、五灵脂；精液不液化者，加用白芥子、莱菔子、藿香。②心肾不交型：治宜滋阴降火，补肾填精。基本处方：酸枣仁、生地黄、山药、麦冬、枸杞子、山茱萸、菟丝子、桑椹子、覆盆子、关沙苑、黄连、知母、白芍。加减：梦多难眠者，加五味子、地骨皮。③气虚瘀阻型：治宜益气行瘀，补肾填精。基本处方：黄芪、党参、槐花、丹参、荔枝核、菟丝子、桑椹子、覆盆子、关沙苑、枸杞子、桃仁。加减：合并肾阳虚者，加淫羊藿、锁阳；合并下腹、会阴痛者，加延胡索、小茴香。④气阴亏损型：治宜益气养阴，补肾填精。基本处方：西洋参、麦冬、五味子、菟丝子、桑椹子、覆盆子、关沙苑、枸杞子、白芍。

3. 附睾炎引起的不育症

附睾炎引起的不育多为湿热下注型，崔教授在临床中也发现其他几种证型：①湿热下注型，治宜清热利湿解毒，方用龙胆泻肝汤合黄连解毒汤加减；②瘀热困滞肝络型，治宜清热疏肝、行瘀散结，方用丹栀逍遥散合金铃子散加减；③阴虚瘀阻型，治宜滋阴降火、行瘀通络，方用知柏地黄汤合少腹逐瘀汤加减；④阳虚痰瘀阻络型，治宜温阳益肾、化痰行瘀，方用肾气丸合二陈汤加减。临床常用的单药有荔枝核、夏枯草、桃仁、茺蔚子、牛大力、菟丝子、桑椹子、车前子、覆盆子、蛇床子等。

4. 免疫因素引起的不育症

免疫性不育患者检验抗精子抗体多为阳性，崔教授认为其多为湿热血瘀引起，自拟免前列汤治疗。主要药物组成：白花蛇舌草、板蓝根、夏枯草、薏苡仁、败酱草、荔枝核、牛大力、菟丝子、桑椹子、覆盆子、沙苑子、黄精。

5. 原因不明的男性不育症

对于不明原因的不育，主张根据主诉结合补肾疏肝辨证论治，常用药物有菟丝子、肉苁蓉、桑椹子、山茱萸、覆盆子、沙苑子、首乌、鹿角霜、枸杞子等。

【医案举例】

患者，男，25 岁，2010 年 3 月 17 日初诊。主诉：婚后未避孕而未能生育 3 年。现病史：患者婚后 3 年夫妇同居，有规律性生活且未行避孕措施，配偶检查生育功能正常，未能怀孕。患者平时小便及射精无力，腰酸痛，睡眠不佳，胃纳可，大便正常。查体：双侧睾丸大小形态正常，左侧精索静脉曲张Ⅲ度，右侧精索静脉正常。舌淡红，苔白，脉细。精液检查：精子密度 $5.3 \times 10^6/mL$；精子活动度为 a 级精子 2.4%、b 级精子 5.6%、c 级精子 12%、d 级精子 80%；液化时间 30 分钟；白细胞阴性；精子畸形率为 43%。西医诊断：不育症。中医诊断：男性不育症，筋瘤。

辨证分型：肾精不足，筋脉瘀阻证。

中医治法：补肾益精，活血通络。

处方用药：北黄芪 30 g，升麻 5 g，柴胡 5 g，槐花 20 g，丹参 30 g，荔枝核 20 g，菟丝子 30 g，桑椹子 30 g，覆盆子 15 g，关沙苑 15 g，枸杞子 20 g，五味子 15 g，金樱子 15 g，桑螵蛸 10 g。每日 1 剂，水煎，口服。

7剂后于2010年3月24日复诊：患者精神较好，腰痛减轻，睡眠稍有好转，小便仍无力，射精仍无力，胃纳可，大便正常。守上方去北黄芪、枸杞子，加牛大力30 g，益智仁15 g，泽兰15 g，王不留行15 g。

14剂后于2010年4月7日三诊：已无腰痛，睡眠可，小便正常，排尿通畅，性生活正常，胃纳可，大便正常。查体：左侧精索静脉曲张Ⅰ度。处方：菟丝子30 g，桑螵蛸10 g，桑椹子30 g，覆盆子15 g，关沙苑15 g，五味子15 g，益智仁15 g，金樱子15 g，升麻5 g，柴胡5 g，槐花20 g，丹参30 g。每日1剂，水煎，连服14剂。

2010年4月21日四诊：无腰痛，睡眠可，小便正常，排尿通畅，性生活正常，胃纳可，大便正常。查体：左侧精索静脉曲张Ⅰ度。复查精液：精子密度 5.23×10^7/mL；精子存活率为77%；精子活动度为a级精子25.3%、b级精子18.6%、c级精子33.1%、d级精子23%；液化时间30分钟；精子畸形率为21%。

按语：本病因精索静脉曲张致精子活力低下。肝肾不足，筋脉失养，故腰酸痛；肾阳不足，阳气不化，膀胱功能失常，故小便无力；肾精亏虚，阳气虚弱，故射精无力；肾气不足，气虚血瘀，筋脉瘀阻，故见阴囊内精索静脉曲张。临床症状及舌脉表现为肾阳不足，肾精亏虚，筋脉瘀阻。本病辨证准确，采用崔教授经验方，升阳益气通络，补肾益肝填精，不但能改善精索静脉回流，而且固本填精，故收良效。

【经验方选】

补中益气汤合槐榆煎加减：黄芪、丹参各30 g，升麻、柴胡各4 g，槐花、桃仁、菟丝子、延胡索各12 g，桑椹子15 g。

功效：疏肝，补肾，祛湿。

按语：崔学教教授根据精索静脉曲张患者所致不育的临床特点，提出以益气升提、行瘀活血为主的治疗原则，同时根据病情，佐以疏肝、补肾、祛湿等。此病辨证治疗不仅能减轻大多数患者因血流淤滞于阴囊部而产生的下坠、灼热、隐痛等症状，也能促进曲张静脉的管壁舒缩功能的恢复。对大多数伴有生育能力障碍的患者而言，具有明显疗效。

彭培初

【学术思想】

彭培初教授认为，少、弱精症是引起男性不育症的重要因素，其主要发病机制为肝、脾、肾功能失调。其中，肾精亏虚、肝郁脾虚是弱精症不育发病的关键。肾为先天之本，主藏精，主生长发育与生殖，《黄帝内经·素问·上古天真论》曰："丈夫二八，肾气盛，天癸至，精气溢泻，阴阳和，故能有子。"因此，肾精亏虚是弱精症发生的主要因素。脾胃为后天之本，气血生化之源，是人体气血化生的根本。"精血同源"，生殖之精的化生依赖于后天气血的充养，因此，肾精充盛与后天脾胃密切相关。此外，本病发生与肝脏也有关系，肝脏与男性生殖密切相关，《黄帝内经·灵枢·经脉》有"肝足厥阴之脉……循股阴，过阴器"之说。"肝肾同源"，精血互化，肝血不足则肾精不充，影响精液的产生；"肝主疏泄"，肝脏既可通过调节冲任二脉直接调节生殖，也调节肾精的闭藏与排泄，情志失调、肝失疏泄可影响肾精的生成、闭藏与排泄。从而引起少精、弱精而导致不育症。

因此，肝郁、脾虚、肾精亏虚是弱精症不育发病的关键。

【理论及用药经验】

中医学认为弱精症主要发病原因是"精冷"。彭培初教授从医五十余载，在临床治疗男性不育症时吸收古人观点并总结自身的临床经验，认为温补肾阳是治疗弱精症的关键，具体治疗原则以填精补髓法为主，肝、脾、肾三脏同调。其用药的指导思想主要如下。

1. 针对虚寒型弱精症

其治疗的显著特色就是对填精补髓养肾药物的选择，主要以虫蛹或虫卵类为主，如僵蚕、桑螵蛸等，以血肉有情之品填精补髓，促使精子的生成。其治疗的中心思想为：以形补形，重用动物类药物；培固后天，兼顾脾胃功能的调节；阴阳平衡，阴中求阳不可忘；中西结合，重视中药药理研究，并据此创立了彭氏生精方。方中以桑螵蛸为君药，僵蚕、炙黄芪、党参、生地黄、熟地黄为臣药。诸药合用起到壮肾阳、健脾益气、益精填髓、促进精子生成的作用。白术、山茱萸、益智仁为佐药，增强生精之效。以蜂房为使药，取其有走窜发散药物之功，且药理研究发现，蜂房亦具有雄激素样作用，可提高上药之疗效。

2. 针对湿热型弱精症

湿热型弱精症常见于前列腺炎患者，彭教授认为本病以肾气亏虚为本，下焦湿热为标，不通乃本病之源，辨证常运用通法。故治疗总的原则是急则治其标，缓则治其本。急性发作期，多以清利湿热为主，方用龙胆泻肝汤加减。药用龙胆草、栀子、柴胡、知母、黄芩、黄连、黄柏、龙葵、鬼针草、金钱草、凤尾草等。待炎症治愈后，继之以温补肾阳的药物治疗男性弱精症。

3. 针对肝郁型弱精症

肝郁对应精索静脉曲张所引起的弱精症，常见病因可能为肝气郁结，血脉瘀阻。彭教授在临床多选用柴胡疏肝散合血府逐瘀汤加减化裁进行治疗，药用以三棱、龙胆草、栀子、柴胡、莪术、毛冬青为主。在局部症状改善、肿胀疼痛感消除后，继续以温阳补肾之药物对患者的弱精情况进行改善。

【辨证治法】

彭培初教授在临床诊疗中常将男性弱精症分为虚寒、湿热及肝郁 3 型。其中虚寒主要对应精冷及精少，也就是对应传统意义上的弱精症；湿热则主要针对急慢性前列腺炎导致的弱精症；而肝郁对应精索静脉曲张所引起的弱精症。具体的辨证治法有以下内容。

1. 单纯性弱精症

精液常规检查显示为弱精症而其他相关检查无异常者，彭师主张肝、脾、肾三脏同治，且随病证特点而有所偏重，处方以填精补髓养肾药为主，以益气健脾、疏肝理气药为辅，并结合一些专门刺激、促进精子生成的经验用药如吴茱萸、煅自然铜等以提高疗效，常收满意疗效。经验方：强精饮。常用中药有党参、黄芪、白术、柴胡、香附、桑螵蛸、僵蚕、益智仁、山萸肉、菟丝子等，并根据病情辅以金匮肾气丸、左归丸或右归丸合益气健脾调肝。另酌选当归、川芎、赤芍等活血以疏通精脉络道。

2. 伴精液不液化

精液液化时间延长或超过 60 分钟者多为炎症引起，常见于伴有前列腺炎的患者。经验方：**液化汤**。常用药物：知母、黄柏、生地黄、仙茅、淫羊藿、阳起石、龙胆、焦栀子、制川乌、制草乌等。该方在滋阴降火同时，温通经络，寒热并用，或在强精饮基础上加用本方。

3. 伴慢性前列腺炎

慢性前列腺炎是引起弱精症的重要因素，因此，对这类患者应在治愈并发症后，再按前法生精，否则疗效差。具体治法：①伴有滴白者，以经验方"二仙方"为主。常用药物有知母、黄柏、生地黄、仙茅、淫羊藿、阳起石、龙胆、焦栀子等。②有小腹会阴胀痛者，以经验方"胡芦巴方"为主。常用药物有胡芦巴、补骨脂、制附片、肉桂、苍术、白术、枸橘梨、茯苓、橘核等。③有尿道疼、尿频急者，合用经验方"紫安方"。常用药物有黄连、穿心莲、龙胆、焦栀子、苦参、紫草等。

4. 伴抗精子抗体阳性

由抗精子抗体的存在引起不育，IgA、IgG、IgM升高，或部分出现支原体或衣原体阳性，给予经验方"抗精子抗体方"。常用药物有桂枝、赤芍、白芍、知母、垂盆草、青风藤、龙胆、焦栀子、紫草、苦参等。

5. 伴精索静脉曲张

精索静脉曲张致病，主要病机为肝气郁结，血脉瘀阻。以柴胡疏肝散合血府逐瘀汤加减化裁进行治疗，常用药物有三棱、龙胆草、栀子、柴胡、莪术、毛冬青。在局部症状改善、肿胀疼痛感消除后，继续给予温阳补肾之药物对患者的弱精情况进行改善。

6. 伴激素水平异常

彭教授认为人体雌雄激素的平衡可以看作人体阴阳平衡的一方面。当雄激素水平过高时，可用清泻相火的大补阴丸为主治疗，并合萹蓄、瞿麦、泽泻、龙葵、金钱草、鬼针草等泻火利尿，可达到抑制雄激素的作用。若雄激素水平过低，常用温补脾肾调肝中药，可用右归丸加淫羊藿、仙茅等温肾壮阳，生地黄、黄精、菟丝子、枸杞子、益智仁等滋肾补肝填精。

【医案举例】

医案一

张某，男，29岁，婚后3年，夫妻生活正常，妻子未受孕。初诊：专科医院妇科检查，妻子身体健康，生殖功能正常。平素工作压力较大，体倦乏力，头晕耳鸣，少气懒言，记忆力减退，白发早生，阴囊寒冷坠胀，性功能减退。舌淡胖，苔白腻，脉沉细无力。精液常规检查：精子密度正常，未见白细胞、脓细胞。精子活率为：a级精子3.57%、b级精子5.82%、c级精子40.71%、d级精子49.9%。诊断：男性不育症（弱精症）。

辨证分型：肾精不足，脾肾阳虚证。

中医治法：温补肾阳，益精健脾。

处方用药：桑螵蛸18 g，僵蚕15 g，炙黄芪9 g，党参15 g，熟地黄15 g，生地黄15 g，山茱萸9 g，益智仁9 g，白术15 g，蜂房9 g，仙茅9 g，淫羊藿9 g，龟甲9 g，淡附子9 g，知母9 g，黄柏9 g。14剂。

二诊：精神状态明显好转，性生活改善，阴囊寒冷坠胀基本已除，舌偏淡、苔薄白，略有齿痕，脉沉略涩。上方去淡附子，加当归9 g，白茯苓9 g，黄精15 g。后每2周复诊，在此方基础上略加减。3个月后复查精液常规：精子密度正常，未见白细胞、脓细胞。精子活率为：a级精子30.15%、b级精子25.32%、c级精子21.91%、d级精子22.62%。

按语：彭师认为患者工作繁忙，压力较大，而肾主精，藏精主发育司开合，腰为肾之府，开窍于耳，其华在发，故肾精亏损导致头晕耳鸣，白发早生。至于阴囊寒冷坠胀，脾肾阳气耗损，无以生化精液，故在彭氏生精方的基础上，加用二仙方及淡附子，其中仙茅、淫羊藿温补肾阳，淡附子引火归元，龟甲阴中求阳，合用知母及黄柏，以求中和二仙及淡附子的燥热。

医案二

患者，男，34岁，2012年12月11日初诊，结婚5年未育。患者为公司职员，工作较为辛苦，初因工作繁忙辛苦等原因，不打算生育而避孕，2年来欲求子未果。易疲乏，余无不适。2013年2月1日B超示"左侧精索静脉曲张"。2013年3月14日精液分析：精液液化正常。被检精子总数125个，精子密度10.72×10⁶/mL，活动精子数26个，精子活率为：a级精子（快速前向运动）1%、b级精子（慢速前向运动）4.8%、c级精子11.2%。刻诊：精神状态尚可，时有倦怠乏力，纳可，二便调，舌淡红，苔薄，脉沉。诊断：男性不育症（少弱精子症）。

辨证分型：脾肾亏虚证。

中医治法：温补脾肾益精。

处方用药：生地黄12 g，熟地黄12 g，山药9 g，茯苓12 g，山萸肉12 g，牡丹皮9 g，泽泻12 g，天冬、麦冬各15 g，南沙参、北沙参各15 g，桑螵蛸15 g，僵蚕12 g，蜂房12 g，制附片（先煎1小时）15 g，制吴茱萸

9 g，桂枝 9 g，制黄精 15 g。每日 1 剂，水煎服。期间相继加炙黄芪、党参、白术、茯苓、柴胡、自然铜等益气健脾疏肝药治疗近半年后，2013 年 3 月 29 日查精液示：精子总数 170 个，精子密度 14.58 × 10⁶/mL，活动精子总数 59 个，精子活率为 34.70%，a 级精子（快速前向运动）8.82%、b 级精子（慢速前向运动）5.29%、c 级精子 20.59%。继续守方治疗 3 月余后来告，女方怀孕。

按语：本例患者为公司职员，工作较为辛苦，初因工作等原因避孕，后则求而不得。虽无明显不适症状，实则肾精已亏，倦怠乏力、无明显原因而精子数量很少且活力极低、脉沉是其明证。本例患者检查尚有精子存在，说明睾丸可以产生精子，只是功能低下，或受某些因素影响导致其生精障碍。肾藏精，主生殖。男子精子的产生在于肾之气化，肾精充足，肾阳旺盛，阴阳协调方能化生，其中肾阳之温煦气化尤为重要。今患者不仅精子活力不够，且数量较少，其生精之处必当虚寒。故方中以金匮肾气丸为主，温补肾阳，肝肾同调，以恢复肾之气化；又"虚则补其母"，以蜂房、僵蚕、桑螵蛸益精，加吴茱萸入厥阴以温经散寒；以黄精补脾；以南沙参、北沙参、天冬、麦冬补肺益肾，即"虚则补其母"，补母以生子。全方乃肺、脾、肝、肾综合调治。

【经验方选】

彭氏生精方。基本药物组成：桑螵蛸、露蜂房、僵蚕、炙黄芪、党参、白术、熟地黄、山萸肉及益智仁。

按语：桑螵蛸为君药，可固精缩尿，补肾助阳。各家本草及现代中药学多言其能强肾助阳。彭培初教授认为其壮肾阳而不助火，益气血而不腻。僵蚕、炙黄芪、党参及熟地黄为臣药，其中僵蚕祛风解痉，化痰散结，能显著增加雄性小鼠睾丸、贮精囊的质量；炙黄芪、党参具有益气补中、强肾健脾之功；熟地黄具有补血养阴、填精益髓之功。以上药物配合桑螵蛸起到壮肾阳，健脾益气，促进精子生成的作用。白术、山萸肉及益智仁为佐药，其中白术健脾益气；山萸肉补益肝肾，涩精止汗；益智仁温肾固精。露蜂房为使药，取其走窜发散之功，可提高上药之疗效。

焦拥政

【学术思想】

焦拥政教授提出从痰来论治男性不育症中的精液不液化症，但同时也需要做到辨证论治。精液的主体是富含精微物质的津液，同时精液也是从运化的水谷精微物质进一步化生而来，仍然服从和依赖于整个人体的水液输布和代谢过程。一旦参与水谷运化输布的脏腑功能失调，既可形成经呼吸道咳吐而出的痰涎，也可形成经精道排出的不液化之精液，它们产生的机制一致，都是运化失司、输布失常的产物，都是败痰浊痰。液化异常之精液胶着稠厚，外观质地似有形之痰；液化异常之精液"化失其正"，产生机制似有形之痰；液化异常之精液成分紊乱，炎症性质似有形之痰。类似痰是精液不液化最明显的特征和最直观的感受。

焦拥政教授注重现代环境对男性不育的影响，如"环境毒邪""虫邪""药毒"成为导致当代男性不育症高发的重要因素。农药、杀虫剂、食品添加剂等各种化学制剂和铅、汞、镉等重金属类及化合物充斥在日常生活的周围。另外，还有汽车尾气、含有苯及甲醛的装修材料、手机电脑辐射等现代人无法避免接触的有毒物质。这些"环境毒邪"或是干扰人体 DNA 的遗传信息，导致生精细胞突变；或是直接作用于睾丸，影响睾丸的血流供应；又或者是损伤下丘脑和垂体，干扰性腺轴，导致性激素紊乱，它们通过各种机制损伤人体。"药毒"对机体造成的影响也不容小觑。如激素能干预性腺轴，导致精子的生成成熟障碍；化疗药物则可损害生精上皮细胞和间质细胞的功能，诱导睾丸萎缩；常用的氨基糖苷类和大环内酯类抗生素则可直接杀灭精子。由于不健康的生活方式及"性观念"的日益开放化，"性滥交"导致泌尿生殖系统的支原体感染、衣原体感染、淋球菌感染等多种性传播疾病高发，它们可通过一系列免疫机制影响精子的发生发育与获能，或者是降低精子的穿透力，或者直接诱导精子的凋亡。环境的污染、不健康的生活方式及食品安全问题日益成为导致男性不育的重要因素。

另外，在诊治不育症患者时，不能只关注男性的身体问题，应对不育症患者的配偶给予适当的注意力，她们的一些日常感受可以为诊治工作提供重要的讯息，强调"夫妻同治"的重要性，不仅要关注不育症患者配偶的月经情况，也要关注其排卵情况、夫妻感情的情况，并指导受孕等。

【理论及用药经验】

焦拥政教授认为不育症之精液不液化可辅以化痰散结药进行治疗，如贝母、半夏、陈皮、连翘、夏枯草等。同时我们认为，鉴于男性不育症和精液不液化患者的临床特点，在治疗上还有理气化痰、健脾化痰等区别。在男科门诊不难发现，不育症患者往往承受着多重压力，郁郁寡欢。此时应辅以疏肝理气化痰，酌加柴胡、香附、薄荷、贝母、半夏等。另外，不育症的诊治疗程通常较长，一般患者需要服药最少3个月，甚至时间更长。有些患者误认为自己乃是身体虚弱致使不育，常服用大量保健品及滋补之品，这些都有可能导致脾胃运化无力，致脾胃呆滞。此时应辅以健脾化痰，以保证脾胃健运的状态，可选用茯苓、白术、苍术、党参、贝母、半夏等。精液不液化在辨证的基础上，可适当地辅以化痰散结药进行治疗，如贝母、半夏、陈皮、连翘、夏枯草等。

用药中擅用"活精方"治疗弱精症，方中当归补血活血，菟丝子入肾填精，共为君药，以活血养血、补肾填精；仙灵脾、熟地黄、黄精、玉竹等为臣，培补肾阴肾阳，佐以五味子收敛、苍术燥湿健脾。以防诸药滋腻碍脾。方中诸药大多入肝、肾经，可自行为使引药归经，共奏活血养血、补肾生精之功，从而促进精子生成、改善精子活力。运用"益精方"治疗少精症，方由菟丝子、黄芪、桑椹子、淫羊藿、五味子、当归、红花等11味中药组成，其中菟丝子、淫羊藿合用，具有补肾助阳、填补肾精之效，共为君药；黄芪与桑椹同助菟丝子补肾助阳，益气生精，为臣药；佐以红花、当归，活血养血，消除精道之瘀阻。全方共奏补肾填精、益气助阳、活血养血之效，对肾虚精亏、命门不足、瘀阻精道所致的特发性弱精症有显著疗效。

【辨证治法】

焦拥政教授提出弱精症的最终病机必然是血虚血瘀、肾精亏虚，进而影响精液及精子的质量。虽然男子"以肾为先天"，女子"以肝为先天"，但根据"肝肾同源""精血同源"的原理，活血养血也能达到补肾生精益精的效果。另外，改善睾丸局部微循环可以加速清除局部氧自由基，达到增加生精细胞活力，促进并改善生精的效果，因此，活血养血、补肾生精是改善精液及精子质量的重要环节。

精液不液化的病机有虚实寒热之分，焦拥政教授认为不能一概而论，需要辨证论治，具体如下。患者嗜食肥甘油腻之品，致使脾失健运，从而酿湿生热，或者感染湿热之邪，蕴结下焦，煎熬精液可导致精液稠厚不化。若情志不畅、气机郁滞，或者阳气式微、气化无力，影响正常的津液运化，导致体液积蓄停留体内，蕴结下焦，也可导致精液胶着难化。平素贪凉饮冷，或是劳倦思虑过度，均可导致中阳受损，脾胃呆滞，进而运化失职，水津停蓄，久而凝聚成痰。年少性欲旺盛，频繁手淫，或因房事不节，致使精伤火旺，津灼液煎而致精液黏稠不化。肾阳不足，温煦精室无力，也可导致精液寒冷蕴结而凝固不化。性生活不洁，沾染秽浊，致使毒邪湿浊浸淫下焦精室，也可导致精液稠厚难化。

【医案举例】

高某，男，32岁。因婚后5年不育伴勃起不坚2年余，于2000年9月26日初诊。患者婚后性生活正常，未采用避孕措施，诉配偶妇科检查正常，但配偶一直未怀孕。近2年，出现勃起硬度不足，仅能勉强插入。射精无力，诉夜间仍有勃起，硬度尚可，偶有腰酸，会阴湿冷，劳则乏力，纳食可，大便调，舌质暗淡，苔白，脉沉迟。患者婚前有长期频繁手淫史。体检：第二性征正常，睾丸、阴茎发育正常。外院查性激素水平正常，国际勃起功能评分（HEF-5）18分，阴茎海绵体注射试验（ICI）：前列腺素 E_1 10 μg/mL 注射后15分钟阴茎呈90°勃起，能维持25分钟。精液分析：精子活率为47%，其他基本正常。中医诊断：不育，阳痿。

辩证分型：肾阳亏虚，脉络瘀阻证。

中医治法：温补肾阳，活血通络。

处方用药：熟地黄20 g，山茱萸15 g，黄精20 g，枸杞子15 g，女贞子15 g，肉苁蓉15 g，淫羊藿10 g，鹿角胶3 g，菟丝子15 g，桑螵蛸20 g，当归15 g，赤芍10 g，桃仁10 g，红花10 g，丹参15 g，牛膝15 g，共14剂。

二诊：患者自觉会阴湿冷好转，上方去鹿角胶，加王不留行15 g。继服11剂后，诉勃起不坚明显改善；连用2个月后，复查精液分析时精液检查正常，再服3个月以巩固；2个月之后，告其妻已怀孕。

按语：本案患者不育兼阳痿，证属肾虚血瘀，焦氏选用经验方"益精方"合桃红四物汤加减，方中熟地黄、山茱萸、黄精、枸杞子、女贞子滋肝肾阴；淫羊藿、肉苁蓉、鹿角胶、菟丝子、桑螵蛸温肾阳。共助补肾壮阳、益肾填精之效，既能生精，又能改善勃起；合以桃红四物汤，活血养血，通精道之瘀阻，畅宗筋之血运，故患者会阴湿冷得除、精液质量改善、勃起恢复正常。

【经验方选】

推广恩师贾金铭的经典名方——益精方：菟丝子 20 g，熟地 20 g，桑椹 20 g，桑螵蛸 20 g，肉苁蓉 20 g，韭菜子 20 g，仙灵脾 15 g，黄精 15 g，五味子 15 g，玉竹 12 g，苍术 12 g，当归 9 g，红花 9 g。功效：活血养血，补肾生精。

按语：益精方以当归、菟丝子为君，以红花为臣，辅助当归养血活血化瘀；以熟地、桑椹、桑螵蛸为臣，辅助菟丝子以补肾填精；同时以仙灵脾、肉苁蓉、韭菜子为臣温肾助阳以壮肾气，佐以五味子收敛、苍术燥湿健脾。方中诸药大多入肝肾经，可自行为使引余药入肝肾经，共奏活血养血、补肾生精之功，从而促进精子生成，改善精子活力。实验研究表明，菟丝子、肉苁蓉均有抗氧化作用，对氧化应激损伤的精子超微结构及生精上皮有保护作用。熟地补肾滋阴，《神农本草经》言其主"伤中，逐血痹，填骨髓"，合当归、红花等活血药物可以有效改善睾丸局部微循环，从而减少代谢废物的堆积，降低局部炎症反应及由此引起的氧化应激的损伤。益精方可以降低精浆活性氧水平，提高精浆抗氧化酶含量，可以明确提高不育症患者精子密度、活率和活力。

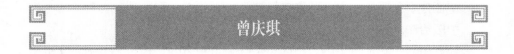

曾庆琪

【学术思想】

曾庆琪教授结合自身多年临床实践总结认为，男性不育症病机以体虚（脾肾亏虚）为本，邪实（湿热瘀阻）为标。因而在临床治疗中，曾庆琪教授治疗尤擅使用健脾益肾、清热利湿、活血化瘀通络等药物。

曾庆琪教授在继承徐福松教授从脾肾论治男性不育症和王琦教授从肾虚湿热瘀毒虫论治男性不育症的基础上，认为引起男性不育症的原因很多，病位与五脏有关，非独肾也，但与肝、脾、肾三脏关系最为密切。肾藏精，主生殖，为先天之本；肝为刚脏，主疏泄，藏血；脾主运化，为后天之本；三脏相互作用、互为影响。脾的运化功能有赖于肝气的疏泄条达，而肝的疏泄和藏血功能需脾胃化生水谷精微来供养；肝藏血、肾藏精，精是血之粹，血是精之华，肝肾同源、精血互化，肝血需要依赖肾精的滋生，而肾精又需依赖肝血的补充，精血是人体生命活动和生殖繁衍不可缺少的物质基础。肾中所藏的是先天之精即生殖之精，脾所藏后天之精即水谷之精，后天之精的化生有赖于先天之精，先天之精的充养有赖于后天之精，故有"先天生后天，后天养先天"之说。所以说，肝脾肾的关系也就是血气精的关系，精血为气之母，气又为精血之帅，精血的化生依赖于气化的作用。《张氏医通》曰："气不耗，归精于肾而为精，精不泄，归精于肝而化清血。"气精互生，精血同步，使肾精充盈，肾气充足，方能促进精子的产生、发育和成熟。

曾庆琪教授与王劲松教授、徐福松教授等人创新地提出精室理论，并应用于男科疾病的预防和诊治，他们认为男子之胞是精室，精室属奇恒之腑，其似脏非脏、似腑非腑、非脏非腑、亦脏亦腑的生理特点，决定他的生理功能是生精、藏精、施精、种子。精室由肾所主，与男性生殖功能有着密切的关系，精室的功能与肾中阴阳精气的盛衰密切相关，精室包括睾丸、附睾、精索、前列腺、精囊腺等男性附属性腺器官，精室之贵，贵在藏泄有度。

【理论及用药经验】

中医认为肾藏精，主发育和生殖。肾脏精气的盛衰直接决定人体的生长、发育及衰老，亦直接影响性功能和生殖功能。肾气充盛促使天癸的成熟，在男子则表现为精气溢泻，能和阴阳而有子。另外，生殖之精虽由肾中精气所化，但与五脏之精密切相关，所以五脏协调精气充盛，封藏适宜，气化有度，是维持性功能和生殖功能的重要因素，而五脏失调精气衰少，藏泄失宜气化障碍可导致男性不育。

曾庆琪教授根据历代医家论述，结合近代认识，将男性不育症的病因病机主要概括为以下七个方面。

1. 禀赋不足，精气衰弱

肾藏精，主生殖。肾精包括先天之精与后天之精。先天之精与生俱来，是生殖发育、生命繁衍的物质基础。精化气，肾气充盛，则天癸始能泌至，注于冲任二脉，促进冲任二脉盛通及男女之精成熟，男精成熟乃能溢泻，女精成熟乃能降至，阴阳媾和两精相搏，生命由此诞生。若禀受薄弱，先天不足必累其身，导致生殖病变。临床上可见因父母体弱，或早婚多育，或近亲婚配等，则所生之子先天不足，或多患畸形，其中生殖系畸形占相当大比例。

2. 命门火衰，精气虚冷

恣情纵欲，房事过度，或少年频犯手淫，均可耗气伤精，精室亏虚。日久则肾气亏损，命门火衰，致使精室、精气失于温养和温煦而见精气虚冷之证。精气内耗，生精及性功能减退而致不育。

3. 痰浊瘀血，阻塞精道

若素体肥胖嗜饮酒浆，膏粱厚味，每易损伤脾胃功能，水谷不能化生精微而生痰浊，痰浊下趋精窍，内蕴精室，精的生化受阻，精道不通，直接损害人的生育功能。另外，久病入络或跌仆损伤均可引起瘀血之变。若瘀血留滞肾府阻滞精道，可使精的生成受阻或排泄失司，精液不能射出或但聚于阴头，亦令人无子。

4. 酒食不节，湿热下注

素体阳气较盛，或饮食不节，嗜食醇酒厚味及辛辣之品，损伤脾胃酿湿生热，或蕴痰化热，湿热痰火，流注于下，扰动精室而致不育。如洪广槐对200例男性不育症临床资料进行分析，发现其中有烟酒嗜好者101例，他们患精子异常症的相对比例较高。

5. 情志不遂，肝经郁滞

七情所伤，情志不遂恼怒伤肝，致使肝气郁结疏泄失常，脏气不和而宗气衰。一般来说情志致病初期主要表现为气机的运行失常，以后由于脏腑功能失调必然出现精血的病理变化导致肾精瘀滞而不育。所以，七情致病以气机变化为先导，以精血变化为基础。若欲望不遂，可致性欲淡漠，阳痿而不育。若悲哀太过也可导致性功能障碍而不育。朱文峰等进一步论述喜怒、忧郁、悲伤、思虑、惊恐劳逸等七情太过都可以导致遗精阳事不举而影响男子性功能。

6. 久病劳倦，气血亏虚

素体虚弱，脾气不足；或久病之后，气虚不复；或劳累过度，损伤脾胃之气，则气血生化无权。因精由血化，精血相失，脾虚则精血生化不足而不育。

7. 秽浊内积，淫毒侵袭

外阴不洁或不洁性交，秽浊内积，淫毒侵染，或感受风热、疫毒、风寒之邪毒下注，可致梅毒、淋浊、血精、脓精、疳疮等症，这些病症均可导致男性不育症。

男性不育症的病机较为复杂，归纳起来有虚、实、寒、热、痰、郁的不同。本病的病位主要在肾，与肝、脾、心有密切关系。肾气不足、阴精不化则精亏血少而不育；脾虚健运失司，精微不足而不育；心火上炎，不能下交于肾，心肾不交，导致性功能失调；肝郁气滞，疏泄失职气血失调而致不育。此外，肝经有热、相火内炽或痰浊内生、痰阻宗筋也可导致不育。临床上无论脾虚、血虚还是痰湿瘀血、肝寒、湿热、肝郁等，其病机变化结果都会导致肾精亏损而出现不育症。

治疗男性不育症，首先要寻找发病原因，详辨虚实寒热、气血阴阳，然后采用辨证论治与辨病论治的方法，融合病证相参的治疗方法，逐步摸索出该病治疗的规律。益肾补精是治疗本病的重要治则。本病病变关键在肾，治疗当注重调理肾阴肾阳、补充肾之精气、疏导肾之精道。本病为本虚标实，故治本有益肾补脾之分，而益肾又有补阴、填精、壮阳之别；治标有活血、化痰、清热、利湿、散寒、解郁之异。

另外，男性不育症的治疗切忌妄投苦寒或温热之品。因苦泄过度，一则败胃，引起胃脘疼痛、恶心呕吐；二则伤阳，导致性欲淡漠、阳痿不举，同时影响精子质量。温肾壮阳太过不仅易致生殖道充血水肿加重炎症，而且易使阴精被灼影响精子数量和质量。

【辨证治法】

曾庆琪教授在临证过程中强调辨证论治是中医治病的核心思想，同时又注重辨病与辨证相结合，重视相关的检查和检验指标。对于重度的少精症、无精症，曾庆琪教授一般首先明确原因再用药治疗，必要时采用辅助生殖技术。此外，在采用润精汤治疗的同时，又适当加减以增加疗效：精子数量过少者，加海狗肾、鱼鳔胶等补肾填精的药物；精子活力偏低者，加用当归、鸡血藤、白芍等活血化瘀的药物等；畸形率偏高者，加萆薢、石菖蒲、台乌药、薏苡仁等清热利湿的药物；伴有精索静脉曲张者，加荔枝核、枸橘、橘核等化瘀通络的药物。

此外，曾庆琪教授还强调治疗男性不育症应该坚持以患者全方位的健康为中心，药物治疗的同时，需要告诫患者养成良好的生活习惯，如不要熬夜、早睡早起，适量运动，多吃新鲜蔬菜和水果，保持良好的心理平衡。同时，曾庆琪教授结合多年的临床经验，创制"三步四法，男女同治"优生助孕的方法治疗不孕不育。三步：第一步夫妻同时检查，根据结果判断是否异常；第二步针对问题进行治疗，采用中药、西药或者中西医结合的方式，使性激素、精子质量、卵泡发育、子宫内膜等的异常情况得到缓解或趋于正常；第三步是通过药物、食疗、生殖健康指导等方法，使男女双方达到最佳的身体精神状态，促进怀孕。四法："封山造林"——充分休息，忌烟酒，远离辐射，健康膳食；"温暖胞宫"——女性经期避免受凉，注意保暖；"翻地晒种"——寻找原因，多管齐下；"助种入巢"——选择合适的体位增加受孕的概率。

【医案举例】

医案一

严某，男，28 岁，2018 年 3 月 31 日初诊。主诉：婚后 3 年，未避孕未育。夫妻性生活正常，女方生育检查均为正常。男方精液常规检查：精液量 5.1 mL，液化时间 30 分钟，浓度 39.1×10^6/mL，总数 199.2×10^6 个/mL，前向运动精子数（PR）为 21.5%，非前向运动精子数（NP）为 20.9%，不活动精子数（IM）为 57.6%，总活力（PR + NP）为 42.4%。精液形态学检查：正常形态精子数占 2.9%；抗精子抗体呈阴性。支原体、衣原体检查呈阴性。泌尿系 B 超和阴囊、睾丸、附睾、精索 B 超均正常。患者平素从事室内设计工作，运动较少，体形肥胖，体质量指数（BMI）25，神疲乏力，腰膝酸软，白天易汗出，晚上易盗汗，舌淡苔白，边有齿痕，脉细弱。体格检查：男性第二性征发育正常，睾丸附睾大小正常，双侧精索未见曲张，双侧输精管可触及。中医诊断：男性不育症。西医诊断：男性不育症（弱精子症、畸形精子症）。

辨证分型：脾肾亏虚，气阴不足证。

中医治法：健脾益肾，补肾强精，益气养阴。

处方用药：方用润精汤加减。沙苑子 15 g，菟丝子 15 g，黄精 12 g，山萸肉 12 g，生黄芪 12 g，生牡蛎（先煎）30 g，马齿苋 12 g，陈皮 10 g，丹参 12 g，红景天 10 g，淫羊藿 12 g，桑叶 10 g，绿豆衣 10 g，仙鹤草 15 g。15 剂，每日 1 剂，水煎服。嘱患者平时生活中多食新鲜蔬菜和水果，在均衡饮食的基础上多吃含锌、氨基酸、维生素丰富的食物，不要蒸桑拿、泡温泉，不要穿紧身牛仔裤，养成良好的生活习惯如戒烟戒酒、不要熬夜、加强体育运动锻炼身体、远离放射（辐射），性生活要适度规律而且适当节制，以提高精子浓度，在女性排卵期可适当增加性生活次数以助孕等。

4 月 14 日二诊：患者汗证好转，大便稍有溏薄，3 月 31 日方去桑叶、绿豆衣、仙鹤草，加金樱子 12 g，芡实 12 g，服 30 剂。

5 月 14 日三诊：患者腰膝酸软、神疲乏力明显减轻，4 月 14 日方加刺五加 10 g，续服 30 剂。

6 月 20 日四诊：复查精液常规，精液量 3.3 mL，液化时间 30 分钟，浓度 106.2×10^6/mL，总数 350.1×10^6，前向运动精子数（PR）为 57.8%，非前向运动精子数（NP）为 22.4%，不活动精子数（IM）为 19.8%，总活力（PR+NP）为 80.2%。精液形态学检查：正常形态精子数占 5.8%。5 月 14 日方续服 1 个月巩固治疗。半年后随访其妻已怀孕。

按语：本病系典型不育，患者 3 年性生活节奏正常，而女方亦无异常，而向前运动精子数偏低，患者形体较胖，又少运动，长期从事室内工作，往往阳气不足，结合患者神疲乏力，白日自汗而夜间盗汗，系气阴两虚之证，又腰为肾之府，加之男性聚精以肾为本，结合患者舌象，可判断为脾肾不足之象，故以健脾益肾、补肾强精、益气养阴为治法，方用润精汤加减。方中沙苑子补肾温阳，养肝明目，固精缩尿；菟丝子是肝、脾、肾三脏补虚收涩药，能滋补肝肾，益精明目，温脾止泻，属阴阳双补之药，对于肾阳虚证、肾精不足、精血不足均可使用；山茱萸可涩精固精；牡蛎可滋阴潜阳；黄精及仙鹤草补虚劳而益气力；丹参配合红景天益气通脉活血养血；淫羊藿助阳；桑叶、绿豆衣及马齿苋均可制温药之燥性亦可助滋阴之药的发挥。全方共起健脾益肾、补肾强精、益气养阴之功效。二诊时因大便稍溏，故而撤去桑叶、绿豆衣，加之汗证好转，故去仙鹤草，加入金樱子和芡实固精而不留浊，三诊加入刺五加以加大补益脾肾之功效，四诊时精液已正常。

医案二

患者，男，30 岁，因"婚后 2 年未育"来诊。患者婚后 2 年未育，同时伴有头晕目眩，失眠健忘，纳呆食少，腰酸乏力，性欲减退，舌淡红，苔薄白，脉细弱，精液常规检查提示弱精子症（精子活力为 a 级 12%、b 级 21%）。中医诊断：男性不育症。西医诊断：弱精子症。

辨证分型：心脾肾亏虚，肾精失养证。

中医治法：补益心脾，益肾填精。

处方用药：方选归脾汤合五子衍宗丸加减。生黄芪30 g，党参20 g，白术15 g，当归10 g，茯神15 g，远志6 g，酸枣仁12 g，龙眼肉5 g，木香6 g，菟丝子15 g，五味子6 g，覆盆子15 g，枸杞子12 g，车前子（包煎）10 g，大枣10 g，炙甘草3 g。14剂，每日1剂，水煎服，分3次服用。

二诊：头晕目眩、失眠健忘明显改善，腰酸乏力、性欲减退亦有所好转。效不更方，继续原方治疗14剂。

三诊：睡眠、性欲如常，食纳增加，舌淡红苔薄白，脉细，复查精液常规示正常（精子活力为a级22%、b级35%）。继服上方巩固治疗2个月，1年后随访已得一子。

按语：此案例属心脾肾亏虚，肾精失养之证。心血不足，失于濡养，故表现为头晕目眩，失眠健忘；脾气亏虚，失于运化，故表现为纳呆食少；肾精亏虚，故表现为腰酸乏力，性欲减退，不育。因而治以补益心脾，益肾填精之法。方中生黄芪、党参、白术、大枣、炙甘草、木香益气健脾，当归、茯神、远志、酸枣仁、龙眼肉补养心血，菟丝子、五味子、覆盆子、枸杞子、车前子益肾填精。诸药合用，使心血得以濡养，先天与后天之本得以滋养。曾教授在不育症的诊治中，尤其善于补益脾气，通过补益后天之本以滋养先天之本，而不单纯以补肾为主。五子衍宗丸被称为"古今生精种子第一方"，曾教授常以此方为基本方进行加减运用治疗男性不育症。据现代药理学研究显示，五子衍宗丸对睾丸的生精功能具有明显的促进作用。

【经验方选】

曾庆琪教授在继承徐福松教授的经验方聚精丸和王琦教授的经验药黄精赞育胶囊的基础上，结合自己数十年的临床经验总结而成行之有效的经验方——润精汤，运用中医学"肝藏血，肾藏精，精血同源"的理论和"脾为先天之本，肾为后天之本，脾肾相生"的理论，秉承"形不足者，温之以气；精不足者，补之以味"和"阳化气，阴成形"理念，归纳总结以健脾益肾、清热利湿、活血化瘀通络为大法的经验方，药物组成为紫河车、沙苑子、菟丝子、黄精、山萸肉、生黄芪、桂枝、生牡蛎、马齿苋、陈皮、丹参、红景天、淫羊藿共13味中药。

按语：方中紫河车、沙苑子、菟丝子为君药，以补肾填精、温补肾阳为主。紫河车即胎盘或称胞衣，系血肉有情之品，属温补之品，能补肾益精、养血益气，是精气血均补的温阳药；沙苑子可补肾温阳、养肝明目、固精缩尿；菟丝子是肝、脾、肾三脏补虚收涩药，能滋补肝肾、益精明目、温脾止泻，属阴阳双补之药，对于肾阳虚证、肾精不足、精血不足均可使用，可作为肾虚患者当通治方之一，故在此患者身上发挥了重要作用。

路志正

【学术思想】

路志正认为男子不育的原因较为复杂，包括各种原因引起的性腺发育不全、生殖道发育异常、雄激素的合成和作用异常、生殖免疫异常、各种原因引起的精液成分异常、生殖道感染、精索静脉曲张、性功能障碍等。在中医学中本病属于"绝育""无子""五不男"等，其原因可分为先天性缺陷及后天病理性两种。先天性不育早在唐朝太仆令王冰就提出五不男，即"天、漏、犍、怯、变"五种生殖器官形或发育不良。后天因素，就脏而论，主要责之于肝、肾，肝经络阴器，肝阴亏损则精少，肝经湿热则精伤无子，肝肾同源，肾主生殖，主二阴，生精血，肾虚则性功能障碍，导致精清、精冷、精少等。此外，气血两虚、气滞血瘀等均影响生殖功能而致不育。路老治疗本病以滋补肝肾，益气养血为主，临床经验丰富，效果显著。

【理论及用药经验】

路志正教授治疗不育症的用药指导思想：路老认为男子不育症人群中精寒气虚者居多，痰湿、虚火、气郁、精稀者也时有所见，几种病因混杂者亦屡见不鲜。故临证之际要认真诊断，详细辨别审清病因，分清主次，治疗效果才会显著。

（1）精寒不育型：路老认为精寒不育是因精液清稀不能生育。早在《脉经》就有"精气清冷"的记载，《医学入门》称其为"精冷"，《古今医鉴》称为"寒精"。其主因有二：一为肾气不足，即先天不足，禀赋素亏；二为肾阳不足，即命门火衰，沉寒痼冷。治疗原则前者多补，后者必温。

（2）气衰不育型：路老认为气衰即肾气虚衰，气不化精，脾气虚弱，精失所养，久则早泄，早泄则不育。如《傅青主男科》所云："见色倒戈者，关门不守，肾无开合之权矣。谁知皆心君之虚，而相火夺权，以致如此。"

（3）痰多不育型：路老认为痰多不育者多为肥胖之人。痰为有形之物，痰凝则气滞血瘀，瘀阻精道，故无精液排出。此型患者常感阴部胀痛，并兼胸闷易怒。因肾藏精，生髓，脑为髓海……治脑即治心。心主血脉，脉者血之府。路老遇此类患者多用血府逐瘀汤加蛇床子、韭菜子治疗，即可奏效。也有因湿痰壅滞湿邪下注，致使阳痿不用或遗精早泄患者。此型气虚痰盛者居多，故用利湿、化痰、活血之法治疗，收效甚速。

（4）相火盛不育型：路老认为此型多为相火扰动精室，形成血精死虫，造成不育。治疗此型患者应清热利湿，并佐以理血。方多用前列腺汤加减。如属阴虚火旺不射精症，路老多用坎离既济汤。因湿热相火引起的早泄或遗精、阳痿，对生育也有影响，更应多方辨证，分析归纳，综合治疗，方可收效。

（5）精稀少不育型：路老认为此型多见排精稀少或精液清冷。原因多在于肾。肾精不足，脾气衰弱，加之思虑过度，精血暗耗，则精少而不育。路老临床多用归脾汤加壮阳之品治之。

（6）气郁不育型：此型多因气郁血滞形成。如《沈氏尊生书·前阴后阴病源流》中说："失志之人，抑郁伤肝，肝木不能疏达，亦致阳痿不起。宜达郁汤。"对于此型患者，路老常用升麻、柴胡、川芎、香附、刺蒺藜、桑白皮、远志、枸杞、桂叶或石菖蒲治之，常获显效。

【辨证治法】

对男子不育症，路老认为，肾气不足，阳虚精寒者固属多见，而痰、火（相火入、湿热）、惊恐、肝郁等因素亦不容忽视。因此，在治疗时，有三忌三宜。三忌者，忌呆补、骤补、蛮补。呆补者，不管脾胃功能如何，即予熟地黄、肉苁蓉等重浊阴柔之品，致中脘痞满，纳谷呆滞，不仅于肾无功，反有滋腻碍脾之弊，此其忌一也；骤补者，一见肾阳衰微，便纯以肉桂、附子、韭菜子、蛇床子、鹿茸等辛温刚烈之品投之，致相火过亢，阴精被劫，欲益反损，助阳而伤阴，故前人有"骤补阳气者有相激之危"之告诫，此其忌二也；蛮补者，先天禀赋不足精血素亏之体，其来也渐，其治也缓，非短期所能收功，而医者不加辨证，动辄以"五虎群羊，牛鞭海马"等血肉有情之品，大补特补，殊不知素禀赋薄弱，脾胃纳化不及，脾虚不能运药造成肠胃壅滞，饮食顿减之弊，正所谓"欲速则不达也"，此其忌三也。三宜者，即在临证之际，宜详加辨析，不仅知其虚，更应求其实。虚中夹实者有之；寒热错杂者有之；湿热、肝郁气滞者有之。其治有宜一法者，有宜数法综合运用者，始能提高疗效。具体言之，一宜者，处方遣药之际，注意阴阳互根，在温补肾阳之时，加入一些滋阴之品；在益肾阴时，适当佐入助阳之药，从而使"阳得阴助而生化无穷，阴得阳升而泉源不竭"，达到阴平阳秘之目的。二宜者，补中有清：肾为水火之宅，内藏元阴元阳，内寄相火，真阴不足，相火易亢，阴寒内盛，肾阳衰微，即可影响气化。因此，不论补水补火，要佐以清泄相火之品，如知柏之属，以早为防范。三宜者，药宜甘平：治疗本证，既不宜过于阴柔滋腻，又不宜刚燥固涩，以免壅胃碍脾，劫烁真阴，而宜用甘平之味，以稼穑作甘，甘能缓急补虚。中药入口，必先脾胃，再归经发挥功效，故应时刻固护脾胃，以后天水谷之精奉养先天之精。袁了凡有言："不论腥素，淡煮得宜，自有一段冲和恬淡之气，益人胃肠。"确深得《黄帝内经》"精不足者，补之以味"之旨。平者取其药味平和之性，如山药、桑寄生、菟丝子、旱莲草、黑大豆、枸杞子等，寓神奇于平淡之中，缓图收功。此外，尚宜清心寡欲。男子不育症病因虽非一端，但主要是房劳伤肾，丧太过；或劳伤心脾，曲运神机；或先天不足，生理有缺，影响输泄。因此，除用药物、针灸等治疗外，尚宜节房事，保真元，加强锻炼，合房宜时，自可不药有喜。

　　临床上补法、温法、泄法、通法、育法是最常用的方法。要在审证求因的基础上，找出疾病的本质，选用上述最适当的方法。补，补其肾精，治肾亏不育，若精断不育，则补其脾血，健其脾胃。温，温其肾阳，治精寒不育。泄，泄其相火，多用于肾阴亏损、相火妄动而须滋阴降火、去其实邪的患者。通，通其精道，痰阻气滞者多阻其精道，故以通调精道为首务。育，育其精血，凡精液稀少不能排精者，须多用气血有情之品育其精血。路老治男子不育症，辨证、治法都有其独特之处，引人深思，值得学习。在对本病的遣方用药中补肾精用紫河车，此药味甘性温、补气养血，生精尤佳，为血肉有情之品，女子不孕男子不育均宜选用。鹿角霜益肾助阳补力虽小，但不滋，为专治肾精清稀良药。韭菜子壮阳特佳，早泄、阳痿者首用，配淫羊藿强肾，蛇床子助阳，效果更好。补骨脂多用于遗精、早泄、久不能交。杜仲、寄生平补肾气，宜寒热错杂时用之。熟地黄甘温，补肾良品，为精血两亏良药，用之得当，常收显效。首乌苦、甘、涩，性缓温，补肝益肾，益精血，又能收敛精气且不寒不燥不腻，堪称滋补良药，亦常选用。肉桂壮肾阳，小茴香温中散寒，遇肾精冷症多用之。知柏对药，多用于因肾阴亏损、湿热下注的不育症。痰多阻道，多用半夏燥之，干姜温之。总而言之，路老用药针对性强，风格灵活多变不拘一格。

【医案举例】

医案一

陈某，男，31岁，患者诉婚后5年不育。婚后经常早泄，又屡梦遗滑精，但无阳痿，性生活正常。自觉畏寒腰酸，易疲劳，睡眠差。男科检查：睾丸、阴茎发育正常。精液分析：乳白色，量2.1 mL，pH 7.1，60分钟不液化，活率为45%，精子活力为a级精子22.5%、b级精子10.5%，畸形率为3%。舌淡红苔薄白，脉细。西医诊断：男性不育症（精液不液化）。

辨证分型：命门火衰，精液不化证。

中医治法：补其命门，助其肾气。

处方用药：盐小茴香9 g，补骨脂10 g，菟丝子12 g，山药12 g，炙狗脊9 g，黑料豆18 g，巴戟天9 g，肉苁蓉15 g，枸杞子10 g，黄柏6 g，紫河车10 g。连服10剂，后又以上方加首乌30 g，香附6 g，再服7剂。1个月后其妻怀孕，病告痊愈。

按语：方中盐小茴香温肾化寒精，配狗脊壮肾温精，佐以紫河车气血有情之品补气益精生血，用黑料豆、巴戟天、枸杞子、肉苁蓉、菟丝子、补骨脂助阳填髓，配山药补脾肾，黄柏泄相火。方药精当，丝丝入扣，故疗效显著。

医案二

黄某，男，34岁。患者诉婚后5年不育，自诉与妻同床后疲乏无力。男科检查：睾丸、阴茎发育正常。精液分析：乳白色，量2.1 mL，pH 7.1，60分钟不液化，活率为45%，精子活力为a级精子22.5%、b级精子10.5%，畸形率为3%。舌暗而肿大，脉沉细。西医诊断：弱精症。

辨证分型：肾气衰弱，不能化精证。

中医治法：补其肾气，化精生血。

处方用药：桑寄生30 g，菟丝子30 g，山药30 g，枸杞子18 g，沙苑子18 g，熟地黄30 g，仙灵脾15 g，鹿角霜9 g，牡丹皮18 g，知母9 g。服用14剂，又以上方加补骨脂30 g，服20剂后，其妻怀孕，足月顺产一男婴。

按语：方中桑寄生、菟丝子补其肾气，山药补脾振其生源，枸杞子、沙苑子、熟地黄滋其阴，仙灵脾、鹿角霜助相火，牡丹皮活血，知柏泄相火。

此方专补心益肾，使气旺生精，精旺则能育。

医案三

张某，男，36 岁。患者诉婚后 3 年不育，该患者形体肥胖，动则气短，腰酸腰重，劳累加剧，乏力汗出。男科检查：睾丸、阴茎发育正常。精液分析：乳白色，量 2.6 mL，pH 7.1，30 分钟完全液化，活率为 10.7%，精子活力为 a 级精子 5.2%、b 级精子 3.5%。口干腻，脉弦滑，舌苔薄黄。西医诊断：弱精症。

辨证分型：脾虚痰多证。

中医治法：祛湿燥痰理气。

处方用药：半夏 15 g，生姜 5 g，黄连 5 g，黄芩 5 g，茵陈 18 g，蔻仁 18 g，香橼 12 g，仙茅 30 g，路路通 18 g。服用 15 剂后，气短、腰重、口干好转。继用上方去黄连加巴戟天 15 g，苍术 30 g，连服 15 剂后症状基本消失。后改服六味地黄丸，服用 2 个月后，其妻停经有孕。

按语：此方中半夏燥化寒痰，生姜温肺化痰，黄连、黄芩苦燥辛开，可清痰热降肺气，茵陈化湿，蔻仁化湿理气，香橼调气机。全方共奏利湿化痰通络之效，即古人"调气机，精道通，通则育"的治疗原则。

【经验方选】

温肾益精汤：紫河车 10 g，黑料豆 10 g，巴戟天 10 g，肉苁蓉 10 g，枸杞子 10 g，菟丝子 10 g，补骨脂 10 g，山药 10 g，黄柏 10 g。功效：温肾益精填髓。

按语：本方取血肉有情之品紫河车为君药，补气养血，益精填髓，生精尤佳；黑料豆、巴戟天、枸杞子、肉苁蓉、补骨脂助阳填髓；山药健脾补肾；黄柏清泄相火。诸药配伍，以补为主，佐以泻热，补而不腻，阴阳同调。

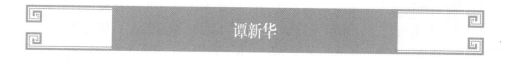

谭新华

【学术思想】

谭新华教授总结医家经验，结合自身丰富的临床经验，将不育症病因病机高度概括为"阴阳失衡、脾肾虚衰、五脏失调"。《诸病源候论·妊娠候》曰："经云阴搏阳别，谓之有子。此是气血和调，阳施阴化也。"谭新华教授认为阴阳平衡，气血乃调，则阳化气阴成形，人体之阴阳是物质变化的先决条件，进而推动精血化生，填充生殖之精发挥正常生殖功能；肾为先天之本，藏先天之精，主生长发育与生殖，为后天提供活力资助，脾为后天之本，主运水谷精微，为气血生化之源充养先天，若脾肾虚衰则肾精不足，气血生化无源，则无以化气成形、孕育生子；肾阴、肾阳为五脏阴阳之本，肾阴阳失衡则五脏气血阴阳失调。因此，男性不育症与五脏相关，其中以脾肾为主，本病病性为虚实夹杂，本虚为主。

谭新华教授治病求证不泥古，善于借鉴现代医学技术如生殖系彩超、精液生化检测等，衷中参西，整体审察，四诊合参，将男性不育症病因分为器质性改变不育、先天缺陷性不育、功能性不育、特发性不育四个方面。①器质性改变不育：如中重度精索静脉曲张、后天获得性生殖器损伤等。②先天缺陷性不育：先天发育异常和睾丸位置异常，如先天性无睾症、隐睾、先天性睾丸发育不全症、基因缺陷不育症等。③功能性不育：可用药物治疗恢复生育功能的病症如性功能障碍、男性附性腺感染、内分泌失调等。④特发性不育：病因不明，包括特发性少精子症、特发性弱精子症、特发性畸形精子症、特发性无精子症。

【理论及用药经验】

谭新华教授根据男性不育症病机特点，以阴阳同治、脾肾为本、兼顾五脏为治则，以补虚为主，疏肝健脾理气、行气活血祛瘀、清热解毒利湿为辅。故治疗不育症的主要用药指导思想为培补先天、调理后天，并辅以养心调肝、通补兼施、滑涩并施。①培补先天：肾主藏精，为先天之本，性命之根。谭新华教授用药主张取质重味厚填补滋养的血肉有情之品来栽培体内精血，反对单纯投草木无情之药，认为"以草木无情之物为补益，其气必不相应"。培补先天，注重填补精气，谭老常用血肉填精之品，如鹿角胶、鹿角霜、鹿角、鹿茸、龟板、紫河车等。对于肾阴虚，常常配用熟地黄、枸杞子、女贞子、旱莲草、山茱萸、沙苑子、菟丝子、杜仲等，热甚则酌加牡丹皮、黄柏、知母等。对于肾阳虚，在重用辛热有情之品的基础上，往往配以肉苁蓉、枸杞子、补骨脂、沙苑子、菟丝子、当归、巴戟天、杜仲、牛膝等，共同组成"柔剂阳药"，是血肉填精法遣药组方的显著特点。在遣药上，一是虚损病证虽有阳虚，但应尽量避免使用肉桂、附子之类辛热雄烈的药物，因其刚燥之性容易劫伤阴精；二是虚损病证虽有阴虚之象，应尽量避免使用知母、黄柏之属，因其过于沉寒，不通奇经。②调理后天：脾主运化，转输水谷精微。脾胃为人体气血生化之源，后天之本，为人体气机升降之枢纽。故谭老主张治疗男科病要重视脾胃，借水谷精微的充养，助气血恢复，以后天充养先天，认为"诸虚病皆当以保护胃气为先"。谭新华教授认为培中要分别脾胃之阴伤阳伤。阴伤者治重在胃，用甘凉濡润，以养气阴，以通为补。阳伤者治重在脾，治用甘温。临床上其治疗多用甘平柔润之剂，常把人参、茯苓、山药、扁豆、薏苡仁、芡实、莲子等作为"补脾胃上药"，尤喜用甘、微温的黄芪，谓"黄芪，补益中土，温养脾胃，凡中气不振，脾土虚弱，清气下陷者最宜。其皮直达人之肤表肌肉，固护卫阳，充实表分，是其专长，所以表虚诸病，最为神剂"，又"黄芪，生用固表，无汗能发，有汗能止；炙用补中，益元气，壮脾胃。生血，生肌，排脓内托，疮痈圣药。痘症不起，阳虚无热者宜之"。

【辨证治法】

谭新华教授根据男性不育症的病因、病机，临证诊疗过程中将其分为八类证型：①肾阳不足证。治以益肾温阳，方用赞育丹合五子衍宗丸。②肾阴亏虚证。治以滋阴补肾、生精种子，方用左归饮合五子衍宗丸。③脾肾两虚证。治以温补脾肾、益气生精，方用四君子汤合十子汤。④气血两虚证。治以益气养血、益肾育麟，方用毓麟珠。⑤瘀血阻滞证。治以活血化瘀通精，方用少腹逐瘀汤。⑥肝经湿热证。治以疏利肝胆、清泄湿热，方用龙胆泻肝汤合萆薢分清饮。⑦痰湿内蕴证。治以燥湿化痰，方用苍附导痰丸。⑧肾虚湿热瘀血证。治以补肾活血、清热利湿，方用自拟方前炎清方。

【医案举例】

医案一

贺某，男，34岁，2018年7月6日初诊。夫妻结婚1年余，同居未避孕，女方一直未孕。在外院查精液常规：液化时间30分钟，PR 24.5%，NP 6.2%，总活率为30.7%。目前症状：时常右耳耳鸣，下身怕冷，精液呈果冻状，房事时间稍短，早泄，体形偏胖，一般情况尚可。舌质淡红，苔薄白，脉沉缓。西医诊断：男性不育症（精液不液化）。

辨证分型：肾阳虚，肾精不足证。

中医治法：温肾壮阳，填精益髓。

处方用药：肉苁蓉10 g，熟地黄10 g，山茱萸10 g，山药15 g，党参10 g，杜仲20 g，茯苓15 g，菟丝子10 g，沙苑子10 g，淫羊藿20 g，巴戟天10 g，女贞子15 g，甘草6 g，枸杞子10 g，白术10 g，山楂10 g，六神曲6 g。30剂，水煎服，嘱1个月后复查精液。

2018年8月7日二诊：服上药后，耳鸣消失，精液外观形态正常，仍有轻度早泄，未诉特殊不适，舌质淡红，苔薄白，脉缓；精液常规检查：量2.3 mL，液化时间30分钟完全液化，精子活动率为a级精子26%、b级精子30%，总活率为63.5%，精液质量基本达标。原方加减，继续服用以巩固疗效。

处方：熟地黄10 g，山茱萸10 g，山药15 g，党参10 g，五味子10 g，煅龙骨20 g，煅牡蛎20 g，茯苓15 g，菟丝子10 g，沙苑子10 g，淫羊藿20 g，巴戟天10 g，金樱子30 g，芡实20 g，甘草6 g，枸杞子10 g，白术10 g，山楂10 g，六神曲6 g。15剂，水煎服。1个月后告知女方已怀孕。

按语：《黄帝内经·素问·六节藏象论》云："肾者主蛰，封藏之本，精之处也。"《黄帝内经·素问·上古天真论》云："二八肾气盛，天癸至，精气溢泻，阴阳和，故能有子……""肾虚"是男性不育症的病理基础，"补肾"从古至今都是中医治疗男性不育症的重要方法。本案患者以肾精不足、精气清冷之下身畏冷、精液呈果冻状、脉沉缓、精子活率低见症，又有早泄之症，因而婚后1年余未孕。治当补虚填精，方中以熟地黄为君药，继用茯苓、白术、党参补脾益气，培补后天，加入淫羊藿、巴戟天、肉苁蓉以温肾壮阳，再加入枸杞子、山茱萸、山药、菟丝子、沙苑子以滋阴补肾固精，金樱子、芡实、煅龙骨、煅牡蛎益肾固精，收敛固涩，加入山楂、六神曲健脾消食寓有降脂减肥之义。全方阴阳同治，补阳为主，加入补阴药，阴中求阳，补肾强精，故能有子。

医案二

周某，男，27岁，2018年4月3日初诊。结婚1年余，夫妻同居，女方未能受孕，外院检查精液提示精子活率低，性生活质量不满意，偶有早泄，余无特殊不适。既往乙肝小三阳病史。舌淡红，苔薄白，脉沉缓。查精液常规提示：精液样本量2.2 mL，液化时间30分钟，精子活力为a级精子4.05%、b级精子9.76%，精子活动率为15.48%，精子密度、形态均正常。西医诊断：少、弱精子症。

辨证分型：肾阳亏虚，脾虚证。

中医治法：温肾助阳，补益气血。

处方用药：方拟赞育丹加减。山茱萸 15 g，肉苁蓉 10 g，菟丝子 10 g，山药 15 g，沙苑子 10 g，白术 10 g，杜仲 10 g，淫羊藿 10 g，巴戟天 10 g，枸杞子 10 g，党参 15 g，炙黄芪 30 g，当归 10 g，赤芍 10 g，茯苓 10 g。15 剂，水煎，分 2 次温服。

2018 年 4 月 17 日二诊：性生活质量相对提高，余无明显不适。舌淡红，苔薄白，脉沉。效不更方，前方再服 30 剂。

2018 年 5 月 15 日三诊：性生活比较满意。舌淡红，苔薄白，脉沉。查精液常规提示：精液样本量 2.8 mL，液化时间 30 分钟，精子活力为 a 级精子 27.75%、b 级精子 25.05%，精子活动率为 70%，精子密度、形态均正常。

按语：此案体现了谭教授"法于阴阳，贵在详审""调理脾肾，固护根本"的学术思想。患者未见明显特殊不适症状，仅见射精潜伏期较短并影响其性生活，查其精子活力较低，a 级精子 + b 级精子占比亦不高，故而可诊断为少、弱精子症和早泄病。患者并未见各种明显异常症状，多可排除阴虚、湿热等情况，但由其精子活力下降可从肾阳虚、脾虚入手，因此，谭教授以温肾助阳为主，辅以补脾、养血。方用赞育丹加减，方中肉苁蓉、菟丝子、杜仲、淫羊藿、巴戟天实为益肾阳之药，可直接补肾壮阳；山药、党参、白术可益脾胃之气；炙黄芪、当归补一身之血，气血旺则精可足，脾肾强则精能健；山茱萸、沙苑子主涩精而可治其早泄；枸杞子滋阴不致阴衰，兴阳使阳常举，亦为妙药；赤芍佐以活血化瘀，可稍通其精道；茯苓泄浊而益脾，亦可防止滋腻。诸药共奏温肾助阳、补益气血之功，且有补中寓泻之意，故可强精，使人生子。

医案三

吕某，男，27 岁，2018 年 8 月 10 日初诊。结婚 3 年未育，伴侣体检提示正常。诉平时工作劳累，时有腰酸背痛，偶有口干，余无不适，舌淡红苔薄白，脉沉细。精液常规提示：精液样本量 2.5 mL，液化时间 30 分钟，精子活力为 a 级精子 7%、b 级精子 6%，精子活动率为 14%，精子密度 2.58×10^6/mL，形态正常。西医诊断：少、弱精子症。

辨证分型：肾阴不足证。

中医治则：补益肾阴。

处方用药：六味地黄丸加味。熟地黄 15 g，山药 15 g，山茱萸 10 g，泽泻 10 g，茯苓 10 g，牡丹皮 10 g，杜仲 20 g，巴戟天 10 g，淫羊藿 20 g，海狗肾 1 条。共 15 剂。

2018 年 8 月 26 日二诊：腰酸症状明显改善，上方去海狗肾，再服 15 剂。

2018 年 9 月 12 日三诊：精神状态可，腰酸已愈。舌淡红，苔薄白，脉沉细。精液检查提示：精液样本量 3 mL，液化时间 30 分钟，精子活力为 a 级精子 30%、b 级精子 25%，精子活动率为 60%，精子密度 $18.6 \times 10^6/mL$，形态正常。

按语：此案体现了谭教授"识证求精，用药惟谨"的学术思想。患者明显感觉时有腰酸而非持续性腰酸，且工作较劳累，腰为肾之府，间断性腰酸多为虚证，故可从其劳累之史作为切入点，此患者偶有口干，此为阴虚，亦未见明显阳虚之症，从其精液分析中寻其辨证要素，可见精子量少精子活力低。由此可知，此患者阴、阳虚并见且以阴虚为主，故而从补阴为主、阴阳并补入手，既强腰益肾，又助肾强精，方用六味地黄丸加杜仲、淫羊藿、巴戟天、海狗肾，共奏阴阳并补之功。二诊时腰酸明显改善，合五子衍宗丸以益精填髓，并合二仙汤继续补虚、当归活血补血，去兴阳之海狗肾防止过用而伤阴，也可防止血肉有情之品过于滋腻，又能降低患者药费支出。至三诊之时，精子活力正常，而精子密度亦恢复正常。

【经验方选】

前炎清方：黄芪、萆薢、女贞子、菟丝子、金钱草、鱼腥草、败酱草、薏苡仁、虎杖、红藤、乌药、水蛭、皂角刺。全方将益气补肾、扶正固精、清利湿热、活血导滞法融为一体，使其适应不同证型的慢性前列腺炎。

按语：方中以黄芪、女贞子、菟丝子、萆薢为君药。黄芪味甘，性微温，功效益气、行滞通痹、托毒排脓，乃"疮家圣药"；女贞子味甘苦，性偏凉，归肝、肾二经，为滋肾益肝之品，《神农本草经》谓其"主补中，安五脏"，《本草经疏》赞其"禀天地至阴之气……入肾除热补精之要品"；菟丝子味甘，性温，滋补肝肾，善治尿频、尿有余沥。此三药相合益气滋肾。萆薢味苦，性平，归肾、胃经，善利湿去浊，《本草纲目》谓其"治白浊茎中痛"，与清热解毒药配伍最能清热利湿、消痈散结。金钱草、鱼腥草、败酱草、薏苡仁清热利尿通淋、解毒消痈排脓，是为臣药。虎杖清热解毒、通利湿热，协助鱼腥草、败酱草等导郁热以下行；乌药入膀胱经，行气消胀止痛而利气化；红藤活血通经；水蛭走窜，善通经活络、化瘀止痛。以上是为佐药。皂角刺搜风拔毒、消肿排脓，对腺体炎症有较好治疗作用，故选其为使药。全方配伍相得益彰，既具有益气固肾之效，又具泄浊通瘀之功，扶正以祛邪，祛邪以安正，共奏益气扶正固肾、祛湿清热导浊、化瘀通滞止痛之效。该方体现谭师用药独具特色——补泻相宜，协调整体阴阳，气血湿郁热同调。

参考文献

[1] 王家辉，贾金铭. 男性不育症中医理论源流（一）——中医对男性不育病因病机的认识 [J]. 实用中医内科杂志，2007，21（3）：1.

[2] 王家辉，陈东，贾金铭. 男性不育症中医诊疗理论源流（二）——男性不育症中医理法方药体系的完善与发展考辨 [J]. 实用中医内科杂志，2008，22（1）：12 – 13.

[3] 张若鹏，邵华. 中国古代男性不育源流文献考 [J]. 中医文献杂志，2004，22（1）：11 – 12.

[4] 范凯. 男性不育症的病因学及中医证型研究 [D]. 北京：北京中医药大学，2016.

[5] 董德河，周安方，曹继刚. 不育症病机源流考辨 [J]. 河南中医，2012，32（1）：14 – 16.

[6] 董惠萍，陈墨亭. 浅谈男性不育症病因病机 [J]. 滨州医学院学报，1994（2）：177 – 178.

[7] 何清湖，秦国政. 中西医结合男科学 [M]. 北京：人民卫生出版社，2005.

[8] 张敏建，郭军，陈磊，等. 男性不育症中西医结合诊疗指南（试行版）[J]. 中国中西医结合杂志，2015，35（9）：1034 – 1038.

[9] 周青，何清湖，周兴，等. 谭新华工作室无子（男性不育症）中医诊疗方案 [J]. 湖南中医药大学学报，2015，35（3）：41 – 43.

[10] 陈志强. 男性不育症的中西医结合论治策略 [J]. 中国中西医结合杂志，2013，33（9）：1163 – 1165.

[11] P J Rowe，F H Comhaire，T B Hargreave，et al. 世界卫生组织男性不育标准化检查与诊疗手册 [M]. 李铮，译. 北京：人民卫生出版社，2007.

[12] 秦国政. 中医男科学 [M]. 北京：科学出版社，2017.

[13] 毛俊同. 不孕不育中西医诊治 [M]. 北京：人民卫生出版社，2004.

[14] 孙自学，陈朋飞，门波，等. 门成福教授运用益肾利湿汤治疗精液不液化之不育症经验 [J]. 中医研究，2009，22（10）：55.

[15] 杨传英. 门成福教授治疗不育症经验 [J]. 医学美学美容（中旬刊），2014（8）：77.

[16] 陈建设，孙自学，门波，等. 门成福教授治疗女性不孕症用药经验分析 [J]. 北京中医药大学学报，2009，32（6）：424 – 426.

［17］于月书，王久源．王久源教授从脏腑论治男性不育经验［J］.河南中医，2011，31
（3）：224－225.

［18］黄晓朋，赵志亮，王同庆．王久源教授治疗不育经验介绍［A］//中华中医药学
会男科分会.中华中医药学会第十届男科学术大会论文集.中华中医药学会男科
分会：中华中医药学会，2010：3.

［19］于月书，王久源．加味血府逐瘀汤治疗男科病3则［J］.云南中医中药杂志，
2011，32（9）：41－42.

［20］王琦．王琦男科学［M］.2版.郑州：河南科学技术出版社，2007.

［21］吕小洽，郭明菲，孙自学，等．王琦教授治疗男性不育症的思路［J］.中国中医药
现代远程教育，2017，15（17）：74－76.

［22］孙自学，陈建设，门波．王琦教授治疗男性不育经验介绍［A］//中国中西医结
合学会男科专业委员会.第十二次全国中西医结合男科学术大会暨全国中西医结
合男科诊疗技术研修班暨2017上海市中西医结合学会上海市中医药学会泌尿男科
专业委员会学术年会讲义论文资料汇编.中国中西医结合学会男科专业委员会：
中国中西医结合学会，2017：2.

［23］何鑫，孙自学，张云山，等．孙自学辨治精液不液化经验［J］.中医药通报，
2019，18（4）：15－17，27.

［24］黄永光．孙自学教授治疗特发性少弱精子症验案分析［J］.中国中医药现代远程教
育，2017，15（6）：75－77.

［25］王希兰，吴宏东．孙自学治疗男性不育经验［J］.中国中医药信息杂志，2007
（8）：79－80.

［26］吕小洽．补肾益气活血方治疗无症状性弱精子不育症的疗效评价［D］.郑州：河
南中医药大学，2018.

［27］王旭昀，张宏，党进，等．李曰庆教授辨治男性不育症［J］.吉林中医药，2014，
34（12）：1206－1208.

［28］宣志华，杨振，轩立华，等．李曰庆教授"六五四二"方治疗男性少弱精子症的
临床经验［J］.中国男科学杂志，2019，33（2）：73－74.

［29］谢作钢．李曰庆教授男科治验5则［J］.环球中医药，2013，6（10）：751－753.

［30］杜艳茹，刘小发．国医大师李佃贵［M］.北京：中国医药科技出版社，2019.

［31］李郑生，张正杰．国医大师李振华临证精要［M］.北京：人民卫生出版社，2018.

［32］赵冰，李海松，王彬，等．李海松教授从痰论治男性不育症经验［J］.中国性科
学，2014，23（7）：56－57.

［33］刘洋，李海松，王彬，等．李海松教授从脾、肾、肝论治男性精液不液化不育的
学术思想［J］.中国性科学，2015，24（4）：84－86.

［34］王景尚，李海松，马健雄．李海松教授治疗精液不液化药对浅析［J］.中国性科

学，2017，26（8）：86－89.

[35] 李佑民，沈银丰．李培生运用补肾法治疗男性不育经验［J］.中医杂志，2004，45
（5）：339.

[36] 徐慧，肖海鹏，尹跃斌，等．基于关联规则的杨秉秀治疗特发性男性不育症用药
规律研究［J］.中国中医基础医学杂志，2016，22（3）：412－414.

[37] 徐慧，肖海鹏，尹跃斌，等．基于数据挖掘的杨秉秀治疗特发性男性不育症用药
规律［J］.中国中医药信息杂志，2016，22（2）：25－29.

[38] 肖海鹏，徐慧，谢铭瑶，等．杨秉秀治疗特发性男性不育症微观辨精用药规律研
究［J］.湖南中医杂志，2016，32（6）：15－17.

[39] 杨秉秀．辨证治疗男性不育症78例小结［J］.湖南中医杂志，1992（1）：13－15.

[40] 周海亮，周兴，李波男，等．和、补、固、攻四法论治解脲脲原体感染性不育症
［J］.湖南中医药大学学报，2020，40（2）：160－164.

[41] 杨洪伟，沈坚华．补肾清虚热法治疗少精弱精症40例总结［J］.湖南中医杂志，
2003（6）：16－17.

[42] 沈坚华，李淑萍，朱剑环．补肾调肝法治疗精子极少症不育126例［J］.新中医，
1998（7）：40－41.

[43] 沈坚华．加味两地汤对精液液化时间延长63例疗效观察［J］.湖南中医杂志，
1990（2）：47.

[44] 杨洪伟，沈坚华．健脾法在治疗不孕不育中的运用［J］.光明中医，2010，25
（8）：1479－1480.

[45] 沈坚华．精液异常的证治体会（附209例分析）［J］.新中医，1992（5）：40－41.

[46] 沈坚华，谭桂云．浅谈男性多因性不育症的中医综合治疗思路［J］.世界中西医结
合杂志，2006（6）：369－370.

[47] 谭桂云，沈坚华．沈坚华主任治疗精液不液化症不育经验辑要［J］.新中医，
2015，47（1）：23－24.

[48] 沈坚华，杨洪伟，李淑萍．中医药综合治疗精子极少症不育一得［J］.中国医药学
报，2003（7）：442－443.

[49] 沈坚华，李淑萍．中医治疗前列腺炎性不育232例［J］.新中医，1995（7）：33－
35.

[50] 张激，张良圣．张良圣主任医师治疗不育少精症验案6则［J］.中医药导报，
2015，21（20）：100－102.

[51] 冷方南．中医男科临床治疗学［M］.北京：人民卫生出版社，1991.

[52] 尹静，张蜀武，张培海，等．张蜀武教授在男性不育症中应用补肾活血法临床经
验［J］.四川中医，2019，37（12）：4－6.

[53] 王彤，陈生．陈文伯“肾为生命之本”学术思想与临床经验［J］.北京中医药，

2011，6（30）：427 - 429.

［54］姜琳，陈生，陈红，等 . 陈文伯从肾论治不育症的 13 种方法［J］. 北京中医，
2006，25（8）：466 - 469.

［55］尚博文，陈生 . 陈文伯治疗男性不育症的学术特点［J］. 北京中医杂志，1993
（5）：15 - 17.

［56］杨志云，陈文伯 . 重视补肾万法宗阴阳［N］. 中国中医药报，2013 - 02 - 28
（4）.

［57］陈文伯 . 调和阴阳治疗大法在男性不育症中的应用［J］. 北京中医杂志，1992
（1）：49 - 50.

［58］陈文伯，尚博文，陈生，等 . 生精赞育丸治疗男性不育症101 例临床报告［J］. 北
京中医，1989（1）：50 - 51.

［59］陈文伯 . 生精赞育丸治疗无精子症66 例临床分析［J］. 江西中医药，1988
（6）：45.

［60］袁少英，覃湛 . 古今名医临证实录·男科卷［M］. 北京：中国医药科技出版
社，2013.

［61］陈德宁 . 论治男性不育当重视调理脾胃［J］. 新中医，1997（9）：44.

［62］陈德宁，钟毅 . 补中益气法在少弱精子症治疗中的运用［J］. 世界中西医结合杂
志，2011，6（10）：893 - 895.

［63］古宇能，曾杨玲，王全，等 . 精索静脉高位结扎术联合调肝活血汤治疗少、弱精
子症的效果观察［J］. 中国当代医药，2016，23（20）：141 - 144，148.

［64］陈德宁，覃湛，马庆辉，等 . 加味聚精食疗方对少精子症患者精子质量的影响
［J］. 南京中医药大学学报，2007（3）：184 - 185.

［65］李宏军，金保方 . 不孕不育合理用药 167 问［M］. 北京：中国医药科技出版
社，2009.

［66］邓伟民，孙大林，蔡滨，等 . 二地鳖甲煎治疗男科疾病验案举隅［J］. 环球中医
药，2017，10（11）：1377 - 1379.

［67］周安方 . 男性不育症的治疗经验［J］. 湖北中医学院学报，2005，7（2）：39 - 42.

［68］胡振东，王朝阳，喻小明，等 . 周安方教授辨证治疗男性不育症验案4 则［J］. 中
医药导报，2015，21（10）：41 - 42，44.

［69］闫京宁，赵尚华 . 赵尚华教授治疗男科疾病临床经验［J］. 山西中医学院学报，
2015，16（6）：47 - 48，59.

［70］朱文雄，贺哲淳，刘涛，等 . 贺菊乔教授治疗男性不育症用药经验的数据挖掘
［J］. 湖南中医药大学学报，2014，34（5）：35 - 38.

［71］胡金辉，周青，王希 . 贺菊乔教授辨治男性不育经验［J］. 湖南中医药大学学报，
2014，34（1）：31 - 33.

［72］朱文雄，杨晶，袁轶峰，等．贺菊乔教授辨治特发性少弱畸形精子症经验［J］．南京中医药大学学报，2017，33（2）：177－179．

［73］罗宏标，贺菊乔．贺菊乔教授治疗男性不育症举隅［J］．湖南中医杂志，2010，26（5）：91－92．

［74］袁卓珺，张强，董保福．秦国政教授从瘀论治男性不育症经验［J］．云南中医学院学报，2007，30（5）：40－41．

［75］李祥民，沈涛，于波锋．秦国政教授辨证论治无症状性不育症临床经验［J］．云南中医学院学报，2010，33（2）：42－44．

［76］冯青，袁卓珺，李杰．秦国政教授治疗逆行射精验案举隅［J］．中国民族民间医药，2017，26（10）：90－91．

［77］孙小勇．秦国政教授治疗男性免疫性不育症临床经验总结［D］．昆明：云南中医学院，2012．

［78］钟赣生．中药学［M］.4版．北京：中国中医药出版社，2016．

［79］张淑贤，戴铭，刘玉筠，等．班秀文从肝肾论治男性不育症经验探析［J］．江苏中医药，2015，47（8）：21－23．

［80］许彦来，谢文英．男性不育症名医验案解析［M］．北京：中国科学技术出版社，2018．

［81］许彦来，谢文英．男科病名医验案解析［M］．北京：中国科学技术出版社，2018．

［82］梁佳琪，李永亮，曾诚，等．国医大师班秀文理血治带法探讨［J］．江苏中医药，2018，50（3）：5－7．

［83］班秀文．班秀文临床经验辑要［M］．北京：中国医药科技出版社，2000．

［84］王家辉，贾金铭．贾金铭诊疗男性不育症学术思想总结［C］//第5次全国中西医结合男科学术会议论文汇编暨男科提高班讲义，2007．

［85］贾金铭，马卫国．中西医结合治疗男性不育症的思路［J］．中国男科学杂志，2006，20（7）：1－2．

［86］马卫国．贾金铭教授治疗男性不育症的经验［J］．中医研究，2006（5）：53－55．

［87］徐福松．徐福松实用中医男科学［M］．北京：中国中医药出版社，2009．

［88］周华，孙大林，金保方，等．聚精丸治疗少弱精子症80例［J］．南京中医药大学学报，2013，29（1）：92－93．

［89］倪良玉．徐福松教授治疗男性不育症经验［J］．中医研究，2007，20（12）：43－44．

［90］郑怀南．徐福松治疗男子精液异常不育症思路探讨［J］．湖北中医杂志，2003（6）：16－17．

［91］郭军，宋春生，耿强，等．男性不育症辨证论治思路与方法总结［J］．北京中医药，2012，31（1）：65－66．

［92］郭军，宋春生，耿强，等．六五生精汤治疗少、弱精子症不育的临床观察［J］.中国中西医结合杂志，2007，27（11）：986－988.

［93］高庆和，王福，余国今，等．郭军辨治畸形精子症经验［J］.中国中医药信息杂志，2015，22（6）：103－104.

［94］刘煜，郭军，晏斌，等．郭军教授治疗特发性男性不育症的经验［J］.世界中医药，2020，15（8）：1192－1195.

［95］李重，王福，高庆和，等．郭军辨治弱精子症经验［J］.上海中医药杂志，2015，49（1）：14－15.

［96］黄世章，侯进，李国锋．宾彬男性不育症诊疗经验［J］.辽宁中医杂志，2010，37（4）：608－609.

［97］黄益辉，邓学易，黄宝特，等．宾彬教授从本虚标实论治少弱精子症经验举隅［J］.湖南中医药大学学报，2020，40（8）：941－944.

［98］王从俭，陆海旺，林思伟，等．宾彬教授"以通为用"治疗不育症临证心得［J］.中医药学报，2016，44（3）：89－90.

［99］徐杰新，宾彬，陈定雄，等．强精煎治疗畸形精子症32例临床研究［J］.四川中医，2012，30（7）：95－96.

［100］黄震洲，张龙梅，季雯，等，黄海波教授辨治不育症验案举隅［J］.中医药信息，2008，35（5）：60－62.

［101］黄震洲，白玉兰，荣宝山，等．黄海波教授从肾论治男性不育症经验［J］.时珍国医国药，2014，25（5）：1205－1206.

［102］黄震洲，季雯，荣宝山．黄海波教授诊疗精液病经验撷拾［J］.中国中医药现代远程教育，2017，15（17）：70－72.

［103］戚广崇，阚钦林，顾昌耀．通精煎治疗精索静脉曲张合并不育症102例临床观察［J］.中西医结合杂志，1988（10）：626.

［104］李其信，戚广崇，阚钦林，等．"理精消抗汤"治疗男性免疫性不育症的临床研究［J］.江苏中医药，2003，24（7）：13－15.

［105］阳方，顾雪，娄腾涛，等．常德贵教授运用补肾活血法治疗男科疾病验案举隅［J］.中国性科学，2016，25（3）：91－93.

［106］黄晓朋，王飞，许芮豪．常德贵应用半夏泻心汤治疗男科疾病验案举隅［J］.辽宁中医杂志，2015，42（3）：630－631.

［107］谷口桂也，高翔，李浩，等．常德贵治疗"无证可辨型"畸形精子症经验［J］.世界最新医学信息文摘（连续型电子期刊），2020，20（1）：194.

［108］刘庆华，崔云，方腾铎，等．崔云运用当归芍药散治疗男性不育症经验撷菁［J］.浙江中医杂志，2020，55（5）：327－328.

［109］郑军状，吴骏，崔云，等．崔云治疗畸形精子症经验［J］.浙江中西医结合杂志，

2020, 30 (6)：439 - 441.

[110] 詹耀辉，郜都，崔云. 运用液精煎治疗精液不液化致不育证经验 [J]. 光明中医，2014, 29 (6)：1306 - 1307.

[111] 赵阳，杨萌. 崔玉衡教授运用补肾生精汤治疗弱精症经验 [J]. 中医研究，2016, 29 (5)：50 - 51.

[112] 黄智峰. 崔学教教授治疗男性不育症经验 [J]. 中医研究，2012, 25 (5)：45 - 47.

[113] 关伟，王鹏. 崔学教教授治疗精索静脉曲张经验介绍 [J]. 新中医，2007, 39 (7)：9 - 10.

[114] 卓鹏伟，邵命海. 彭培初治疗弱精症经验总结 [J]. 中国中医药信息杂志，2016, 23 (9)：115 - 117.

[115] 徐光耀，彭培初治疗男性弱精症经验 [J]. 湖南中医杂志，2018, 34 (6)：35 - 37.

[116] 闵潇. 从"益精方"演变看男性不育症诊治思路变化 [A] //中国中西医结合学会男科专业委员会. 第十二次全国中西医结合男科学术大会暨全国中西医结合男科诊疗技术研修班暨 2017 上海市中西医结合学会上海市中医药学会泌尿男科专业委员会学术年会讲义论文资料汇编. 中国中西医结合学会男科专业委员会：中国中西医结合学会，2017：1.

[117] 闵潇，梁琪，吴成亚，等. 男性不育症诊治要点探析 [J]. 环球中医药，2016 (2)：173 - 175.

[118] 闵潇，焦拥政. 从"痰"探讨精液不液化的临床诊治 [J]. 中医杂志，2017, 58 (24)：2141 - 2143.

[119] 王家辉，陈东，王力，等. 益精方治疗腺嘌呤法大鼠不育症动物模型的药效学研究 [J]. 中华男科学杂志，2013, 19 (9)：820 - 825.

[120] 罗少波，贾金铭，马卫国，等. "活精方"治疗 178 例弱精症临床分析 [J]. 中国中医基础医学杂志，2010, 16 (8)：731, 697.

[121] 杨凯，曾明月，董盼攀，等. 曾庆琪运用润精汤治疗不育症经验总结 [J]. 山东中医杂志，2020, 39 (8)：836 - 839.

[122] 胡镜清. 国医大师路志正临证精要 [M]. 北京：人民卫生出版社，2017.

[123] 周海亮，何清湖，周青，等. 谭新华教授从阴阳论治男性不育症经验浅析 [J]. 湖南中医药大学学报，2019, 39 (10)：1233 - 1235.

[124] 贺慧娥，何清湖，周青，等. 谭新华治疗男性不育症经验 [J]. 湖南中医杂志，2013, 29 (11)：19 - 21.

[125] 黎鹏程，何清湖. 谭新华教授治疗男科病遣方用药特色探讨 [J]. 湖南中医药大学学报，2014, 34 (1)：27 - 30.

［126］刘子毓，何清湖．谭新华教授辨治弱精子症经验［J].湖南中医药大学学报，2020，40（3）：309－312.

［127］周海亮，周兴，何清湖，等．谭新华治疗前列腺炎经验方前炎清方组方思路探析［J].中国中医药信息杂志，2020，27（3）：122－124.